Aylin Urmersbach

ÄLTER WERDEN WIR SPÄTER!

Mit Texten von Franziska Pfeiffer und
Rezepten von Martina Kittler

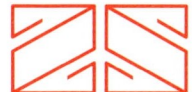

INHALT

Vorwort   5

Das große Glück der besten Jahre   6

Ein Traum wird wahr: Älter werden,
jung bleiben   8
Warum wir immer länger
jung bleiben   12
So altert unser Körper   16
Wissenswertes rund ums
Älterwerden   22
Das Geheimnis der Telomere   30

Ernährung, Bewegung, Lebensfreude   34

Anti-Aging-Ernährung:
Essen Sie sich jünger   36
Die besten
Anti-Aging-Lebensmittel   40
Milchprodukte: Pro und kontra   48
Meine zehn goldenen
Anti-Aging-Essregeln   50
Gesunder Genuss   52
Bewegung hält jung:
So kommen Sie in Schwung   54
Was Bewegung im Körper
bewirkt   55

Das beste Training
für ein langes Leben   60
Bringen Sie Schwung
in Ihren Alltag   64
Mein Work-out für
zu Hause   68
Innere Balance: Mit Freude
durch den Alltag   78
Entspannen mit einer
Atemübung   82
Verhaltensänderungen
leicht gemacht   87
Bringen Sie mehr Freude
in Ihr Leben   90
Bedrohliche Zukunft?
So bleiben Sie gelassen   94
Der Anti-Aging-Plan:
Schrittweise zum Erfolg   96
Hormone – die Lenker
unseres Lebens   98
Phytohormone:
Die pflanzliche Alternative   110

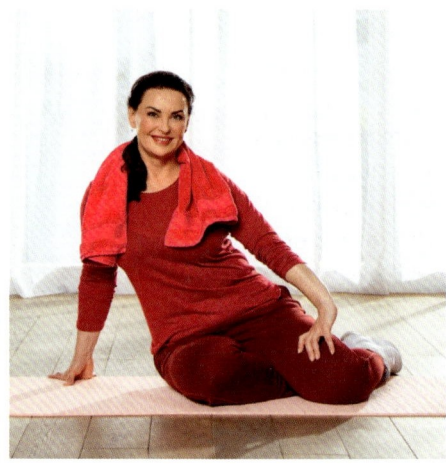

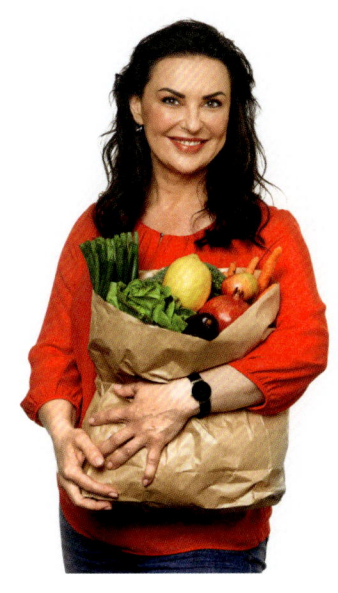

Rezepte:
Anti-Aging aus der Küche 112

Krankheiten und
Beschwerden   138

Altersdepressionen:
Das stille Leid   140
Arteriosklerose: Wenn die
Gefäße verkalken   142
Arthrose: Wenn die Gelenke
wehtun   144
Augen werden durch
Operationen wieder jung   148
Bluthochdruck:
Die schleichende Gefahr   150

Burn-out: Verhindern Sie
Überforderung   153
Demenz: Das große Vergessen   154
Bewegen und nicht rauchen:
Der beste Schutz vor Demenz   *155*
Diabetes: Die heilbare Krankheit   156
Die Haut: Der Spiegel unseres
Lebens   158
Sonne? Ja, aber bitte nur
in der richtigen Dosis   *161*
Eingriffe für die Schönheit:
Zum Verjüngen zum Arzt   *162*
Krebs: Wenn Zellen bösartig
werden   166
Osteoporose: Wenn die
Knochen abbauen   168
Vorsicht, Sucht: Gefährliche
Altmacher   170
In fünf Schritten mit dem
Rauchen aufhören   *172*
Übergewicht:
Die zunehmende Gefahr   174
Zu dick? Berechnen Sie
mit dem BMI Ihr Gewicht   *175*
Das biologische Alter:
Wie alt sind Sie wirklich?   *176*

Register   178
Über die Autorin   182
Impressum   184

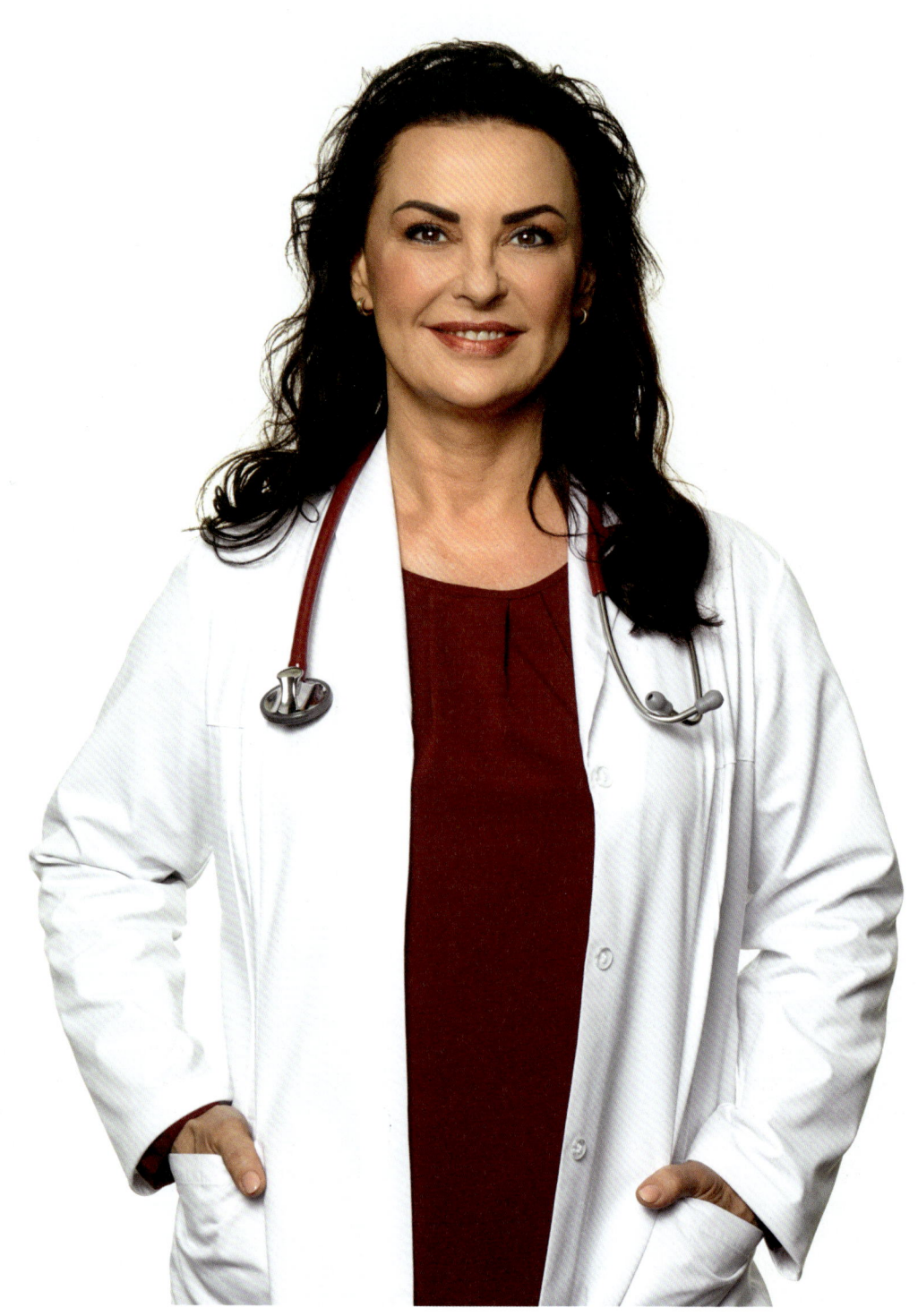

ZUFRIEDEN UND GESUND
ÄLTER WERDEN

Wenn Sie heute 40, 50 oder 60 sind, liegt die beste Zeit Ihres Lebens vielleicht noch vor Ihnen. Sie wissen nur noch nichts davon. Mit meinem ganzheitlichen Programm sind Sie gut aufgestellt für eine gesunde Zukunft.

„Mit dem Alter wird alles schlechter." Solche Klagen haben Sie bestimmt schon öfter gehört. Doch sie stimmen nicht (mehr). Wenn die Babyboomer in den nächsten Jahrzehnten in Rente gehen, haben sie die besten Chancen auf einen langen und erfüllenden Lebensabend. Anders als in früheren Generationen kommen nach der Rushhour des Lebens noch viele Jahre – vielleicht sogar Jahrzehnte – mit großen Freiheiten und ungeahnten Möglichkeiten. Solange die Gesundheit mitspielt, nimmt die Zufriedenheit in der zweiten Hälfte des Lebens keineswegs ab, im Gegenteil! Wer nur ein paar Zipperlein zu beklagen hat und nicht unter ernsthaften Erkrankungen leidet, empfindet das Glück der besten Jahre besonders intensiv.

Keine Utopie mehr

Älter werden und dabei jung bleiben – das ist keine Utopie mehr, auch wenn die Natur die ewige Jugend nicht vorgesehen hat. Dank riesiger medizinischer Fortschritte und immer besserer und schonenderer Medikamente sind viele schwere Krankheiten heute nicht mehr tödlich. Die neuesten Erkenntnissen der Epigenetik zeigen, wie ein gesunder Lebensstil in der zweiten Hälfte unseres Daseins fit hält. Aus der Ernährungswissenschaft ist inzwischen bekannt, dass es regelrechte Anti-Aging-Lebensmittel gibt. Allein eine Ernährungsumstellung kann zum effektiven Gesundmacher werden und Zivilisationskrankheiten wie Diabetes heilen. Mein ganzheitliches Gesundheitsprogramm baut auf diesen Erkenntnissen auf.

Was kann ich selbst tun?

Im ersten Teil meines Buchs erfahren Sie, was vor Ihnen liegt. Wie lassen sich geschenkte 20 Lebensjahre oder mehr sinnvoll gestalten? Was passiert im Körper und wie kann jeder gegensteuern? Mit dem Wissen aus der Einführung geht es dann im zweiten Teil ans Selbermachen: Was muss ich essen, um gesund älter zu werden? Wie bewege ich mich am besten, um mich zu fordern, ohne die Gelenke zu überfordern? Was hilft gegen die nachlassende Hormonproduktion? Wie sorge ich für genug Vitamin D aus der Sonneneinstrahlung, ohne dass die Haut vorzeitig altert? Auf all diese Fragen finden Sie Antworten. Im letzten Teil geht es dann um typische Alterserkrankungen, die leider nicht aus der Welt zu schaffen sind, weil Alterung ein natürlicher Prozess ist. Dennoch lässt sich so manches Leiden vermeiden und eventuelle schlimme Verläufe verzögern oder aufhalten, wenn man rechtzeitig darüber informiert ist. Dieses Buch vermittelt Ihnen das nötige Wissen dazu.

Ihre

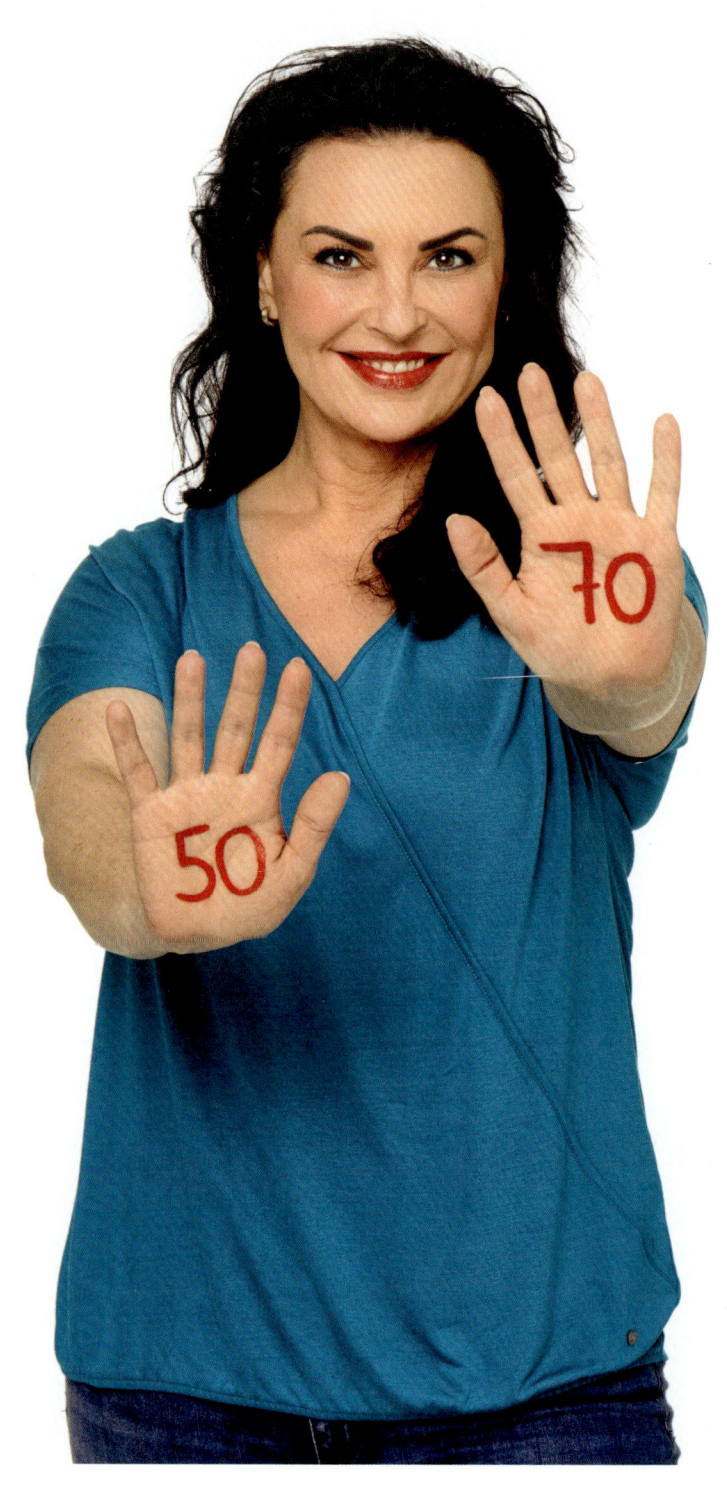

DAS GROSSE GLÜCK DER BESTEN JAHRE

Wir werden immer älter und können dabei ein erfüllendes Leben führen, vorausgesetzt, wir nutzen all die Möglichkeiten, die uns heute zur Verfügung stehen. Medizin und Forschung haben unglaubliche Fortschritte gemacht. Die letzten 20 oder 30 Jahre können die beste Zeit des Lebens sein, wenn wir Älterwerden nicht als Schicksal, sondern als Chance betrachten.

EIN TRAUM WIRD WAHR:
ÄLTER WERDEN, JUNG BLEIBEN

Ein gesunder Lebensstil macht's möglich. Wir können heute so alt werden wie nie zuvor und uns dabei jahre- oder sogar jahrzehntelang guter Gesundheit erfreuen. Revolutionäre medizinische Erkenntnisse sind die Richtschnur für mein Programm dazu.

Ein Menschheitstraum ist wahr geworden. Zwar nicht der vom ewigen Leben, aber ein Lebenszusatz von bisher unvorstellbarem Ausmaß. Zehn, 20 oder sogar mehr Jahre dürfen wir heute länger auf der Welt bleiben als die meisten unserer Vorfahren. Diese Bonuszeit bekommen wir geschenkt – als Zusatz und Belohnung dafür, dass wir uns selbst gut versorgen, hegen, pflegen, fordern und fördern in möglichst vielerlei Hinsicht. In den letzten Jahrzehnten haben Medizin und Forschung unglaubliche Fortschritte gemacht. Unsere genetische Bestimmung ist veränderbar. Alterskrankheiten sind zwar nicht abgeschafft, lassen sich aber lange verzögern. Es ist nicht mehr das Schicksal, das uns vom Ruhestand direkt ins Krankenbett schickt. Wie und wohin wir gehen, wenn die Zeit der Erwerbstätigkeit hinter uns liegt, das können wir heute selbst bestimmen.

EIN QUANTENSPRUNG IN DER MEDIZIN

Die sogenannte Epigenetik (aus dem Griechischen: „epi" für „über" oder „oberhalb"), also die Lehre von der Steuerung der Gene und der Möglichkeit, vorgegebene Faktoren in bestimmtem Ausmaß ein- oder auszuschalten, gilt als Quantensprung in der Medizin. Dabei zeigt sich,

dass wir mit der Ausrede „Bei mir ist das alles erblich bedingt" nicht mehr durchkommen. Ob es um Ernährung, Bewegung, Stress, Entspannung, Neugier, Lebenslust oder auch unsere Sicht auf die Welt geht: Wir können das genetisch vorgegebene Programm beeinflussen, also verbessern, verschlechtern, austricksen oder ohne Gegenwehr laufen lassen. All das hat jeder zu einem großen Teil selbst in der Hand.

> **» Die Jugend wäre eine schönere Zeit, wenn sie erst später im Leben käme. «**
>
> Charlie Chaplin

Voller Energie und Zuversicht
Auch wenn unser Körper schon mit 30 Jahren anfängt, Schwächen zu zeigen, und Alterungsprozesse in jedem einzelnen Organ in Gang setzt, müssen wir das nicht schicksalsergeben hinnehmen. Wir können bis ins hohe Alter voller Energie und Zuversicht gegen die Tücken der natürlichen Alterung ankämpfen. Wenn Sie dieses Buch in die Hand nehmen, sind Sie vielleicht erst 40 oder 50 oder 60 und wollen noch lange nicht ans Ende denken. Das ist gut so. Denn

jetzt ist der beste Zeitpunkt, sich darauf vorzubereiten, in die Verlängerung zu gehen und noch ein paar Runden zu drehen. Sie werden merken: Da kommt noch was – und vieles wird in der zweiten Lebenshälfte sogar besser.

Alter ist eine Frage des Lebensgefühls

Denken wir über das Älterwerden nach, stoßen wir auf einen merkwürdigen Widerspruch: Älter werden möchte jeder, alt sein aber niemand. Wie kommt das? Wahrscheinlich entsteht dieses Paradox, weil Ältersein und Älterwerden heute sehr individuell sind und so unterschiedlich verlaufen, dass es keine einheitliche Definition dafür gibt. Wann das eine oder andere anfängt, hängt nicht vom Eintrag im Personalausweis ab, sondern für jeden selbst vom Lebensgefühl – und für jeden anderen zum Großteil davon, wie alt er selbst ist. Auch dabei zeigt sich, wie subjektiv die Wahrnehmung ist. Alt? Das sind häufig vor allem die anderen.

Gefühlt jünger als der Durchschnitt

Im Durchschnitt fühlen sich die Deutschen zehn Jahre jünger als sie sind, das ergab eine Studie des Meinungsforschungsinstituts Insa-Consulere und des Deutschen Instituts für Altersvorsorge im Auftrag des Bundesgesundheitsministeriums. Ein weiteres Ergebnis der Untersuchung: Die Einschätzung, ab wann man alt ist, verändert sich im Laufe des Lebens. Unter 40-Jährige definieren 60 als magische Grenze zum Altsein. Werden sie dann selbst älter, verschiebt sich die Zahl schnell nach hinten. Über 40-Jährige glauben, dass man erst mit 70 alt ist. Auch die Einstellung zum Thema Arbeit verändert sich. Wer noch nicht 60 ist, möchte im Durchschnitt nur bis 63 arbeiten. Rückt das Datum dann näher, steigt offenbar die Lust am Weitermachen, denn statistisch gesehen möchten über 60-Jährige bis 67 berufstätig bleiben.

EINSCHÄTZUNG: ALT IST ICH PLUS 15

Wahrscheinlich kennen Sie das von sich selbst. Erinnern Sie sich noch an Ihre Jugend? Als Sie selbst 15 waren und die ersten Freunde 18 wurden? Das kam einem damals schon ganz schön alt vor. Über 30-Jährige sortierte man seinerzeit in die scheinbar unerreichbare Kategorie „uralt" ein – und so setzt sich das fort. Eine gängige

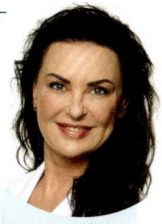

DAS GLÜCK DER ZWEITEN LEBENS-HÄLFTE

Wussten Sie, dass Sie in der zweiten Lebenshälfte beglückender mit Ihren Gefühlen umgehen können als in jungen Jahren? Dass Sie allen Grund haben, sich auf Erreichtem auszuruhen und krank machenden Stress zu vermeiden? Dass Sie sich Aufgaben suchen dürfen, von denen Sie früher nur träumen konnten? Dass Sie auch jenseits der 80 noch Muskeln aufbauen oder mit 78 noch ein Fitnessprogramm beginnen können, das Ihnen dazu verhilft, auch die 90 noch zu erleben? Dass Ihre Augen dank moderner Operationstechniken im Alter vielleicht sogar besser werden als in der Mitte des Lebens? Die Möglichkeiten sind vielfältiger denn je. Folgen Sie meiner ganzheitlichen Strategie und bleiben Sie länger jung, auch wenn Sie Ihre Lebensuhr nicht anhalten können und wollen.

EINE FRAGE DER EINSTELLUNG

Wie denken Sie über alte Menschen? Diese Frage spielt eine wichtige Rolle, wenn es um die Gesundheit in der zweiten Lebenshälfte geht. Die amerikanische Sozialpsychologin Becca Levy entdeckte die „Stereotyp-Verkörperung", derzufolge eine negative Einstellung zum Alter auch zu mehr Beschwerden führt. Der Grund: Wer das Alter als unausweichlich schlechtes Schicksal sieht, kümmert sich kaum noch um die eigene Gesundheit. Die negative Sicht wird zur sich selbst erfüllenden Prophezeiung. Das Risiko, an einem Herzinfarkt zu sterben, ist bei Pessimisten doppelt so hoch wie bei Optimisten. Auch fürs Gehirn bleibt eine negative Einstellung zum Alter nicht ohne Folgen. In einer Studie schnitten diejenigen, die große Angst vor dem Älterwerden haben und damit nur Negatives assoziieren, so schlecht ab, als hätten sie Demenz.

Formel bringt dieses Phänomen auf den Punkt: Als „alt" wird man als Erwachsener von Leuten eingeschätzt, die etwa 15 Jahre jünger sind als man selbst, die also (wenn auch sehr knapp) die eigenen Kinder sein könnten. Umgekehrt betrachten wir zum Beispiel mit 55 Jahren über 70-Jährige eher als Menschen, die zur Generation unserer Eltern gehören als zu unserer eigenen. Kurzum, es gilt das subjektive Gefühl. Alt ist: ich plus 15 Jahre, unabhängig davon, wie alt ich bin.

MÖGLICHKEITEN FÜR VERÄNDERUNGEN

Liegt die Zeit, in der das Alter sichtbar wird, noch in weiter Ferne, geben wir uns gerne locker. „Macht doch nichts. Man sollte dazu stehen, statt das wahre Alter zu verdrängen." „Es ist doch ganz natürlich, dass wir älter werden." „Falten sind ein tolles Zeichen von Reife." Solche Sätze sagen sich leicht. Doch wenn es dann ernst wird, verliert sich die Coolness von allein. Niemand möchte älter geschätzt werden, als er ist. Warum sollte der berechtigte Wunsch, gut und gesund auszusehen, den schon Kinder und Teenager mit viel Energie verfolgen, plötzlich nicht mehr wichtig sein, nur weil die Zahl 40, 50, 60 oder 70 überschritten wurde? Es gibt nicht viele Möglichkeit, mit dem Älterwerden umzugehen. Genau genommen nur zwei: Man kann es hinnehmen und sich dem Schicksal ergeben oder aktiv etwas dagegen tun. Vielleicht ein paar Dinge verändern, den Lebensstil überdenken, schlechte Gewohnheiten aufgeben und durch bessere ersetzen. Neue Erfahrungen machen oder einfach die Einstellung zum Alter verändern. Dazu möchte ich Ihnen in diesem Buch nützliche Anregungen geben.

Der Lebensstil bestimmt die Richtung

Aus medizinischer Sicht beginnt die zweite Hälfte des Lebens zwischen 40 und 50 Jahren. Das ist ein Alter, das für 18-Jährige unendlich weit in der Zukunft liegt und für 100-Jährige vielleicht gerade mal als das Ende der Jugend in der Erinnerung auftaucht. Bereits in dieser Zeit können Jüngere physiologisch gesehen viel älter sein, als es im Ausweis steht. Ältere können aber auch einen Körper haben, der die medizinischen Werte eines viel Jüngeren aufweist. Es ist also alles möglich. In welche Richtung es sich entwickelt, hängt ganz entscheidend vom Lebensstil ab.

Gefühlte Übergänge ins Alter

Neben den biologischen Veränderungen gibt es aber auch noch andere Phasen, die wir als Übergang ins Alter empfinden. Dazu gehört zum Beispiel der Eintritt in den Ruhestand, der nach der Definition unseres Rentenversicherungssystems heute zwischen 65 und 67 Jahren liegt. Für Eltern kann auch der Auszug der erwachsenen Kinder gleichbedeutend mit dem Anfang des Alters sein. Den Tod der eigenen Eltern empfinden viele als Weiterrücken um eine Generation. Auch der Verlust des Partners, eine Krankheit, die die Lebenslust stark einschränkt, oder die Wechseljahre, wenn man sie neben den körperlichen Beschwerden als Verlust des Lebenssinns empfindet, sind weitere einschneidende Übergänge.

CHANCEN IN DEN MITTEL-PUNKT STELLEN

Doch gleichgültig, was wann passiert – niemand ist nur aufgrund seines Alters zu einem Leben zwischen Bett und Sofa verurteilt. Heute kommt eine Generation in die „besten Jahre", die noch lange lebenslustig bleibt. Frauen und Männer, die auch in der zweiten Lebenshälfte viel vorhaben, stehen symbolisch für ein verändertes Bild vom Alter. Nicht mehr der Schrecken, sondern die neuen Chancen stehen im Mittelpunkt. Denn noch nie konnten die Menschen so viel angenehme Lebensjahre verbringen, die sie jenseits der Rushhour des Lebens selbstbestimmt, frei und mit Elan genießen dürfen. Sie müssen dafür nicht als verlängert Pubertierende auftreten. Doch Sie haben allen Grund zur Freude: Denn da geht noch was.

20 Jahre „geschenkt"

Das ist neu und war noch vor wenigen Jahrzehnten undenkbar. Stand der Tod vor zwei bis drei Generationen meistens nach dem Ende des Erwerbslebens mehr oder weniger bevor, so beginnt heute nach dem Abschied von der Arbeit eine Lebensspanne, wie es sie noch nie gab. Gehörte man früher spätestens ab 50 zum alten Eisen, so können wir heute die vielleicht

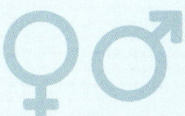

GROSSE UNTERSCHIEDE

Männer und Frauen altern unterschiedlich. Frauen haben früher mit Hormonmangel zu kämpfen, sind aber sonst in der zweiten Lebenshälfte körperlich fitter, weil sie meistens gesünder leben als Männer. Diese nehmen das Alter dafür leichter an; manche sehen es sogar als Statusgewinn. Allerdings leiden Männer stärker unter Libidoverlust. Dass Männer nicht so alt werden wie Frauen, liegt zum großen Teil an ihrer Lebensweise. Dabei werden Männern vielen Klischees, die es über sie gibt, gerecht: Sie gehen größere Risiken ein (zum Beispiel beim Autofahren) und bei ihnen geht es körperlich ab 55 Jahren schneller bergab. Sie haben offenbar ein schwächeres Immunsystem, mehr Stress, trinken mehr Alkohol, rauchen mehr, achten weniger auf gesunde Ernährung, gehen seltener zu Vorsorgeuntersuchungen und bekommen öfter Herz-Kreislauf-Probleme und Krebs.

WARUM WIR IMMER LÄNGER JUNG BLEIBEN

Ob bessere Arbeitsbedingungen oder sehr gute medizinische Versorgung: Es gibt viele Gründe dafür, dass wir beim Älterwerden immer jünger bleiben können.

» Unser Lebensstandard hat ein komfortables Maß angenommen. Hungersnöte, Kriege, Seuchen und Naturkatastrophen bedrohen die einzelnen Menschen und ihre Lebensbedingungen in hoch entwickelten, wohlhabenden Ländern kaum noch.

» Wir nutzen gesundheitliche Vorsorgeangebote und können Zeit für Urlaube, Erholung und Wohlfühlen nutzen. Der medizinische Fortschritt zeigt sich bereits in einer geringeren Säuglingssterblichkeit. Die Chance, einen Herzinfarkt zu überleben, hat sich in knapp einem halben Jahrhundert verfünffacht.

» Der Fortschritt wird vor allem auf dem Gebiet der Stammzellforschung weitergehen. Viele Krankheiten, die früher zum Tod führten, sind mittlerweile gut behandelbar. Selbst die Zahl der vorzeitigen Todesfälle durch Krebs, Herzleiden, Diabetes und chronische Atemwegserkrankungen geht weiter zurück.

» Unsere Arbeitsbedingungen werden immer besser. Freie Wochenenden, Feierabend nach acht Stunden Arbeit, regelmäßiger Urlaub, weniger körperliche Strapazen, mehr Arbeitsschutz und die Möglichkeit, eine Zeit lang auszusetzen oder die Arbeitszeit zu verkürzen – all das sind lebensverlängernde Errungenschaften.

» Trotz der Klimaveränderungen leben wir unter besseren Umweltbedingungen als frühere Generationen. Wir haben sauberes Trinkwasser, funktionierende Abwasser- und Müllsysteme. Hygiene ist so selbstverständlich, dass Krankheiten wie Cholera, Tuberkulose und Typhus in unseren Breitengraden keine Bedeutung mehr haben.

» Wir haben die Möglichkeit, uns sehr gut zu ernähren, wenn wir nur wollen. Wir müssen nicht in die Steinzeit zurück, um artgerecht zu essen. Selbst Supermärkte führen heute Bioprodukte. Insgesamt leben die Deutschen gesundheitsbewusster. Der Verbrauch von Fleisch und Alkohol sinkt seit Jahren, dafür wird mehr Gemüse gegessen. Es gibt immer weniger Raucher und mehr Menschen treiben Sport bis ins hohe Alter.

» Studien zeigen es immer wieder: Bildung hat einen hohen Stellenwert für die Gesundheit. Menschen mit höherem Bildungsniveau achten auf einen gesunden Lebensstil, treiben mehr Sport, nehmen Vorsorgeuntersuchungen wahr und empfinden ihr Leben als erfüllender. Da Bildung auch zu einem höheren Einkommen führt, verbessert sich die medizinische Versorgung für die, die es sich leisten können. Im Beruf sind Besserverdiener seltener Gesundheitsrisiken ausgesetzt.

beste Zeit unseres Lebens genießen. Die Existenzgrundlagen sind gesichert und reichlich Lebenserfahrung gespeichert. Große Träume von Familie, Beruf und finanzieller Sicherheit sind bereits erfüllt – und jetzt bleibt immer noch Zeit zum Leben. Man kann sich für etwas engagieren, ohne ökonomischen Zwängen zu folgen. Innerhalb eines Jahrhunderts hat sich die Lebenserwartung der Menschen in Deutschland um gut 20 Jahre verlängert.

Nur noch halb so viele Geburten

Unsere Gesellschaft wird sich erst einmal verändern. Es wird immer mehr fitte ältere Menschen in Relation zu den Jungen geben, da die Geburtenrate von Ende der Fünfziger- bis Anfang der Siebzigerjahre des letzten Jahrtausends in Deutschland so hoch war wie danach nie mehr. Zum Vergleich: Im Jahr 1964 erblickten mit gut 1,3 Millionen die meisten deutschen Babys das Licht der Welt. Auch im Jahrzehnt zuvor lag die Zahl der Geburten immer über einer Million. Erst ab 1965 setzte der sogenannte Pillenknick ein; die Geburtenrate sank bis 1970 unter das Niveau von 1955 und lag ab 1972 erstmals unter der Sterberate. Die Entwicklung setzte sich entsprechend fort: 2002 wurden nur noch etwa halb so viele Babys in Deutschland geboren wie 1964.

In Japan werden Frauen 87 Jahre alt

Dass es zwischendurch immer mal wieder Meldungen über steigende Geburtenraten gibt, liegt daran, dass nur kleine Ausreißer nach oben oder unten gezählt werden, die durch Vergleiche mit Vorjahren entstehen. Bis heute bewegt sich die Rate grob gerundet zwischen 660 000 und 784 000 Geburten pro Jahr und ist damit weit entfernt von den Babyboomer-Jahren. Daran wird sich auch so bald nichts ändern. Das zeigt ein Blick nach Japan. Dort beträgt die durchschnittliche Lebenserwartung von Frauen 87 Jahre. Männer haben in Island die besten Chancen. Dort erreichen sie ein Durchschnittsalter von 81 Jahren.

Die Lebenserwartung steigt ständig

Und es geht noch weiter. Demografen des Rostocker Max-Planck-Instituts stellten fest: Wir werden immer älter. Die Lebenserwartung steigt hierzulande demnach pro Jahr um drei Monate. Das bedeutet: Wer heute in Deutschland geboren wird, darf damit rechnen, 81 zu werden, wobei Frauen derzeit statistisch gesehen ein Alter von 83,18 und Männer von 78,36 Jahren erreichen. Davon konnten die Menschen früher nur träumen. Wer zum Beispiel im Jahr 1840 auf die Welt kam, hatte im Durchschnitt nur 45 Jahre vor sich. Ein Ende dieses Trends ist nicht abzusehen. Ein gesundes Baby von heute hat sehr gute Chancen, später einmal 100 Jahre alt zu werden.

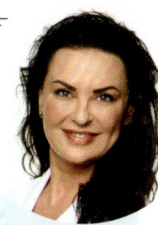

AM ENDE NOCH MAL BERGAUF

Wie wird sich mein gesundheitlicher Zustand entwickeln? Die Statistik kennt ein paar Werte. So lässt sich davon ausgehen, dass die Jahre zwischen 60 und 80 bei gesunden Menschen relativ gut verlaufen. Wenn ab 80 das „zweite Alter" beginnt, treten meist Krankheiten auf. Wer diese überlebt, kann ab 86 wieder fröhlicher nach vorn blicken. Denn dann stehen die Chancen gut, dass es noch bis über 90 so weitergeht.

Gefühlt zehn Jahre jünger

Die Statistik spiegelt auch das subjektive Gefühl wider, das die meisten kennen: Wir werden zwar immer älter, bleiben dabei aber jünger. 50 ist das neue 40, mit 60 kann man auch gefühlt zehn Jahre jünger sein – zumindest wenn man Familienfotos aus früheren Generationen betrachtet. Männer und Frauen um die 50 sehen fitter und gesünder aus als ihre Großeltern im gleichen Alter – und bei manchen Familien auf dem Spielplatz fragt man sich, ob das Kind mit seinen nicht mehr ganz jungen Eltern oder mit jung gebliebenen Großeltern im Sand buddelt. Das macht Mut, auch wenn es nicht für jeden zu realisieren ist. Die Gesellschaft wird sich darauf einstellen, dass ein großer Teil der Bevölkerung im Rentenalter ist. Ob das beängstigend oder großartig ist, muss jeder selbst entscheiden.

ÄLTERWERDEN FINDET IN DEN ZELLEN STATT

Älterwerden findet in erster Linie in den Zellen statt. Diese sind zwar winzig klein, aber dank moderner Medizin nicht unerreichbar. Hier sind es vor allem die Hormone, die medizinisch gesehen für Veränderungen sorgen. Bei Frauen nehmen die Östrogene, also die weiblichen Geschlechtshormone, mit dem Alter ab. Bei Männern sinkt der Testosteronspiegel langsamer und später. Die Geschlechtshormone schützen im fruchtbaren Alter vor zahlreichen Krankheiten, die heute als typische Alterskrankheiten eingeordnet werden. Sinken die Messwerte, fällt dieser Schutz weg. Alterungsprozesse beginnen und setzen sich in Form von Krankheiten fort, wenn man nichts dagegen tut.

Wir sind ständig Attacken ausgesetzt

Attacken kommen von allen Seiten. Unser Körper ist ständigen Angriffen ausgesetzt. Krankheiten, Verschleiß, Verlust – Altern macht leider von allein keine Pause und beginnt schon sehr früh. Bereits mit 20 Jahren bröckelt es an den ersten Fronten. Wir merken allerdings kaum etwas davon. Oder wussten Sie, dass Sie mit 20 Jahren am größten waren und seitdem langsam, aber sicher schrumpfen? Die Haut verliert ein bisschen an Spannkraft, das Atemvolumen verringert sich. In den Ohren nimmt die Zahl der Haarzellen ab, sodass wir hohe Töne schlechter hören. Mit 75 Jahren haben mehr als ein Drittel der Menschen Gehörschädigungen.

> *» Alt ist man dann, wenn man an der Vergangenheit mehr Freude hat als an der Zukunft. «*
>
> John Knittel

Dem Prozess ein Schnippchen schlagen

Auch in Sachen Fruchtbarkeit verändert sich der Körper schon sehr früh. Mit 25 Jahren lässt die Fruchtbarkeit bei Frauen nach; bei Männern beginnt der Testosteronspiegel zu sinken. Ab 30 sind die Knorpel weniger elastisch. Die Bandscheiben werden dünner. Mit 35 zeigen sich die ersten grauen Haare. Bis die Organe mit ihren Funktionen nachlassen, dauert es dann etwas länger – und es wird spürbar. Ab etwa 55 machen sich die Folgen des Alterungsprozesses deutlicher bemerkbar. Auch das ist angenehmerweise kein unabänderlicher Automatismus, sondern vor allem die Folge von Untätigkeit und zu wenig Herausforderungen für die Zellen. Wer diesen Zusammenhang versteht, kann einem Großteil der Alterungsprozesse ein Schnippchen schlagen. Was bedeutet Älterwerden für jeden einzelnen Bereich des Körpers?

> Immunsystem

Auch unser Immunsystem kommt in die Jahre. Es bildet weniger Abwehrzellen und Antikörper; die körpereigene Schutzpolizei ist nicht mehr so aktiv. Viren und Bakterien haben leichtes Spiel und damit breiten sich leider auch Krebszellen schneller aus. Schon bei der Produktion der Vorläuferzellen, die später zu Abwehrzellen werden, zeigen sich Schwächen. Sie reifen im Alter nicht mehr so leicht aus. Der gesamte Alterungsprozess des Immunsystems ist noch nicht ausreichend erforscht. Eventuell gibt es auch einen Zusammenhang mit dem Darmmikrobiom, also der Gesamtheit aller Bakterien, Viren und Pilze im Darm. Doch auch hier gilt: Vorbeugung macht stark. Ob Bewegung, vitaminreiche Ernährung, mentale Gelassenheit, ausreichend Schlaf oder Naturheilmittel – all das sind Wohltaten für die körpereigene Abwehr.

> Hormone

Hormone sind die Dirigenten unseres Lebens. Die Botenstoffe regulieren und steuern zahlreiche Vorgänge im Körper. Sie lassen uns erst wachsen und gedeihen und halten uns später gesund, jung und fit. Federführend sind dabei Wachstums- und Sexualhormone, mit denen wir in unseren fruchtbaren Jahren gut ausgestattet sind. Fortpflanzung ist schließlich das höchste Ziel, für das die Natur uns angelegt hat. Ist die Zeit vorbei, stellen die Hormone ihre Produktion ein. Das ist ein Meilenstein im Prozess des Älterwerdens. Denn die Sexualhormone beeinflussen neben dem Lustempfinden auch die Stabilität der Knochen, den Zustand der Gefäße, die Stimmung und den Stoffwechsel. Schlaflosigkeit, Hitzewallungen und Stimmungsschwankungen gehören zu den Folgen. Statt mit Hormonersatztherapien, die wegen der Nebenwirkungen heute seltener empfohlen werden, lassen sich die unerwünschten Nebenwirkungen mit Bewegung, der richtigen Ernährung und pflanzlichem Hormonersatz reduzieren. Gut zu wissen: Vor allem Sexual- und Wachstumshormone bilden sich immer wieder neu, wenn wir sportlich aktiv sind und Muskeln aufbauen. Das sexuelle Interesse lässt auch im Alter nie ganz nach.

> Herz

Im Mittelpunkt des Körpers steht das Herz, das mit dem Älterwerden immer mehr arbeiten muss. Vom 30. Lebensjahr an nimmt seine Leistungsfähigkeit ab. Denn die Arterien werden mit der Zeit steifer. Ablagerungen verdicken die Wände. Deshalb erhöht sich der Blutdruck bereits ab 30 Jahren. Vor allem durch Rauchen und hohe Cholesterinwerte wird das Problem verschärft. Herzinfarkt ist bis heute bei uns die Todesursache Nummer eins. Traf es früher hauptsächlich Männer, so nimmt die Zahl der Frauen immer weiter zu, sobald sie schlechte Gewohnheiten übernehmen, die einst typisch männliche waren. Gegen Herzkrankheiten ist ein gesunder Lebensstil die beste Prophylaxe.

> Gehirn

Auch im Kopf beginnt das (vermeintlich) große Sterben schon mit 30 Jahren. Das Gehirn fängt schleichend an abzubauen. Etwa 50 000 Hirnzellen verenden jeden Tag. Das Gedächtnis, die Konzentrationsfähigkeit und oft auch die Kreativität lassen nach, was zum Glück recht langsam vor sich geht, sodass man in vielen Fällen jahrzehntelang lang gar nichts davon merkt. Wenn man weiß, dass wir ungefähr 100 Milliarden Nervenzellen haben, lässt sich der Verlust von ein paar Zehntausenden verschmerzen. Erst bei Demenz sinkt die Zahl so stark, dass die Betroffenen beeinträchtigt werden. Ansonsten sind wir den Alterungsprozessen auch auf diesem Gebiet nicht hilflos ausgeliefert und können einiges tun, um das Hirn fit zu halten. Bewegung zum Beispiel fördert die Durchblutung und die

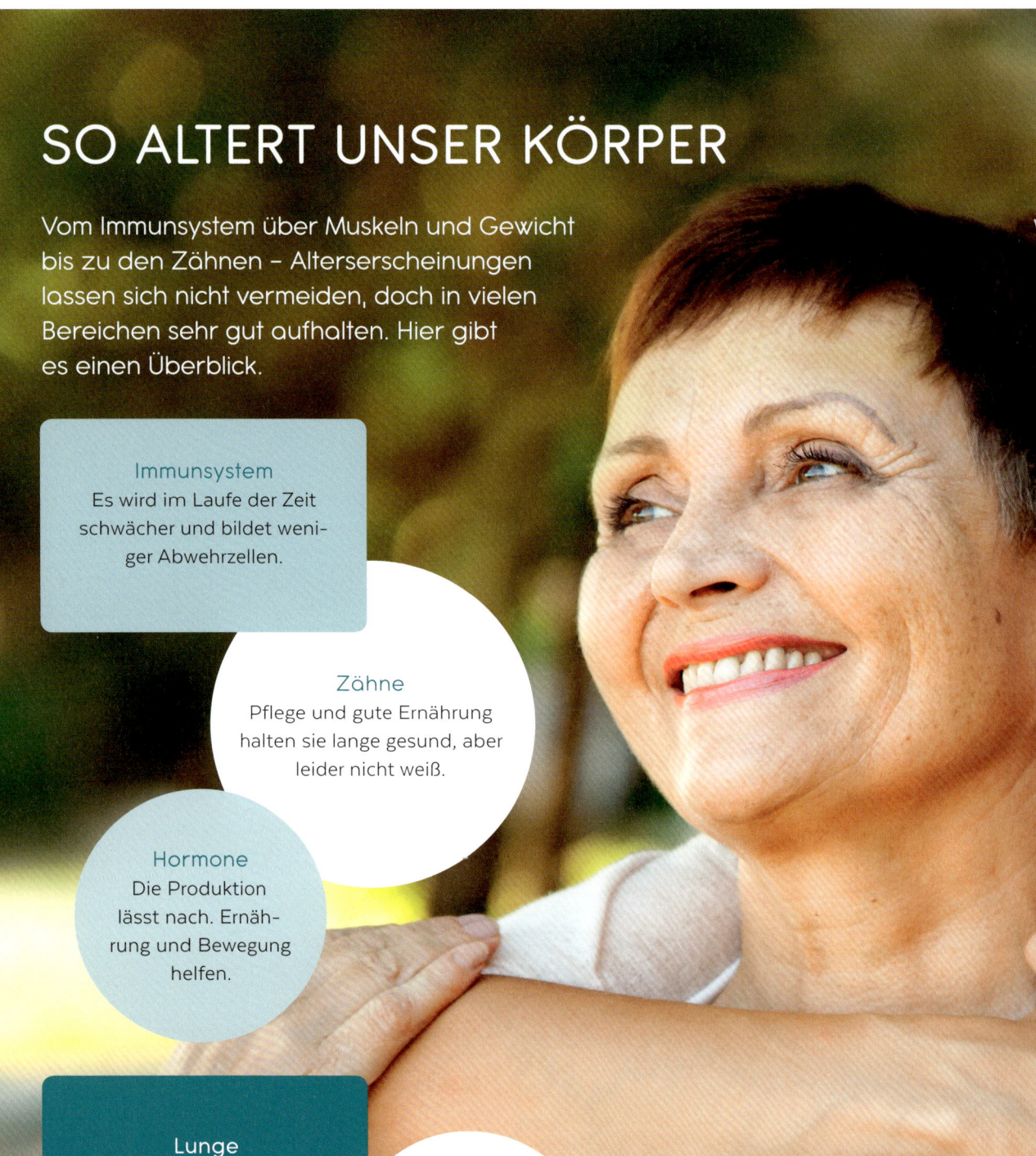

SO ALTERT UNSER KÖRPER

Vom Immunsystem über Muskeln und Gewicht bis zu den Zähnen – Alterserscheinungen lassen sich nicht vermeiden, doch in vielen Bereichen sehr gut aufhalten. Hier gibt es einen Überblick.

Immunsystem
Es wird im Laufe der Zeit schwächer und bildet weniger Abwehrzellen.

Zähne
Pflege und gute Ernährung halten sie lange gesund, aber leider nicht weiß.

Hormone
Die Produktion lässt nach. Ernährung und Bewegung helfen.

Lunge
Das Volumen wird weniger, die Gefahr einer Lungenentzündung steigt mit zunehmendem Alter.

Gewicht
Muskeln statt Fett stoppen altersbedingtes Zunehmen.

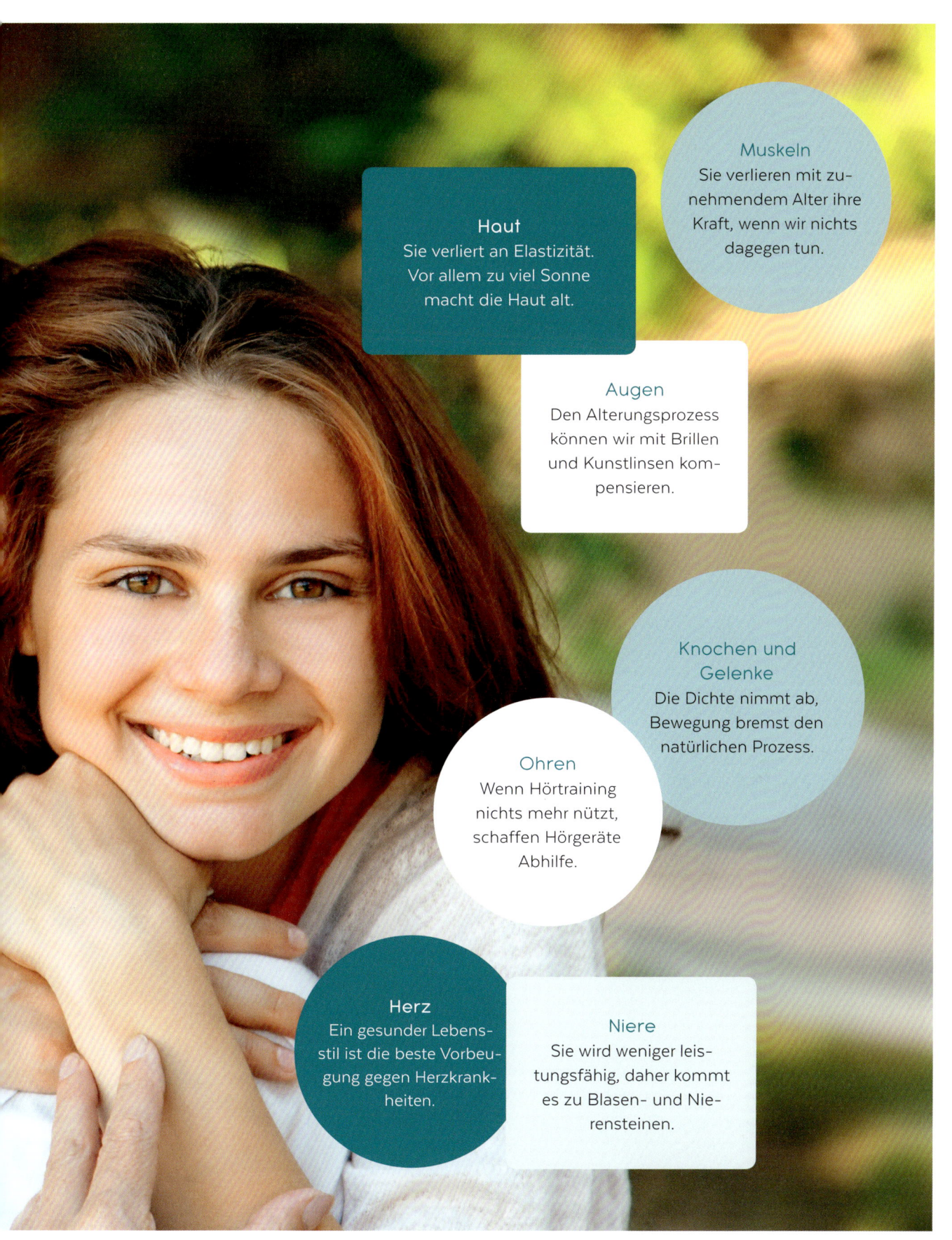

Muskeln
Sie verlieren mit zunehmendem Alter ihre Kraft, wenn wir nichts dagegen tun.

Haut
Sie verliert an Elastizität. Vor allem zu viel Sonne macht die Haut alt.

Augen
Den Alterungsprozess können wir mit Brillen und Kunstlinsen kompensieren.

Knochen und Gelenke
Die Dichte nimmt ab, Bewegung bremst den natürlichen Prozess.

Ohren
Wenn Hörtraining nichts mehr nützt, schaffen Hörgeräte Abhilfe.

Herz
Ein gesunder Lebensstil ist die beste Vorbeugung gegen Herzkrankheiten.

Niere
Sie wird weniger leistungsfähig, daher kommt es zu Blasen- und Nierensteinen.

Versorgung mit Sauerstoff. Geistige Herausforderungen trainieren das Gehirn. Gut zu wissen: Wenn unser Gehirn eine Sache gut kann, dann ist es die Fähigkeit, bestimmte Teile für andere einspringen zu lassen, sobald diese ausfallen. Selbst in hohem Alter können Hirnregionen noch wachsen und Synapsen sich verbinden. Wir können lebenslänglich lernen.

> Lunge

Die Leistung der Lunge hängt von der Fähigkeit ab, möglichst viel Sauerstoff aufzunehmen. Dieses sogenannte Lungenvolumen ist im Rentenalter um gut 20 Prozent geringer als in der Jugend. Das heißt, dass ältere Menschen nicht mehr so viel Sauerstoff aufnehmen können wie früher. Die Atemmuskulatur wird schwächer. Die Lunge kann Angriffe von außen nicht mehr so gut abwehren. Zum Glück führen diese altersbedingten Veränderungen nicht zwangsläufig zu Beschwerden. Wer intensiv Sport treibt, merkt meist, dass die Lungenkapazität nachlässt, und passt das Training entsprechend an. Die Gefahr einer Lungenentzündung steigt bei älteren Menschen. Eine Lungenschutzimpfung (Pneumokokken-Impfung) schützt gegen eine Mehrzahl aller bakteriellen Lungenentzündungen und wird von der Ständigen Impfkommission für alle Menschen ab 60 empfohlen.

> Niere

Bei zwei Dritteln der Erwachsenen lässt die Leistung der Niere bereits mit Ende 20 nach. Das Organ verliert an Gewicht. Die Anzahl der Entgiftungszellen nimmt ab. Wenn nicht mehr genug Abfallstoffe entsorgt werden können, kommt es zu Blasen- und Nierensteinen. Im Umkehrschluss lautet die gute Nachricht: Jeder Dritte hat auch im Alter noch eine fitte Niere. Dazu tragen unter anderem ausreichendes Trinken (etwa zwei Liter Wasser pro Tag) und ein gesunder Lebensstil bei.

> Knochen und Gelenke

Wenn die Hormonproduktion nachlässt, geht das vor allem bei Frauen sprichwörtlich in die Knochen. Sie werden zuerst weniger belastbar, später leichter, porös und brüchig. Ihre Dichte nimmt ab, die Struktur verändert sich. Der altersbedingte Knochenschwund (Osteoporose) beginnt etwa mit dem 40. Lebensjahr – vor allem bei Menschen, die sich wenig bewegen und sich ungesund ernähren. Auch das Knorpelgewebe verliert seine Elastizität; es nutzt sich zunehmend ab. Bei vielen Menschen entstehen dabei Arthrosen, die sich schmerzhaft in den Gelenken bemerkbar machen. Wenn die Gelenke nicht regelmäßig beansprucht und gedehnt werden, verlieren die Bänder und Sehnen ebenfalls ihre Beweglichkeit, was die Schmerzen verstärkt. Auch hier gilt: Bleiben Sie in Bewegung beziehungsweise: Kommen Sie in Schwung, um die Knochen stark und die Gelenke geschmeidig zu halten.

> Muskeln

Die Kraft der Muskeln verlässt uns mit zunehmendem Alter. In der ersten Hälfte des Lebens etwas langsamer, in der zweiten dann immer schneller. Alle zehn Jahre gehen zehn Prozent der Muskelmasse verloren. Dabei schrumpft die Zahl der Muskelzellen genauso wie die Größe. Das Reaktionsvermögen lässt nach, der Stoffwechsel wird beeinträchtigt. Die Nervenbahnen verkümmern zunehmend. Deshalb ist es allein mit Bewegung nicht getan. Wer seine Muskeln behalten will, muss sie mit Krafttraining aufbauen – und zwar regelmäßig. Aufhören bedeutet in diesem Fall nicht nur Stillstand, sondern Verlust. Die gute Nachricht: Gleichgültig wie alt Sie sind, Muskeln können Sie grundsätzlich immer aufbauen. Deshalb raten Wissenschaftler heute auch nicht mehr – wie noch vor Jahren – zur Zurückhaltung beim Krafttraining im hohen Alter.

> Gewicht

Das Thema Gewicht zieht sich wohl durchs ganze Leben. Jeder zweite Mann und jede dritte Frau ist im Durchschnitt übergewichtig. Mehr als die Hälfte aller Deutschen sind also zu dick – und mit dem Alter wird das nicht besser. Im Gegenteil. Die Faustregel ist wenig ermutigend: Durchschnittlich ein Kilo legen wir jedes Jahr zu – und zwar auch dann, wenn wir nicht mehr essen. Das heißt: Viele, die heute 40 sind, werden mit 60 etwa 20 Kilo mehr auf die Waage bringen. Das liegt daran, dass sich der Stoffwechsel und die Körperzusammensetzung verändern. Am Anfang des Lebens ist der Körper auf Wachstum programmiert, in der Mitte stellt er sich dann um. Nun geht es vorrangig um die Erhaltung. Das bedeutet, dass die Muskelmasse sich verringert und stattdessen der Fettanteil steigt. Da Fettzellen weniger Kalorien verbrennen als Muskelzellen, sinkt der Energieverbrauch. Mit dem Alter geht dann der Spiegel der Wachstumshormone herunter. Weniger Sexualhormone führen bei beiden Geschlechtern dazu, dass sich zunehmend Fett im Bauch einlagert. Dagegen hilft, Sie ahnen es bereits, vor allem Bewegung und gesunde, leicht kalorienreduzierte Kost. Kleiner Trost: In der Altersgruppe ab 75 Jahren führt ein leichtes Übergewicht dazu, dass man schwere Krankheiten dank ausreichender Reserven besser übersteht. Aber nicht vergessen: Starkes Übergewicht schadet in jedem Alter.

> Haut

Das flächenmäßig größte Organ ist unsere Haut. Ob wir es wollen oder nicht, sie verrät sehr viel über unser Alter – und sie lässt sich nicht verstecken. Vor allem die Gesichtshaut ist ständig Umwelteinflüssen ausgesetzt, die sie altern lassen. Da die Schutzhülle, die unseren Körper umgibt, mit den Jahren immer weniger Wasser binden kann, an Elastizität verliert und trockener und dünner wird, entstehen Falten und Altersflecken. Im hohen Alter können wir auch weniger fühlen, weil die Anzahl der Tastkörperchen unter der Haut sinkt. Mit 90 Jahren funktioniert der Tastsinn um 30 Prozent schlechter als in jungen Jahren. Nicht rauchen, keine Sonnenbrände riskieren, sich viel bewegen und gesund ernähren – das ist die beste Vorbeugung gegen vorzeitiges Altern der Haut.

> Augen

Kurzsichtigkeit oder andere Augenfehler zeigen sich schon in der Kindheit und Jugend. Durch die Zwanziger und Dreißiger kommen Menschen mit gesunden Augen meist noch ganz gut ohne Brille. Doch danach zeigen sich erste altersbedingte Probleme. Die Lesebrille ist ein

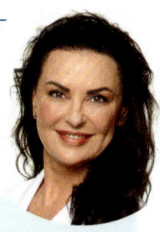

KRANKHEIT IST KEINE FRAGE DES ALTERS

Ob Diabetes, Arteriosklerose oder Arthrose – meist denken wir bei diesen Krankheiten an über 50-Jährige, bei denen sie geradezu vorprogrammiert scheinen. Doch das täuscht. Bereits bei 15 Prozent aller Kinder zeigen sich heute Anzeichen für „Altersdiabetes". Aufgrund von Bewegungsmangel und Übergewicht verschleißen die Gelenke bereits bei Jugendlichen. Die Gefäße werden 30 Jahre früher starr, was Herz-Kreislauf-Erkrankungen nach sich ziehen kann. Es liegt also weder an den Genen noch am Alter, sondern in erster Linie am Lebensstil.

untrügliches Zeichen. Wir können das Klein-gedruckte nicht mehr entziffern. Meist setzt dieser Prozess mit Mitte 40 ein. Das Auge hat zunehmend Schwierigkeiten, auf scharf zu stel-len, wenn es Dinge aus der Nähe betrachtet. In der Dunkelheit sind Kontraste schwerer zu er-kennen. Da ist für viele vor allem beim Auto-fahren ein Problem. Ursache dafür sind nicht die Augenmuskeln, wie es oft angenommen wird, sondern die Linsen. Sie verlieren ihre Elas-tizität, lassen sich von den Muskeln nicht mehr so leicht formen, können das Licht nicht mehr auf die Netzhaut bündeln und die Bilder ver-schwimmen. Mit 70 wird es schwieriger, Ent-ferntes scharf zu sehen. Blendeffekte verstärken sich. Der sogenannte graue Star ist eine normale Alterserscheinung, bei der die trübe Linse heute meist durch eine Kunstlinse ersetzt wird. Gegen den naturgegebenen Verlauf lässt sich kaum etwas tun, doch Prophylaxe ist in einem gewis-sen Maß trotzdem möglich: Meiden Sie zu viel Sonne und Rauchen und ernähren Sie sich „au-gengesund".

› Ohren

Um das 50. Lebensjahr herum wird das Gehör weniger leistungsfähig. Sobald die Anzahl der Hörzellen abnimmt, lässt auch die Hörfähigkeit auf beiden Ohren nach. Die Haarzellen des In-nenohrs verschleißen langsam. Wir merken das daran, dass wir hohe Töne zunehmend schlech-ter wahrnehmen und in Gesellschaft von meh-reren Leuten nicht mehr alles verstehen, was andere sagen. Die Gehörgänge verengen sich. Bei Menschen, die starken Lärmbelästigun-gen ausgesetzt sind, vollzieht sich dieser Pro-zess schneller. Auch Kälte, Rauchen, Diabetes und Herz-Kreislauf-Erkrankungen verstärken die Probleme. Zum Teil lässt sich altersbedingte Schwerhörigkeit mit Training lindern. Wenn das nicht mehr hilft, schaffen Hörgeräte und mo-derne Hörhilfen Abhilfe.

› Zähne

Vergilbte, kaputte und ungepflegte Zähne las-sen uns schnell alt aussehen. Ab etwa 40 Jahren verwandelt sich einst strahlendes Weiß in Rich-tung Gelb, da sich Bakterien auf den Zähnen ansiedeln. Das ist ein natürlicher Prozess. Spä-ter geben die Zähne nicht nur das wahre Alter preis, sondern können auch gleich ein paar Jah-re drauflegen, wenn sie aufgrund mangelnder Pflege auffallen. Gleichzeitig steigt die Gefahr von Entzündungen. Das lässt sich – zumindest ein bisschen – vermeiden oder verzögern, in-dem Sie regelmäßig Zähne putzen, zum Zahn-arzt gehen, sich kalziumreich ernähren und Sü-ßes ebenso wie viel Säurehaltiges meiden.

> **» Solange man neugierig ist, kann einem das Alter nichts anhaben. «**
>
> Burt Lancaster

EIN KLUGER UMGANG MIT SICH SELBST

In diesem Buch geht es nicht nur um die medi-zinischen Fortschritte und das Verhindern von Krankheiten. Denn Jungbleiben beim Älterwer-den hat viele Facetten. Es geht auch um Sport und Bewegung, um die Frage, wie wir zerstö-renden Stress in beflügelnden Antrieb verwan-deln und dem neuen Lebensabschnitt mehr Lust abgewinnen können. Ebenfalls ein Thema: Wie ernähre ich mich gesund? Und: Wie bleiben langjährige Partnerschaften interessant? Nicht zuletzt geht es in jedem Bereich um die Frage: Wie kann ich meinen inneren Schweinehund überlisten, um eingefahrene Gewohnheiten zu verändern? Auf gute Weise älter werden – das verlangt neben dem Wissen über die körperlichen Vorgänge und Zusammenhänge auch einen klugen Umgang mit sich selbst und ein hohes Maß an Motivation.

Mit konkreten Plänen ans Ziel

Erwarten Sie bitte keine Wunder, die Sie von heute auf morgen verjüngen, ohne dass Sie dafür aufstehen müssen. Machen Sie sich lieber ganz konkrete Pläne (das hält übrigens auch jung, wie ich Ihnen später noch verraten werde) und überlegen Sie, in welchen Bereichen Sie schon ganz gut aufgestellt sind und wo Sie sich noch verbessern könnten. Dabei stehen drei Säulen im Mittelpunkt, an denen jeder selbst etwas tun kann: Ernährung, Bewegung und mentale Stärke. Dazu gehört vor allem der Umgang mit Stress, aber auch die Frage, wie jeder seinem Leben mehr Freude abgewinnen kann.

BEWEGUNG ALS LEBENSRETTER

Es mag ein paar Ausnahmen geben, doch die große Mehrheit der Menschen in den Industrieländern bewegt sich zu wenig. Warum sollten wir uns anstrengen, wenn es auch so geht? Wir können all unsere Bedürfnisse stillen, ohne dafür körperlich in Schwung zu kommen, Kraft aufzuwenden oder Ausdauer an den Tag zu legen. Wir lassen uns Essen fertig liefern und gelangen mit ein paar Schritten zum Auto, das uns morgens zur Arbeit fährt und abends wieder zurückbringt. Fast alles andere lässt sich am Computer oder auf dem Sofa erledigen. Dabei hat die Evolution den Menschen zum Laufen angelegt. Wenn er das nicht mehr tut, kann das tödlich enden. Mehr als ein Zehntel der Europäer sterben an den Folgen von Bewegungsmangel – und zwar nicht, weil sie keinen Sportverein besuchen und nicht täglich turnen, sondern einfach, weil sie im Laufe des Lebens immer be-

quemer geworden sind und gar nichts mehr tun. Bereits ein Minimum von 20 Minuten zügigem Gehen pro Tag könnte bis zu knapp einem Drittel der Bewegungslosen das Leben retten.

WISSENSWERTES RUND UMS ÄLTERWERDEN

Hätten Sie gewusst, dass sich Ältere selbst glücklicher einschätzen als Jüngere? Dass ein Urlaub im Hochgebirge frisch hält und Menschen in der zweiten Lebenshälfte weniger unter Einsamkeit leiden? Lesen Sie hier überraschende Erkenntnisse aus der Forschung.

1

Zu viel Fernsehen schadet dem Gedächtnis

Eine neue Studie des University College London zeigt: Zu viel TV schadet nicht nur Kindern, sondern auch im Alter. Wer in der zweiten Lebenshälfte mehr als dreieinhalb Stunden vor der Kiste sitzt, wird später früher mit Gedächtnisproblemen zu kämpfen haben. Bei der Studie mit mehr als 3500 Erwachsenen über 50 Jahren kam heraus, dass Vielgucker vor allem Schwierigkeiten bekommen, wenn sie sich Wörter merken müssen. Für die Gründe gibt es bisher nur Vermutungen. Da man sich beim Fernsehgucken fast nur passiv berieseln lässt, verkümmern die entsprechenden Fähigkeiten. Möglicherweise verursacht das Gesehene auch ungesunden Stress. Und es hält die Vielgucker davon ab, ihr Gehirn zu trainieren, weil die Zeit für andere geistige Tätigkeiten fehlt.

2

BESSERER UMGANG MIT GEFÜHLEN

Menschen in den besten Jahren können ihre Emotionen besser regulieren als Jüngere. Ihre Gefühle fahren nicht mehr Achterbahn. Das führt keineswegs zu Langeweile, sondern zu einer höheren Lebensqualität, denn diese Fähigkeit verbessert die Stimmung, macht dankbar und aufmerksam für die positiven Seiten des Lebens.

3

GESUNDES HOCHGEBIRGE

Im Hochgebirge leben Menschen länger und erfreuen sich auch im hohen Alter guter Gesundheit. Das liegt daran, dass die Belastung durch natürliche radioaktive Strahlung größer ist als auf der Höhe des Meeresspiegels. Die Strahlung versetzt die menschlichen Zellen in leichten, aber offenbar gesunden Stress. Sie reparieren sich besser und halten die Menschen fit. Also ruhig mal Urlaub in den Bergen machen.

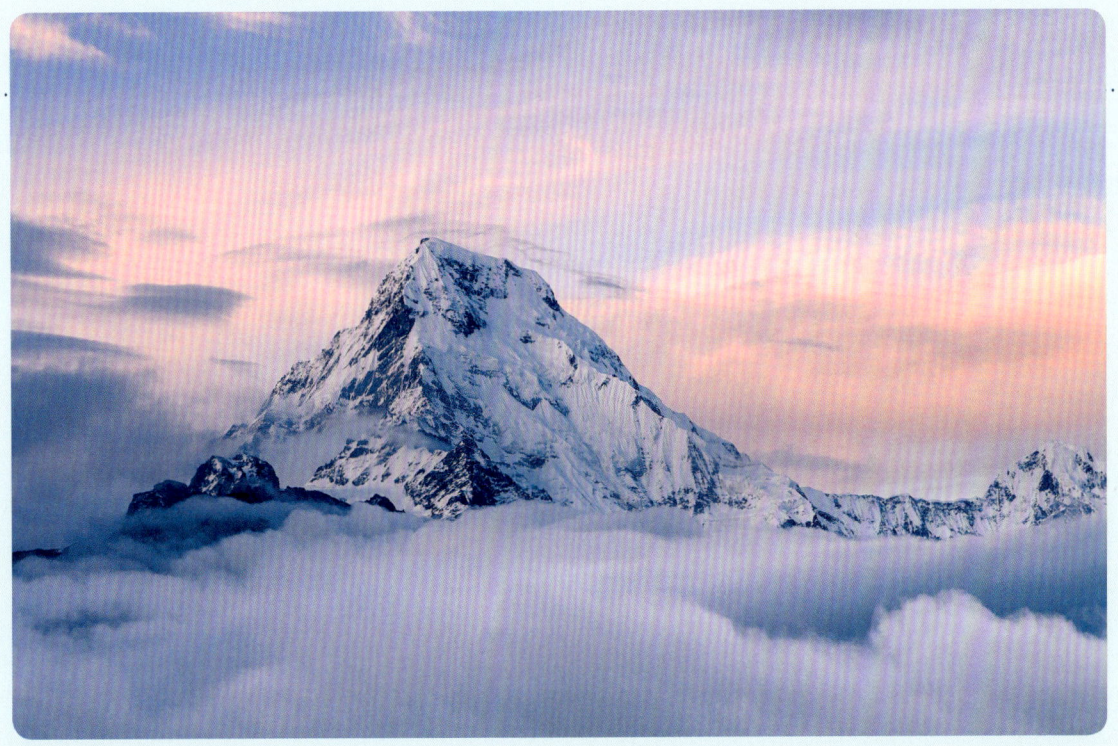

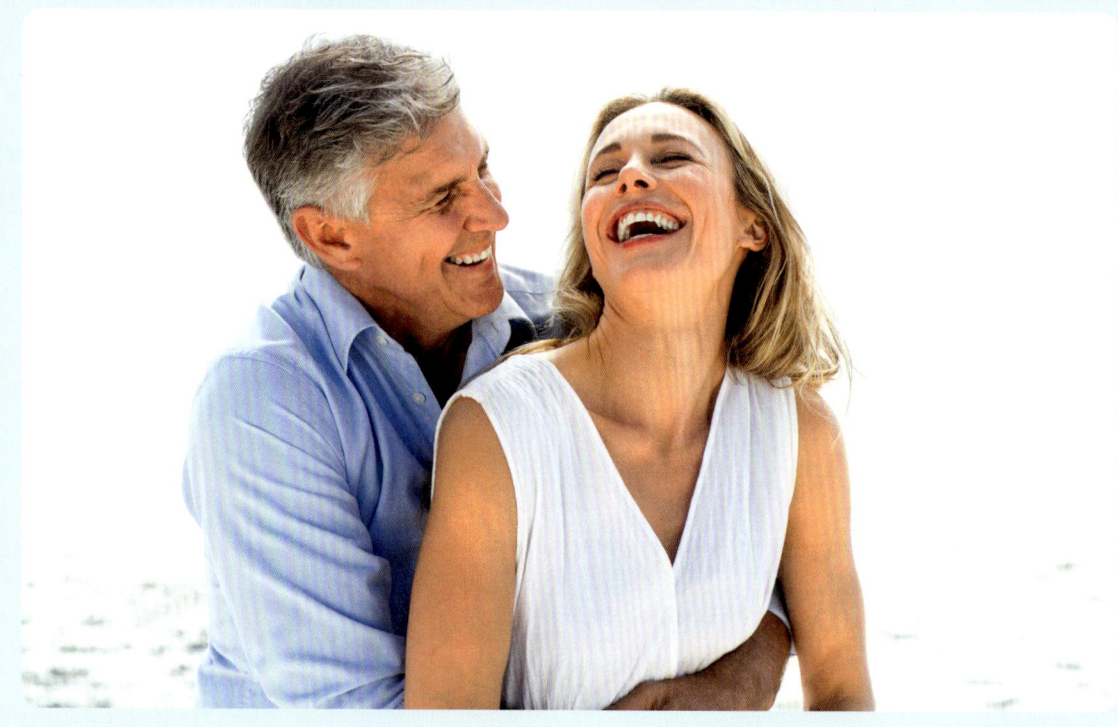

4

Nicht einsam

Älterwerden macht einsam? Keineswegs. Eine repräsentative Studie des Meinungsforschungsinstituts Splendid Research kam zu der Erkenntnis, dass jüngere Menschen unter 39 häufiger an Einsamkeit leiden als 40- bis 69-Jährige. Mit dem Alter sinkt demnach das Gefühl der Einsamkeit.

5

HUMOR HILFT

Wer es schafft, das Leben mit Humor zu betrachten, darf länger auf der Welt bleiben. Das fanden norwegische Forscher heraus. Sie untersuchten, wie Sinn für Humor den Alterungsprozess beeinflusst. Dafür beurteilten sie mehr als 53 000 Probanden in Sachen Humorfähigkeit als Charaktereigenschaft und stellten 15 Jahre später fest: Humor wirkt sich verlängernd auf die Lebenserwartung aus. Für andere Faktoren wie Geselligkeit oder Emotionalität gilt das nicht. Offenbar hilft Humor dabei, leichter durch schwierige Lebensphasen zu kommen und sich von negativen Gefühlen nicht allzu sehr herunterziehen zu lassen.

6

CLEVERES ABKOPPELN

Die Forschung hat gezeigt, dass sich neun von zehn Menschen über 50 im Durchschnitt glücklicher einschätzen als in jüngeren Jahren – das gilt auch dann, wenn körperlich nicht mehr alles top ist. Dafür gibt es mehrere Gründe: Die stressige Rushhour des Lebens ist vorbei. Man wird gelassener, die Erwartungen sind nicht mehr so hoch, große Lebensziele sind bestenfalls erreicht, eventuelle körperliche Einschränkungen können Ältere clever von ihrem Glücksempfinden abkoppeln. Endlich bleibt Zeit, das Erreichte zu genießen. Wen stört da eine Lesebrille oder ein Zipperlein am Knie?

7

SPEZIELLE INTELLIGENZ

Wir bauen mit den Jahren nicht nur ab; manches wird auch besser. Dazu zählt die sogenannte kristalline Intelligenz, die im höheren Lebensalter sogar noch zunehmen kann. Diese spezielle Klugheit ist das Wissen, das ein Mensch im Laufe seines Lebens erworben hat. Schlaue Folgerungen aus komplexen Situationen ziehen, sich gut ausdrücken, sich eigene Erlebnisse zunutze machen – das sind Stärken, die auf Erfahrung basieren, mit der viele Ältere punkten können.

8

UNTERSCHIEDLICHE SCHMERZARTEN BEIM INFARKT

Ältere Frauen gelangen nach einem Herzinfarkt deutlich später in die Notaufnahme als Männer. Nach einer Untersuchung der Deutschen Herzstiftung vergehen im Durchschnitt mehr als vier Stunden, bis über 65-Jährige in der Notaufnahme sind, während gleichaltrige Männer eine Stunde früher da ankommen, wo ihnen geholfen wird. Das liege nicht nur daran, dass ältere Frauen oft allein leben und niemanden haben, der einen Notruf absetzt, sondern auch daran, dass die Symptome unterschiedlich sind. Bei älteren Frauen tritt der extreme Schmerz nur noch abgeschwächt auf und der Infarkt macht sich häufig eher als Druckgefühl mit Bauchschmerzen, Übelkeit oder Erbrechen bemerkbar.

DIE HITPARADE DER HUNDERTJÄHRIGEN

Was ist das Geheimnis der Menschen, die 100 und mehr Jahre alt werden? Die Antworten der Forschung:

≫ Ihre genetische Grundausstattung ist gut, das heißt, dass auch die Vorfahren sehr alt wurden.

≫ Sie sind ihr Leben lang körperlich aktiv gewesen.

≫ Sie essen viel Gemüse und eher Fisch als Fleisch.

≫ Sie sehen einen Sinn in ihrem Leben.

≫ Sie stellen sich Aufgaben und Herausforderungen.

≫ Sie setzen sich immer wieder neue Ziele.

≫ Sie sind eingebunden ins soziale Leben.

Zwei Kilometer täglich zu Fuß gehen

Also, wann und wie wollen Sie anfangen? Bei dieser Frage gilt natürlich: je früher, desto besser. Wer ein Leben lang Sport getrieben hat, wird nicht aus dem Rhythmus kommen, nur weil ein paar Jahre vergehen. Und ein fester Rhythmus erleichtert das Dranbleiben. Wer hingegen zuletzt in der Schulzeit einen Sportplatz betreten oder eine Turnhalle von innen gesehen hat, wird sich sehr viel schwerer tun, wenn er mit über 60 plötzlich in den Sportverein gehen oder zu Hause selbst etwas auf die Beine stellen soll. Das ist aber kein Grund, den Kopf in den Sand zu stecken. Untersuchungen haben gezeigt, dass die Sterblichkeitsrate bei Männern zwischen 60 und 89 Jahren, die sich in ihrem Leben nicht viel bewegt haben, auch dann noch signifikant sinkt, wenn sie sich aufraffen und nur zwei Kilometer täglich zu Fuß gehen.

Los geht's mit fünf Minuten

Wie Sie sich bewegen, ist erst einmal nicht so wichtig. Hauptsache, Sie kommen überhaupt in Schwung. Wenn Sie umfassend vorsorgen wollen, ist Vielseitigkeit gefragt. Ob Gehen, Laufen, Radfahren oder Schwimmen – Ausdauer stärkt das Herz-Kreislauf-System und senkt den Blutdruck. Mit Muskelaufbau tun Sie nicht nur etwas für Ihre Kraft und zur Schonung der Gelenke, sondern betreiben auch Sturzprophylaxe und sorgen dafür, dass wieder mehr Hormone entstehen. Außerdem macht Sport glücklich und hilft, Stress abzubauen. Fangen Sie langsam an. Fünf Minuten am Tag kann jeder aufbringen. Ich stelle Ihnen in diesem Buch einige Sportarten vor, die im Alter besonders geeignet sind (siehe Seite 60/61). Probieren Sie ruhig verschiedene Formen der Bewegung aus, um herauszufinden, was Ihnen Spaß macht. Denn nur dann bleiben Sie langfristig dran.

ERNÄHRUNG AUS DER ANTI-AGING-KÜCHE

Obst und Gemüse sind gesund und von Süßigkeiten sollte man besser die Finger lassen. Das wissen die meisten Menschen sehr genau. Dennoch stehen Gerichte wie Currywurst mit Pommes immer noch ganz oben auf der Hitliste der Lieblingsspeisen. Wir essen dreimal mehr Zucker, als uns guttut, und greifen häufig zu Fertiggerichten, weil es bequem ist. Wir haben uns an Essen to go gewöhnt, um Zeit zu sparen, und verschieben die guten Vorsätze gern nach hinten, auf unbestimmte Tage, an denen wir mal mehr Zeit fürs Einkaufen und Kochen haben. Machen Sie Schluss damit und entdecken Sie, dass es Spaß bringt, in der Küche selbst etwas zuzubereiten. Vielleicht hatten Sie in der Rush-hour Ihres Lebens nicht die Muße dazu. Das könnte sich nun ändern. Spätestens mit dem Eintritt ins Rentenalter stehen Ihnen ungeahnte Möglichkeiten offen.

Frisches Gemüse als Schwerpunkt

Denn die Ernährung spielt beim Älterwerden eine sehr wichtige Rolle. Sie sollte frisch, vital-stoff- und abwechslungsreich sein, schonend zubereitet werden, entzündungshemmend wirken, die Zellerneuerung und die nachlassende Hormonproduktion unterstützen und mit gesunden Fetten und ausreichend Eiweiß sättigen, ohne dick zu machen. Das ist kein Hexenwerk, sondern mit ein paar einfachen Regeln umzusetzen, wenn Sie sich bewusst machen, dass wir in einer Überflussgesellschaft leben, in der mittlerweile gilt: Weniger ist mehr. Mit wenigen Top-Lebensmitteln und naturbelassenem Gemüse als Schwerpunkt Ihrer Ernährung liegen Sie immer richtig. Unverarbeitete Nahrungsmittel wirken wie Medizin aus der Speisekammer, mit der Sie sich teure Nahrungsergänzungsmittel und viele Medikamente mit unerwünschten Nebenwirkungen sparen können.

Die Vorteile des Intervallfastens

Bestimmt ist es Ihnen schon aufgefallen, dass neuerdings alle Welt vom Fasten spricht. Wahrscheinlich haben Sie im Bekanntenkreis einige Leute, die das Abendessen ausfallen lassen oder nur noch zwei Mahlzeiten am Tag zu sich nehmen. In den letzten Jahren konnten die Vorteile des Fastens und des Intervallfastens für die

Gesundheit und fürs Jungbleiben vielfach wissenschaftlich nachgewiesen werden. Deshalb steht inzwischen fest: Damit unsere tägliche Nahrung wirkt wie Anti-Aging-Medizin, kommt es nicht nur darauf an, was wir essen, sondern auch, wann wir unsere Mahlzeiten zu uns nehmen. Die Empfehlung, möglichst oft und dabei möglichst wenig zu essen, ist überholt. Stattdessen gilt: Essen Sie möglichst selten, aber dafür so viel, wie Sie wollen. Machen Sie Esspausen von mehreren Stunden. Beziehen Sie die Nacht mit ein, um die Fastenphase zu verlängern. Sie werden in vielerlei Hinsicht davon profitieren.

DEM ALTER MENTAL ENTGEGENWIRKEN

„Stress macht alt." Diesen Satz haben Sie bestimmt schon oft gehört und vielleicht auch selbst erlebt, dass da etwas Wahres dran sein könnte. Es sind aber nicht die großen Herausforderungen, die den Alterungsprozess beschleunigen. Vielmehr bedroht der lange andauernde chronische Stress unsere Gesundheit, unser Wohlbefinden und das Erbgut, das sich dadurch an bestimmten Stellen verändert. Wer über eine lange Lebensspanne hinweg ständig starkem Stress ausgesetzt ist und diesen nicht abbauen kann, wird epigenetisch höher eingestuft, als es dem eigentlichen Alter entspricht. Denn durch Stressrezeptoren werden Gene aktiviert, die mit Alterungsprozessen zu tun haben. Das betrifft nicht nur das Aussehen, sondern hat auch gesundheitliche Folgen. Typische Alterserkrankungen und Abnutzungserscheinungen setzen früher ein. Ebenfalls wichtig zu wissen: Stress verhindert, dass wir schlechte Gewohnheiten (zum Beispiel beim Essen, beim Bewegen oder beim Kampf gegen den inneren Schweinehund) nachhaltig verändern.

Lernen, den Stress zu bewältigen

Während chronischer Stress fast allen Menschen in der modernen Gesellschaft immer mehr zusetzt, haben wir in der zweiten Hälfte endlich die Chance, diesen Krankmacher aus unserem Leben zu verbannen. Dafür müssen Sie wissen, dass Stress grundsätzlich unvermeidlich und sogar gesund ist. Es kommt dabei nur – wie so oft – auf die richtige Dosis an. Die Balance zwischen gutem und schlechtem Stress zu halten, ist gar nicht so einfach. Doch es ist auf mentaler Ebene möglich, destruktive Belastungen in beflügelnde Herausforderungen zu verwandeln, wenn man ein paar Tricks kennt, mit denen sich ungeahnte Ressourcen mobilisieren lassen.

>> *Alter schützt vor Liebe nicht, aber Liebe vor dem Altern.* <<

Coco Chanel

NEUE CHANCEN FÜR DIE PARTNERSCHAFT

Auch nach den Wechseljahren geht das Beziehungsleben heute noch lange weiter. Paare, die schon 20, 30 oder 40 Jahre zusammen sind, haben mehr Muße und Ruhe füreinander, wenn die Kinder aus dem Haus sind und das Berufsleben beendet ist. Das kann zwar auch zur Trennung führen, ist aber ebenfalls eine Chance, mehr Gemeinsamkeiten zu entwickeln und die Zeit zu zweit zu genießen – vorausgesetzt, dass die Gesundheit mitspielt. Auch wer in der zweiten Lebenshälfte eine neue Beziehung eingeht, hat Jüngeren einiges voraus. Ist man nicht mehr ganz jung und lernt einen neuen Partner kennen, bieten sich andere Möglichkeiten als mit 20 oder 30 Jahren. Kinder oder Kinderwunsch stehen nicht mehr dazwischen. Häufig werden die Beziehungen freier. Es muss nicht mehr die klassische Ehe oder Partnerschaft sein, auf der die gemeinsame Existenz basiert. Paare müssen nicht mehr zusammenziehen, wenn der Alltag zu zweit zu sehr stresst, doch man kann die Gewissheit genießen, dass jemand für einen da ist.

Veränderte Bedürfnisse und Fähigkeiten

Und was wird aus der Liebe? Keine Sorge, Erotik und Sex bleiben weiterhin wichtig – auch wenn die Bedürfnisse und Fähigkeiten sich verändern. Wer sein Leben lang leidenschaftlich geliebt hat, wird damit nicht aufhören, weil mal wieder ein runder Geburtstag erreicht ist. Allerdings sollten Sie Ihre Wünsche Ihren Fähigkeiten anpassen. Auch jenseits der Lebensmitte ist Sex kein Tabu mehr. Doch man sollte sich dabei nicht der Illusion hingeben, dass körperliche Fitness dafür sorgt, dass es auch mit 70 noch klappt wie mit 20. Denn dann ist die Enttäuschung vorprogrammiert. Wie entwickelt sich die Fähigkeit zum Orgasmus bei Männern und bei Frauen? Wie können Paare eine neue, andere Form der Intimität entwickeln, wenn es nicht mehr so klappt wie erwünscht?

Lust und Leidenschaft motiviert

Auch solche Fragen bestimmen unser Leben beim Älterwerden und werden deshalb in diesem Buch behandelt. Es ist ein bisschen wie beim Sport. Wer immer aktiv war, wird sich zwar etwas umstellen, aber auch im Alter nicht aufgeben müssen. Das Geheimnis einer guten Beziehung ist jenseits der 60 nicht anders als mit 30: Wer dem anderen vertrauen und offen mit seinen Wünschen und Bedürfnissen umgehen kann, profitiert länger von einem beglückenden Sexualleben. Ein gesunder Lebensstil trägt maßgeblich dazu bei. Übrigens hat es noch wei-

tere Vorteile, möglichst lange Lust und Leidenschaft für den eigenen Körper zu erhalten. Denn
wer das kann, schafft es besser, sich gut zu ernähren, sich vernünftig zu bewegen und den
negativen Folgen des Älterwerdens entgegenzuwirken.

DIE LEBENSQUALITÄT LANGE ERHALTEN

Auch auf andere Fragen, die Sie möglicherweise
beschäftigen, werde ich in diesem Buch eingehen: Welche Rolle wird das Geld später einmal
spielen? Wie kann ich vorsorgen, damit es im
Alter keine unangenehmen Überraschungen
gibt? Worin bestehen meine Stärken in den letzten Berufsjahren? Was können Best Ager im Job
besser als die Digital Natives? Wie lässt sich der
Übergang in die Rente gewinnbringend gestalten, ohne dass der Abschied vom Arbeitsleben
ein schmerzlicher Verlust wird? Unter welchen
Bedingungen gelingt es am besten, schlechte
Gewohnheiten zu verändern und durch bessere
zu ersetzen? Welche Voraussetzungen sollten
dafür gegeben sein? Warum wird es in der zweiten Hälfte leichter, auf erfüllende Weise mit den
eigenen Gefühlen umzugehen?

Typische Alterserkrankungen vermeiden
Wie können wir Rauchen, zu viel Alkohol oder
Schlafmangel vermeiden? Was lässt sich tun,
wenn wir das ungute Gefühl haben, dass die
Zeit viel zu schnell vergeht? Was macht uns
stark, auch Krisen zu überstehen? Ein weiterer großer Teil dieses Buchs geht um die Frage,
wie wir typische Alterserkrankungen wie Diabetes, Arthrose oder Bluthochdruck rechtzeitig
auf natürliche Weise vermeiden oder behandeln
können, damit Schmerzen und Beschwerden
die Lebensqualität der gewonnenen Jahre nicht
unnötig einschränken.

INDUZIERTE REPROGRAMMIERUNG

Der japanische Wissenschaftler Shinya
Yamanaka schaffte es im Jahr 2006,
Gewebezellen dazu zu bringen, dass
sie rückwärts arbeiten, indem er
Körperzellen in Stammzellen ver-
wandelte. Das Ziel: Die Entwicklung
verläuft rückwärts. Die Entdeckung, die
ihm den Medizinnobelpreis bescherte,
spielt auch bei der Bekämpfung von
Krankheiten eine Rolle. Lässt sich in
Zukunft frisches Gewebe „züchten",
wenn das alte verbraucht ist, wird man
vielleicht bald auch Organe ersetzen
können. Die Forschungen dauern an.

„Es gibt nur eine einzige Alternative"
Es geht nicht darum, sich krampfhaft mit immer neuen Tricks aus der Beauty-Industrie zu
verjüngen und jede Spur sofort zu tilgen, die
die Jahre hinterlassen haben. Gefragt ist stattdessen eine zuversichtliche Neugierde. Nehmen
Sie das Wissen, was noch alles möglich ist, zum
Anlass, sich selbst zu motivieren. Sie werden
sehen, wie Sie das eigene Alter annehmen können, ohne der Vergangenheit nachzutrauern.
Übrigens: Es ist nicht schlimm, wenn Sie zwischendurch mal Zweifel bekommen und sich
fragen, ob sich der Aufwand überhaupt lohnt,
den Sie fürs Jungbleiben beim Älterwerden betreiben müssen. Denken Sie in solchen Momenten an den unvergessenen Robert Lembke, der
es auf den Punkt brachte: „Alt werden ist natürlich kein reines Vergnügen. Aber denken wir
an die einzige Alternative." Nein, das wollen wir
vorerst nicht. Also, auf geht's!

DAS GEHEIMNIS DER TELOMERE

Telomere sind Schutzklappen auf den Chromosomen. Gut gepflegt, halten sie uns länger gesund und jung und behüten uns vor Krankheiten. Die Forschung konnte beweisen, dass die Länge der Telomere unser biologisches Alter bestimmt.

Älterwerden macht sich in vielen Bereichen des Lebens bemerkbar. Die entscheidenden Grundlagen dafür finden in unseren Zellen statt, ohne dass wir am Anfang davon etwas mitbekommen. Die biologische Uhr, die über die Lebenszeit eines Menschen bestimmt, tickt unaufhörlich in jeder einzelnen Zelle. Um zu verstehen, wie Zellen altern, muss man ihre Struktur betrachten: Jede Zelle besitzt 23 Chromosomenpaare. Die Chromosomen sind die Strukturen in den Zellen, die die Gene enthalten. Jeweils an den Enden der Chromosomen befinden sich Kappen, die wie Schutzhauben die gewundenen Stränge der DNA zusammenhalten. Zur Veranschaulichung werden sie gerne mit einem Schnürsenkel verglichen, bei dem die einzelnen Fäden am Ende von Plastikhülsen zusammengehalten werden, damit sie nicht ausfransen. Nach gegenwärtigem Wissensstand liegen in diesen Endkappen keine lebenswichtigen Gene. Bei den Chromosomenenden handelt es sich um sogenannte Telomere, die bei jeder Zellteilung um eine bestimmte Menge an Basenpaaren kürzer werden. Die Zelle kopiert dabei ihren eigenen Bauplan, um aus den Kopien neue Zellen zu schaffen. Das gelingt ihr im Laufe des Lebens bis zu 50-mal, wie der US-Mikrobiologe Leonard Hayflick bereits in den Sechzigerjahren des letzten Jahrtausends herausfand. Bis dahin war man in der Wissenschaft davon ausgegangen, dass die Fähigkeit der Körperzellen, sich zu teilen, unbegrenzt ist.

VERKÜRZUNGEN SIND DIE URSACHE DES ALTERNS

Sind die Telomere infolge zahlreicher Zellteilungen so stark verkürzt, dass sie sich nicht weiter teilen können, stirbt die Zelle. Und damit wird die Alterung vorangetrieben. Logische Folge: Je älter man ist, desto kürzer werden die Telomere und desto anfälliger ist der Körper für Krankheiten. Diabetes, Herz-Kreislauf-Erkrankungen, ein schwaches Immunsystem, Lungenkrankheiten, Zahnfleischprobleme, Magen-Darm-Erkrankungen, Asthma, Hepatitis, Alzheimer und manche Krebsarten können die Folgen sein. Chronische Entzündungen in verschiedenen Bereichen sind an der Entstehung zahlreicher Krankheiten beteiligt. Zum Glück sind wir dem Leben und Sterben der Telomere nicht ganz hilflos ausgeliefert. Auch wenn sich die Lebensuhr nicht anhalten lässt, ist sie in bestimmten Bereichen beeinflussbar. Wie gut es den Zellen geht und was sie leisten, hängt zum großen Teil davon ab, wie wir leben. Das ist der Bereich, der für die Anti-Aging-Medizin von Bedeutung ist. Denn die Verkürzung ist nicht die Folge, sondern die Ursache des Alterns.

Stammzellen teilen sich häufiger
Im Umkehrschluss müsste es also möglich sein, die biologische Uhr mit entsprechenden medizinischen Maßnahmen aufzuhalten oder zurückzudrehen. Das ist es in gewisser Weise

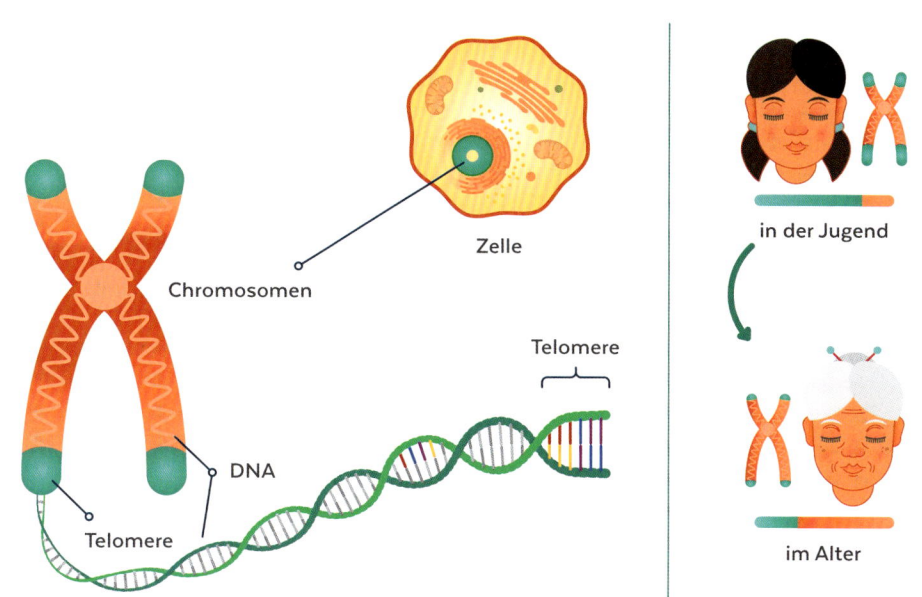

Telomere sitzen an der Spitze der Chromosomen und sind schützende Teile der DNA. Mit dem Alter werden sie kürzer.

auch, denn nicht alle Zellen sterben, wenn sie sich oft genug geteilt haben. Es gibt auch langlebigere Sorten: Das sind zum Beispiel die Stammzellen, die sich häufiger teilen und langsamer altern als normale Gewebezellen, und die Keimzellen (also die weiblichen und männlichen Geschlechtszellen in Form von Eizellen und Spermien). Beide Zellarten enthalten eine besonders hohe Konzentration des Enzyms Telomerase, das dafür sorgt, dass diese Zellen sich gar nicht verkürzen. Denn die Telomerase ist imstande, die Telomere vor jeder Zellteilung ein Stück zu verlängern. Ein Zukunftstraum ist also naheliegend: Man müsste das Enzym Telomerase gewinnen oder außerhalb des Körpers künstlich züchten, um die Körperzellen damit aufzufrischen und das Altern nicht nur zu stoppen, sondern sogar zurückzudrehen.

Vielversprechendes Anti-Aging-Wundermittel

Ob das am besten in Form von Medikamenten, Pillen, Cremes, Injektionen oder mit Nahrungsergänzungsmitteln geschehen kann, wurde in den letzten Jahren federführend in den USA erforscht. Fest steht, dass es eine kleine Heilpflanze (*Astragalus membranaceus*, mongolischer Tragant) mit Molekülen gibt, die offenbar genau das Naheliegende können, nämlich Telomerase in den Körperzellen aktivieren. Unter dem Namen TA-65 existieren bereits Mittel, die als Anti-Aging-Wundermittel gehandelt werden. Die Forschungen laufen auf Hochtouren und sind äußerst vielversprechend. Die Kehrseite der Medaille ist, dass nicht nur „gute Zellen" unterstützt werden, sondern auch Krebszellen weiter wachsen können. Bislang wurde zwar keine

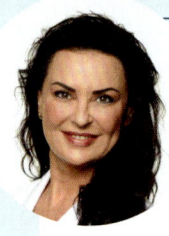

GUTE PFLEGE FÜR KÖRPER UND GEIST

Immer wieder hören und lesen wir, dass ungesunde Ernährung, starkes Übergewicht, Tabakkonsum, aber auch Stress und mangelnde Bewegung krank machen können. Das zeigt sich beim Älterwerden an den Telomeren. Wenn wir unseren Körper und Geist nicht pflegen, zwingen wir unsere Zellen, sich häufiger zu teilen, um die notwendigen Reparaturmechanismen vornehmen zu können. Je ungesünder wir leben, desto häufiger müssen sich unsere Zellen teilen, desto schneller altern wir und desto eher werden wir krank. Je schlechter wir uns ernähren, je mehr Körperfett wir anlagern und je weniger wir uns bewegen und uns negativem Stress aussetzen, desto schneller verkürzen sich die Telomere. Ich schreibe das an dieser Stelle nicht, um Horrorszenarien aufzuzeigen, sondern möchte Ihnen natürlich auch Lösungen bieten. Denn Sie selbst sind die besten „Pfleger" für Ihren Körper. Jeder von Ihnen ist imstande, die Reparatur der Telomere zu beeinflussen und bereits verkürzte Telomere sogar wieder zu verlängern. Sie können Ihre biologische Uhr also sowohl vor- als auch zurückdrehen. Ihr Lebensstil beeinflusst Ihr Alter. Sie können mit zahlreichen Verjüngungsprozessen gar nicht früh genug anfangen und sollten gleichzeitig wissen: Es ist nie zu spät!

Zunahme der Krebsrate nachgewiesen, allerdings ist die Studienlage noch recht dünn. Man sollte nicht von einem sicheren Präparat sprechen.

Gefahr des unkontrollierten Zellwachstums

Die amerikanische Molekularbiologin Elizabeth Blackburn, die 2009 für ihre Forschungen zu Telomeren mit dem Nobelpreis für Medizin ausgezeichnet wurde, warnt trotz aller Euphorie vor den Gefahren: „Tatsächlich bringen wir uns in Gefahr, wenn wir versuchen, unser Leben durch künstliche Methoden der Telomeraseaktivierung zu verlängern", schreibt sie in ihrem Bestseller „Die Entschlüsselung des Alters – Der Telomer-Effekt" und warnt vor der dunklen Seite der Telomerase: „Wir benötigen unsere gute Telomerase, um gesund zu bleiben, aber wenn man in den falschen Zellen zur falschen Zeit zu viel davon bekommt, kann die Telomerase unkontrolliertes Zellwachstum fördern, das typisch für Krebs ist."

Möglichkeiten ohne Risiken und Nebenwirkungen

Wer wissen möchte, wie es um die eigenen Telomere und deren Zustand steht, kann mittlerweile das tun, was lange Zeit unmöglich erschien: die Länge der eigenen Chromosomen-Endstücke messen lassen. Es gibt inzwischen verschiedene Labore, die diesen Service anbieten – mit dem Versprechen, dass jeder Mensch sich aufgrund des Ergebnisses besser behandeln lassen kann. Hier besteht allerdings die Gefahr einer Überinterpretation. Das Ergebnis zeigt nicht an, wie lange jemand noch zu leben hat, kann aber unnötige Ängste schüren. Wer etwas für ein langes, gesundes Leben tun möchte, sollte dies auch tun, ohne die Länge der eigenen Telomere genau zu kennen. Denn dafür gibt es genug Möglichkeiten – garantiert ohne unerwünschte Risiken und Nebenwirkungen.

TELOMERE SCHÜTZEN: DAS KÖNNEN SIE SELBST TUN

Ein effektiver Schritt besteht zum Beispiel darin, mit dem Rauchen aufzuhören. Zigarettenrauch bringt Zellen dazu, sich öfter zu teilen, als sie es normalerweise tun würden. Mit dem Teilen versuchen die Zellen, Schäden zu reparieren, die durchs Rauchen entstehen. Auch bei Infekten, Krankheiten und bei bestimmten Umweltgiften konnte dies beobachtet werden. Die Zellteilungen verkürzen die Telomere – und damit die Lebenszeit. Deshalb bekommen Raucher typische Alterserkrankungen manchmal bis zu 20 Jahre früher als Nichtraucher.

Gesunde Ernährung und ein bewegter Alltag ohne chronischen Stress

Auch der Zusammenhang zwischen negativem Stress und verkürzten Chromosomenenden ist gut belegt. Elizabeth Blackburn hat nicht nur die Telomere entdeckt. Sie konnte auch nachweisen, wie Dauerstress das Erbgut verändert. Als geeignete Versuchsteilnehmer dafür erwiesen sich Mütter: Eine Gruppe hatte kranke Kinder zu versorgen, die andere gesunde. Erwartungsgemäß stand die Gruppe der Mütter von kranken Kindern fast rund um die Uhr unter Stress. Die Enden der Chromosomen waren entsprechend kürzer, der Telomerasespiegel niedrig. Die logische Ableitung daraus: Alles, was dem Stressabbau dient, hilft, das Leben zu verlängern. Als „Fitnesstraining" für die Telomere haben sich im Rahmen von Studien zum Beispiel Meditationskurse, Achtsamkeitstraining oder die bewusste Konzentration auf eine einzige Tätigkeit erwiesen (siehe Seite 82). Auch die Ernährung spielt eine große Rolle. Eine abwechslungsreiche Mischkost mit einem hohen Anteil an Gemüse, Obst und ungesättigten Fettsäuren (Omega-3-Fettsäuren) bremst die Verkürzung der Telomere. Mehr dazu

erfahren Sie ab Seite 36. Erforscht ist auch, dass starkes Übergewicht unsere Zellen schneller altern lässt und uns krank macht, weil es chronische Entzündungen im Körper verursacht. Zwar ist ein bisschen Übergewicht nicht gleich schädlich, doch vor allem Bauchfett wirkt sich nachweislich gesundheitsschädigend aus (siehe Seite 38). Beim Thema Bewegung ist jede Form von gelenkschonendem Sport hilfreich, der die Ausdauer und den Muskelaufbau fördert und die Beweglichkeit verbessert. Denn Bewegung sorgt nicht nur dafür, dass Ihre Muskeln stärker werden, die Durchblutung sich verbessert und Sie vermehrt Glückshormone bilden. Studien konnten nachweisen, dass die Telomere bei Menschen, die sich regelmäßig bewegen, länger sind und dass Sport die Verkürzung sogar verhindern kann. Mehr zum Thema Bewegung erfahren Sie ab Seite 54. Welche Sportarten in der zweiten Lebenshälfte besonders förderlich sind, verrate ich Ihnen auf Seite 60/61.

DIE KREBSBEHANDLUNG DER ZUKUNFT?

Auch wenn das Enzym Telomerase segensreich auf die Zellen wirkt, kann eine Überproduktion gefährlich sein. Das zeigt sich etwa bei bösartigen Tumoren, die in 80 bis 90 Prozent aller Fälle eine enorm hohe Telomerasekonzentration aufweisen. Möglicherweise führt diese Erkenntnis zu neuen Wegen in der Krebsbehandlung. Sollte es gelingen, Telomerase gezielt nur in Krebszellen auszuschalten, wäre die tückische Krankheit vielleicht behandelbar. Wissenschaftler arbeiten daran.

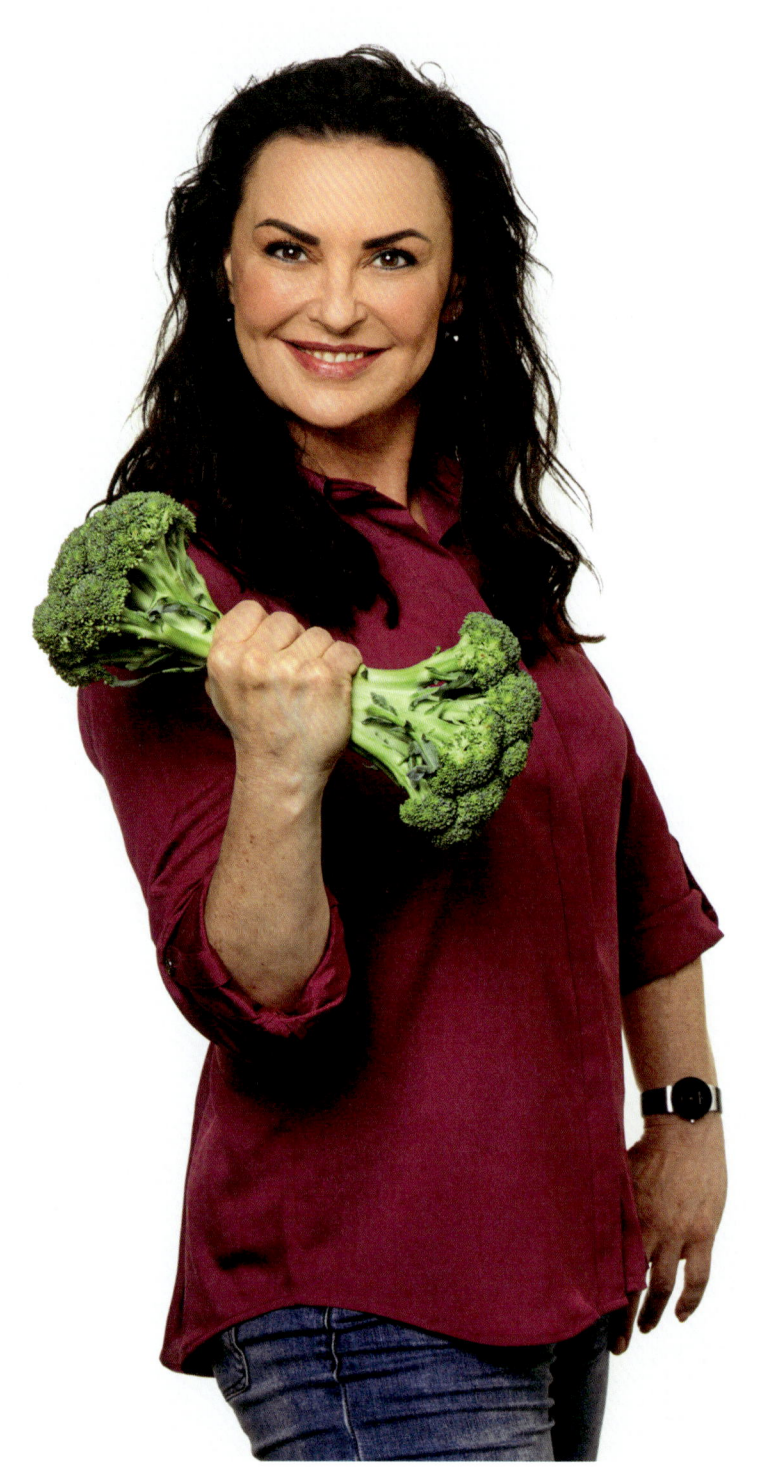

ERNÄHRUNG, BEWEGUNG, LEBENSFREUDE

Die Lebensuhr lässt sich nicht zurückdrehen, doch wir können viel dafür tun, dass wir uns länger jung fühlen. Das lässt sich auf vielen Ebenen umsetzen: von der Hormonproduktion über die richtige Ernährung und ausreichende Bewegung bis zum gesunden Umgang mit Stress. Außerdem verrate ich Ihnen, wie Sie mehr Lebensfreude in Ihren Alltag bringen.

ANTI-AGING-ERNÄHRUNG:
ESSEN SIE SICH JÜNGER

Viele Nahrungsmittel können den Alterungsprozess auf natürliche Weise verlangsamen. Eine antientzündliche Ernährung steht dabei im Mittelpunkt. Doch auch andere Faktoren spielen eine Rolle. Das reicht vom richtigen Gemüse über Zuckerverzicht und Sirtfood bis zum Intervallfasten.

Ob wir es wollen oder nicht: Das Altern beginnt früh. Leider setzen sich schon in jungen Jahren zahlreiche Prozesse in Gang, die dafür sorgen, dass es mit unserer Fitness und Gesundheit schleichend bergab geht – wenn wir nicht gegensteuern. Das beste Rezept lautet: Vorsorge, und zwar rechtzeitig. Zum Glück geben unsere Speisekammern heute reichlich Anti-Aging-Lebensmittel her, die auf natürliche Weise wirken. Man muss sie nur entdecken, kennen und gewinnbringend einsetzen. Damit können Sie gar nicht jung genug anfangen. Denn eine gesunde Ernährung schadet niemandem. Und was uns im Alter guttut, ist schon früh im Leben die beste Prophylaxe gegen vorzeitige Alterserscheinungen. Untersuchungen zufolge bestimmen Ernährung und Bewegung 80 Prozent unseres biologischen Alters. Wenn das kein Grund ist, sich gleich motiviert ans Werk zu machen.

LÄNGER LEBEN IN BLAUEN ZONEN

Was ein gesunder Lebensstil ausmacht, zeigt sich eindrucksvoll in den sogenannten blauen Zonen. Auf der ganzen Welt verteilt liegen diese besonderen Regionen, in denen die Menschen sehr alt werden – und dabei erstaunlich fit und aktiv bleiben. In manchen dieser Orte wird jeder Dritte über 90 und erfreut sich dabei bester Gesundheit. Die Bewohner dieser „Hotspots der Langlebigkeit" kennen kaum chronische Krankheiten oder Demenz. Trotz Bluthochdruck haben sie ein gesundes Herz. Die Krebsrate ist im Durchschnitt um 20 Prozent niedriger als anderswo. Eine Region der legendären blauen Zonen liegt zum Beispiel im Osten der italienischen Insel Sardinien, eine andere auf der griechischen Insel Ikaria. Ein Teil des Ortes Okinawa in Japan gehört ebenso dazu wie die Halbinsel Nicoya in Costa Rica und die Stadt Loma Linda in Kalifornien (USA). Die Erkenntnis hat natürlich Wissenschaftler auf den Plan gerufen. Was haben diese Menschen, was andere nicht haben? Was ist typisch für ihre Lebensweise?

Rotwein in Maßen als Gesundmacher
Forscher stellten fest, dass es zwar genetische Ursachen für ein langes, gesundes Leben gibt, diese aber keinesfalls entscheidend sind. Nur etwa zehn Prozent, so die Schätzungen, dürften die Gene ausmachen. Der Rest wird vom Lebensstil geprägt. Allem voran von der Ernährung. Die Bewohner der blauen Zonen essen fast täglich frischen Fisch, Gemüse, Obst und wenig Fleisch von selbst gezüchteten Tieren wie Geflügel oder Kaninchen. Dazu kommt Olivenöl auf den Tisch. Pizza, Pasta, Fast Food und Zucker gehören nicht in diese Welt. Gegessen wird, was Weiden, Felder und der eigene Garten

hergeben. Ohne Chemie versteht sich. Auf Sardinien kommt möglicherweise noch der Rotwein mit seinen sekundären Pflanzenstoffen, den Polyphenolen (wie Resveratrol, Quercetin, Epicatechin und Catechin), hinzu, der dort, maßvoll genossen, zum Leben dazugehört.

Kein Übergang von der Arbeit in die Rente

Auffällig ist außerdem, dass die Bewohner der blauen Zonen mittags ihre Hauptmahlzeit einnehmen und morgens und abends nur wenig essen. Es gibt jeden Tag Hülsenfrüchte. Eine weitere Gemeinsamkeit: Wer in blauen Zonen lebt, treibt zwar nicht großartig Sport, ist aber viel auf den Beinen. Die Menschen arbeiten im Garten, gehen zu Fuß zum Einkaufen, gönnen sich Pausen zwischendurch und auch mal einen Mittagsschlaf. Sie empfinden wenig negativen Stress, der Langeweile geben Sie keinen Raum. Intensive soziale Kontakte innerhalb der Familie und mit Freunden sind ein wesentlicher Bestandteil ihres Lebens. Einen Übergang vom Arbeitsleben in die Rente gibt es nicht. Man macht einfach weiter, als wäre nichts gewesen. Was zu tun ist, erscheint den Menschen sinnvoll und erfüllend. Einer der Blaue-Zonen-Orte, die Stadt Loma Linda in Kalifornien, ist von Adventisten geprägt, die aus religiösen Gründen überhaupt keinen Alkohol trinken, nicht rauchen und sich vegetarisch ernähren.

JUNGMACHER AUS DER SPEISEKAMMER

Nun müssen Sie nicht unbedingt in eine blaue Zone ziehen, um gesund alt zu werden. Naheliegender ist der Griff in die Speisekammer, denn dort lagert die beste Medizin. Ob es um das Vermeiden von Zivilisationskrankheiten, um ein gesundes Körpergewicht, nicht zu viel

und nicht zu wenig Fett an den richtigen Stellen, um schöne Haut, eine ausgeprägte Muskulatur, gute Augen oder glänzendes, volles Haare geht: Nutzen Sie Ihre Küche als Quelle für vielfältiges Anti-Aging-Food. Dafür setzt die Ernährungsmedizin dort an, wo das Altern stattfindet – in den Zellen. Ein guter Anti-Aging-Speiseplan wirkt gegen nachlassende Hormonproduktion, bekämpft Entzündungen im Körper und stärkt die Abwehr. Typische Jungmacher sind vor allem Lebensmittel mit pflanzlichem Ursprung. Sie sind tatsächlich in der Lage, Alterungsprozesse zu verzögern. Denn die darin enthaltenen Antioxidantien können freie Radikale, also schädigende Zellen, unschädlich machen. Dazu zählen in erster Linie die Vitamine A, C und E sowie das Spurenelement Selen. Weitere sind Betacarotin (bekannt aus Möhren), Lycopin (aus

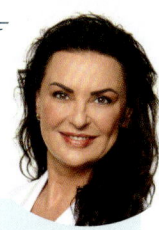

HAFERFLOCKEN: MEIN ANTI-AGING-SUPERFOOD

Das wertvolle Getreide liegt zwar nicht so im Trend wie Chiasamen und Co., gilt aber zu Recht als echter Alleskönner. Ich beginne jeden Tag mit einem Powerdrink aus drei bis vier Esslöffeln Haferflocken, Wasser und Banane. Die Flocken senken den Blutzucker- und Cholesterinspiegel, schützen den Darm, halten lange satt und verhindern Heißhunger. Die in ihnen enthaltenen B-Vitamine, Zink, Mangan und Kupfer machen die Haut schön und beugen auf natürliche Weise Falten vor.

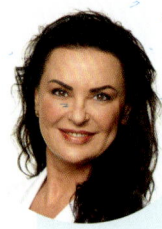

GEFÄHRLICHES BAUCHFETT

Während ein paar Pfunde zu viel an Hüfte und Oberschenkeln zwar lästig, aber nicht unbedingt ungesund sind, ist das Fett, das sich – selbst bei schlanken Menschen – in der Bauchhöhle sammelt, höchst gefährlich. Denn dieses sogenannte viszerale Fett reagiert auf Botenstoffe und bildet Hormone, die zu chronischen Entzündungen, Diabetes oder Arteriosklerose führen können. Das Eingeweidefett ist zwar nicht unmittelbar sicht- oder fühlbar, es schädigt aber den ganzen Körper und lässt ihn schneller altern und häufig auch erkranken. Der oxidative Stress durch freie Radikale wird erhöht. Nicht selten leiden Männer mit einem dicken Eingeweidefettbauch unter Testosteronmangel. Allerdings ist bei starkem Übergewicht, das nicht nur den Bauch, sondern den ganzen Körper betrifft, ebenfalls Vorsicht geboten. Denn wer viel zu viel Gewicht auf die Waage bringt, wird in der Regel körperlich inaktiv und fördert damit indirekt verschiedene Alterserkrankungen, auch wenn er das nicht sofort spürt. Durch zunehmendes Fettgewebe verändern sich der Stoffwechsel und die Hormonproduktion. Untersuchungen haben gezeigt, dass Übergewichtige dreimal so häufig Bluthochdruck haben wie Normalgewichtige. Von den Diabetes-Typ-2-Patienten wiegen 80 Prozent zu viel.

Tomaten) und Lutein aus dunkelgrünem Gemüse (Spinat, Brokkoli). Die gesunden Anthocyane färben Beeren und Trauben blau, Quercetin steckt in Äpfeln und Zwiebeln. Insgesamt lässt sich sagen: Die bunte Mischung macht's.

Anti-Aging-Food: Phytohormone und Antioxidantien

Um die mit dem Alter nachlassende Hormonproduktion – speziell die Östrogenproduktion–, wieder anzukurbeln, kann man statt Medikamenten Lebensmittel nutzen, die hormonähnliche Wirkungen haben. Dazu gehören Phytoöstrogene (also Hormone aus Pflanzen), die zu den Isoflavonoiden (beispielsweise in Sojabohnen), Lignanen (vor allem in Leinsamen) und Coumestanen (zum Beispiel in Sojasprossen oder Erbsen) zählen. Übergewicht können Sie effektiv mit Teilzeitfasten reduzieren (siehe Seite 39). Und nebenbei hat dies dann auch noch verjüngende Effekte auf die Zellbildung. Hochwertiges Eiweiß hält die Haut glatt und beugt Osteoporose vor. Mit bestimmten Obst- und Gemüsesorten kann man Anti-Aging-Prozesse simulieren, die ähnliche Effekte auf den ganzen Körper haben wie Fasten und Teilzeitfasten. Mit Antioxidantien aus dunkelgrünen Pflanzenfarbstoffen, wie sie etwa in Spinat und Rucola, aber auch in Brokkoli oder Lauch vorkommen, betreiben Sie beim Essen aktiven Zellschutz für gesunde Gefäße.

Sonnenschutz und Entzündungshemmer

Tomaten wirken wie eine natürliche Sonnencreme gegen zu viel UV-Strahlung. Omega-3-Fettsäuren hemmen Entzündungen, die ansonsten den Alterungsprozess ankurbeln würden. Nüsse halten Herz und Hirn fit. Und selbst Schokolade (allerdings nur in Maßen und in der Zartbitter-Variante mit hohem Kakaoanteil) macht nicht nur glücklich, sondern auch jung. Welche Nahrungsmittel im Einzelnen wie und warum echte Jungmacher sind und welche zu meinen persönlichen Top Ten gehören, erfahren Sie ab Seite 40. Wie Sie sie möglichst oft in Ihren Speiseplan einbauen, verraten wir in unseren Anti-Aging-Rezepten ab Seite 112.

TEILZEITFASTEN: LÄNGER JUNG DURCH ESSPAUSEN

Bei der Ernährung kommt es aber nicht nur auf die richtige Auswahl an Lebensmitteln an, sondern auch auf die Menge und den Zeitpunkt. Niemand muss sich verrückt machen, um mit Modelmaßen in Rente zu gehen. Doch Übergewicht verstärkt das Risiko für viele Alterskrankheiten. Insbesondere das Bauchfett beziehungsweise das Eingeweidefett birgt – vor allem bei Männern – erhebliche Gefahren (siehe Kasten links). Vertrauen Sie zur Gewichtsreduktion keinen Crash-Diäten à la „Zehn Kilo in zehn Tagen". Die führen so gut wie nie zu langfristigen Erfolgen. Suchen Sie nach sinnvollen Strategien zur Gewichtsreduktion, die zugleich den Alterungsprozess aufhalten.

Äußerst wirksam: Kalorienreduktion

Nicht so sehr befriedigend, aber enorm wirksam: Hören Sie auf zu essen, wenn es am schönsten ist, und essen Sie immer etwas weniger als normal. Das ist natürlich leichter gesagt als getan. Und es fällt den meisten Menschen, mich eingeschlossen, oftmals sehr schwer. Doch es lohnt sich! Denn eine allgemeine Kalorienreduktion hat viele gesundheitliche Vorteile in Sachen „For ever young". In Experimenten mit Tieren konnten kalifornische Wissenschaftler diesen Zusammenhang eindrucksvoll belegen. Sie fanden mithilfe von Hefezellen heraus, dass einfache Organismen, die weniger Kalorien bekommen, länger leben. Die Übertragung dieser Erkenntnis auf den Menschen war und ist allerdings nicht ganz so einfach, denn Menschen möchten selbst bestimmen, wie viel sie essen, und halten längere Ernährungsumstellungen zur Gewichtsreduktion nicht einfach durch, ohne danach wieder zuzunehmen.

Intervallfasten

Also experimentierte man am Longevity Institute in Los Angeles unter der Federführung des Altersforschers Valter Longo im zweiten Schritt mit Mäusen und dem mittlerweile sehr verbreiteten Intervallfasten. Dafür bekamen die Tiere alle zwei Monate vier Tage lang deutlich weniger Futter als sonst: Am ersten Tag gab es nur die Hälfte der üblichen Portionen, an den drei darauffolgenden Tagen nur noch zehn Prozent. Das Ergebnis: Die Mäuse verloren etwa 15 Prozent ihres Gewichts; der Blutzuckerspiegel sank um 40 Prozent. Die Ketonkörper (diese entstehen, wenn der Körper verstärkt Fettgewebe abbaut) verneunfachten sich und die Stammzellen, aus denen sich Abwehrzellen bilden, nahmen zu. Nach der Fastenzeit erreichten die Tiere bald wieder ihr Ausgangsgwicht, blieben aber trotzdem gesünder. Die fastenden Mäuse bekamen zu 45 Prozent seltener Krebs als ihre nicht fastenden Artgenossen und waren geistig fitter. Studien zeigen inzwischen, dass der positive Effekt des Intervallfastens auch für Menschen gilt, nachdem er sich bei Versuchen mit Affen und anderen Lebewesen ebenfalls bestätigt hat. Denn wer ständig isst, hält seinen Insulinspiegel dauerhaft hoch, was nicht nur hungrig macht, sondern auch zu Übergewicht, Diabetes und Herz-Kreislauf-Erkrankungen führen kann. Von diesen Erkenntnissen profitieren nicht nur Übergewichtige, auch für Menschen mit normalem Gewicht können sie eine entscheidende Rolle spielen. Wer mehrere Stunden auf Nahrung verzichtet, verändert seine innere Einstellung zum Essen und stopft nicht mehr so oft planlos etwas in sich hinein.

DIE BESTEN ANTI-AGING-LEBENSMITTEL

Sie wirken vorbeugend gegen typische Alterskrankheiten, halten fit und jung, schützen die Zellen, kurbeln den Stoffwechsel an und sorgen für schöne Haut. Viele gute Gründe, um meine Top-Anti-Aging-Lebensmittel so oft wie möglich zu genießen.

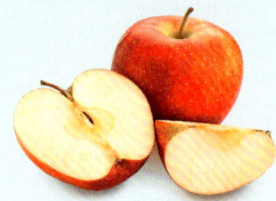

Apfel

Der Allrounder wirkt auf vielfältige Weise als Jung- und Gesundmacher. Sein Inhaltsstoff Quercetin lindert Schwellungen und verringert das Risiko für Allergien, Krebs, Parkinson und Alzheimer.

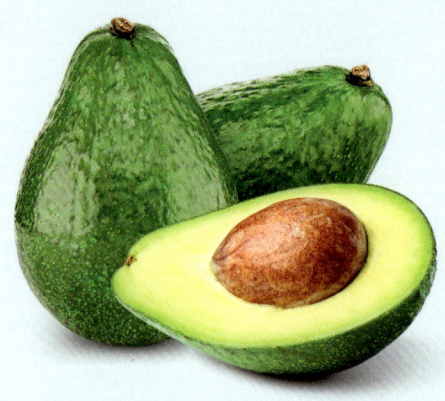

AVOCADO

Die fettreiche Frucht gilt zu Recht als „Fitmacher von innen". Sie enthält Vitamin E, ungesättigte Fettsäuren für Herz und Gefäße, Lezithin und B-Vitamine fürs Gehirn und für die Nerven. Viele Ballaststoffe sorgen für eine gute Verdauung.

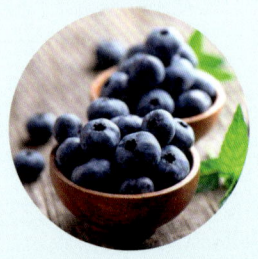

BLAUBEEREN UND BLAUE TRAUBEN

Je dunkler die Beeren, desto besser. Denn der Farbstoff Anthocyan garantiert einen hohen Gehalt an Antioxidantien. Vitamin A und C schützen die Zellen vor freien Radikalen. Blaue Trauben enthalten Resveratrol, das Reparaturgene aktiviert und vor UV-Strahlen schützt.

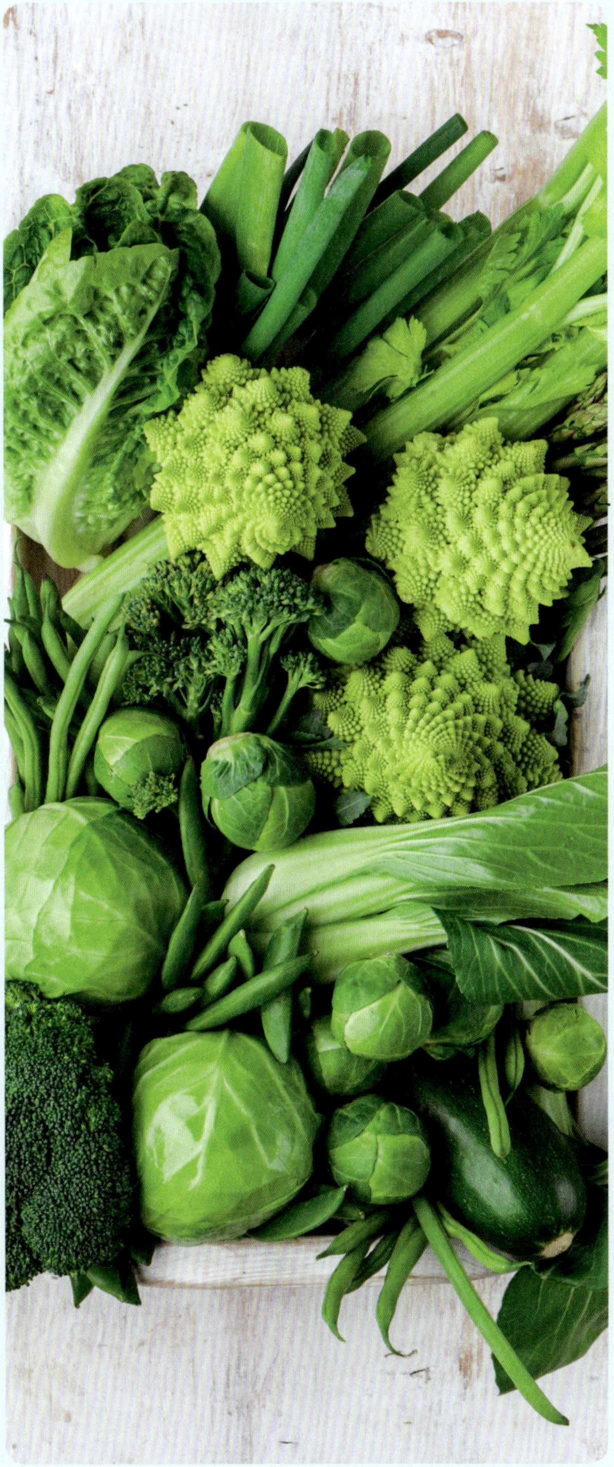

BROKKOLI UND CO.

Brokkoli und andere Kohlgewächse bekämpfen dank Vitamin C freie Radikale und verjüngen das Immunsystem. Die im Brokkoli enthaltenen Glucosinolate aktivieren Entgiftungsenzyme und haben eine krebsvorbeugende Wirkung. Ein weiteres Plus von Brokkoli ist der Wirkstoff Glucoraphanin, der die Regeneration der Haut fördert.

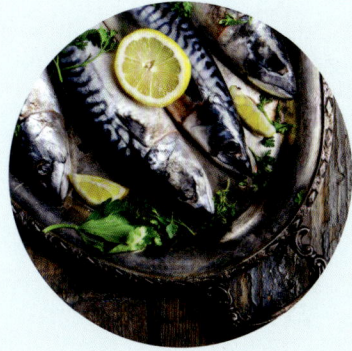

Fettreicher Fisch

Ob Wildlachs, Hering oder Makrele – fettreiche Seefische enthalten hochwertige Omega-3-Fettsäuren, die gut für Herz, Kreislauf, Gefäße und Nervenzellen sind. Sie wirken im Körper entzündungshemmend. Zudem versorgen sie die Haut mit Feuchtigkeit und halten sie geschmeidig.

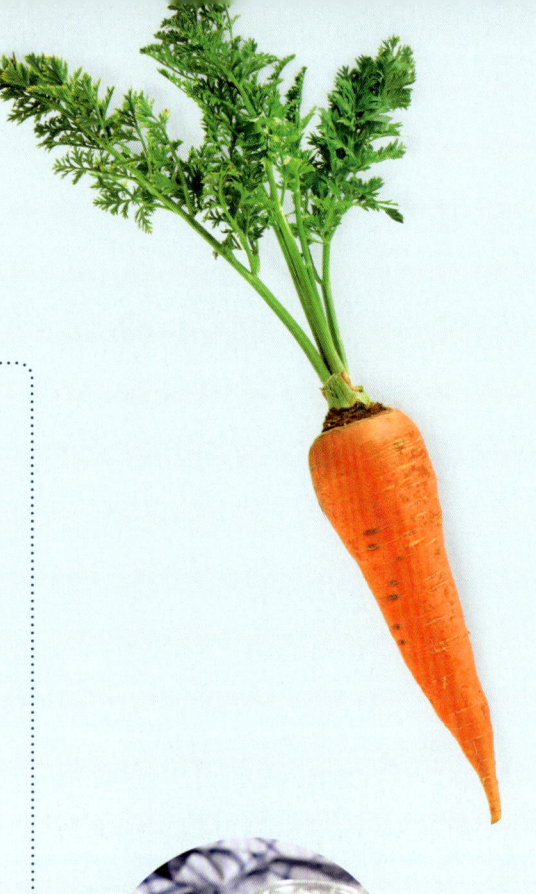

MÖHREN UND TOMATEN

Carotinoide wie Betacarotin sind effektive Hautpflege und schützen vor vorzeitigem Altern. Sie stecken zum Beispiel in Möhren, Kürbis und Tomaten. Gekochte und verarbeitete Tomaten (zum Beispiel Tomatenmark) sind reich an Lycopin, das freie Radikale unschädlich macht, die Durchblutung verbessert und die Haut strafft.

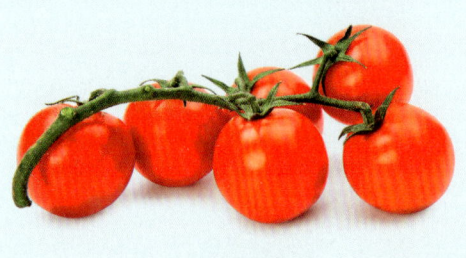

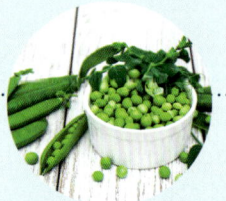

Joghurt

Lebensmittel mit probiotischer Wirkung stärken die Knochen und die Darmflora, was einen jung machenden Effekt hat. Dazu gehören Joghurt und andere Sauermilchprodukte wie Buttermilch oder Kefir.

HÜLSENFRÜCHTE

Soja, Erbsen, Bohnen und Linsen liefern hochwertiges Eiweiß für den Zellaufbau und Phytoöstrogene, die Hormonmangel ausgleichen. Außerdem unterstützen sie die Bildung von Kollagen fürs Bindegewebe und für die Haut.

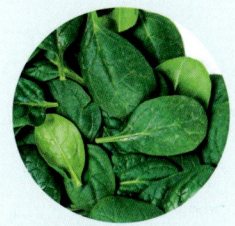

SPINAT

Sein hoher Gehalt an Magnesium und Kalium versorgt die Muskulatur. Das in Spinat enthaltene Lutein schützt vor Arterienverkalkung und sorgt für starke Knochen und gesunde Haut.

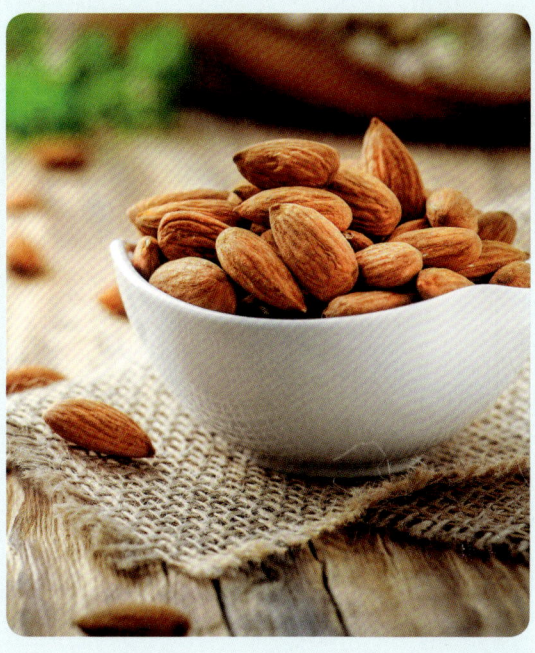

Nüsse

Vor allem Mandeln und Walnüsse haben gute Anti-Aging-Effekte. Linolsäure stabilisiert den Aufbau der Zellen, Vitamin E schützt vor UV-Strahlung. Hochwertiges Eiweiß fördert das Gehirn und beugt gegen Herzerkrankungen vor. Das gilt nicht nur für die Nüsse, sondern auch für Öle wie Lein-, Walnussöl und für Nussmuse.

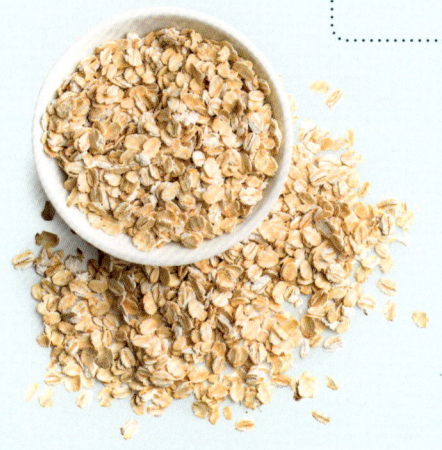

HAFERFLOCKEN

Haferflocken und anderes Vollkorn wie Dinkel, Hirse, Amarant, Quinoa, Reis und Co. sind reich an Vitaminen, Mineral- und Ballaststoffen, die für gesunde Haut, Haare und Nägel sorgen (zu Haferflocken siehe Seite 37).

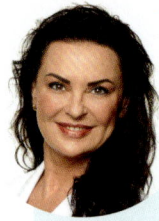

DIÄTEN UND INTERVALLFASTEN

Wer schon einmal über einen längeren Zeitraum eine strenge Diät mit wenig Kalorien gemacht hat, weiß aus bitterer Erfahrung: Das klappt fast nie! Mehr als 90 Prozent aller Essprogramme, die auf reiner Kalorienreduktion basieren, scheitern, weil der Mensch nicht zum Hungern geschaffen ist. Er kann das zwar eine Zeit lang durchhalten, doch sobald die Diät zu Ende ist und das normale Essverhalten zurückkehrt, sind die mühsam abgehungerten Kilos nicht nur zurück, oft kommen sogar noch ein paar zusätzliche Pfunde dazu. Der Körper bereitet sich damit auf die nächste mögliche Hungersnot vor, nachdem er erlebt hat, dass es plötzlich viel weniger gibt. Er senkt den Energieverbrauch, baut Muskeln ab und verschlechtert die Stimmung. All das ist Stress! Beim Intervallfasten ist das anders. Der Organismus passt den Grundumsatz nicht an, weil er genug Essbares hat. Denn er bekommt beim Intervallfasten anders als beim Hungern nicht zu wenig, sondern ausreichend Nahrung – nur eben zu anderen Zeiten. Die Fettverbrennung funktioniert also weiterhin und die Muskeln bleiben erhalten. Übergewichtige verlieren überflüssige Pfunde ohne den gefürchteten Jo-Jo-Effekt. Da das Ess-Zeitfenster begrenzt ist, reduziert sich die Kalorienmenge, die man zu sich nimmt, meist von allein.

Verschiedene Fastenmodelle

In den letzten Jahren haben Wissenschaftler verschiedene Fastenmodelle entwickelt, die eines gemeinsam haben: Es gibt immer eine mindestens vier-, acht-, zehn- oder gar zwölfstündige Phase im Laufe von 24 Stunden, in der nicht gegessen wird. Es ist nachgewiesen, dass bereits vierstündiges Fasten den Fettstoffwechsel und die Insulinsensitivität verbessert. Wie ungewohnt das für die meisten Menschen ist, zeigt sich in meiner Praxis häufig. Sehr vielen Menschen fällt es schwer, vier Stunden lang ohne Essen auszukommen. Daher ist eine oft und gern genutzte Alternative das Einbeziehen der Nacht. Das entspricht etwa der 16:8-Methode (auch Acht-Stunden-Diät genannt), bei der man die Zeit, in der gegessen wird, auf acht Stunden beschränkt – zum Beispiel in der Zeit von 10 bis 18 Uhr oder eher in der zweiten Tageshälfte von mittags um 13 Uhr bis abends um 21 Uhr.

SPÄTES FRÜHSTÜCK, FRÜHES ABENDESSEN

Sie können also zum Beispiel spät frühstücken (morgens um 9 oder um 10 Uhr) und am späten Nachmittag oder frühen Abend eine zweite Hauptmahlzeit einnehmen. Zu beiden Mahlzeiten sollten Sie sich ruhig guten Gewissens satt essen – natürlich gesund, frisch und nährstoffreich. Danach ist dann Schluss für den Tag. Manche verzichten lieber aufs Frühstück und essen stattdessen mittags und abends. Andere gewöhnen sich daran, nur eine einzige Mahlzeit am Tag zu sich zu nehmen. Welchen Rhythmus Sie wählen, hängt vom individuellen Alltag, vom Familienleben und vom Beruf ab. Wichtig ist aber Regelmäßigkeit.

ABWANDLUNG: ALTERNIERENDES FASTEN

Ein anderes Modell ist das sogenannte alternierende Fasten, bei dem man an einem Tag sehr wenig (nicht mehr als 500 Kalorien) und am nächsten Tag ganz normal ist. Auch diese Variante lässt sich weiter abwandeln. Wer nicht so oft wechseln möchte, macht zwei Fastentage in der Woche und isst an den restlichen fünf wie immer. Das ist dann das 5:2-Modell. Es hat den Vorteil, dass man lieb gewonnene Gewohnheiten nicht völlig aufgeben muss. Für Einsteiger eignet sich auch das Fünf-Stunden-Fasten, bei dem immer erst nach einer fünfstündigen Esspause die nächste Mahlzeit gegessen wird.

DINNER-CANCELLING ALS KOMPROMISS

Das Weglassen des Abendessens hat im Körper einen ähnlichen Effekt wie Fasten auf Zeit. Die Anti-Aging-Forschung geht davon aus, dass Dinner-Cancelling Hormone aktiviert, die uns jung und fit halten. Das Prinzip: Lassen Sie das Abendessen weg und nehmen Sie stattdessen nachmittags zwischen 15 und 16 Uhr die letzte Mahlzeit des Tages zu sich. Warum funktioniert das? Die Hormone Melatonin und Somatropin werden mit zunehmendem Alter weniger produziert. Wenn sich der Körper nachts nicht mit der Nährstoffverarbeitung beschäftigen muss und stattdessen leichten Hunger verspürt, bildet er vermehrt verjüngendes Somatropin. Diese Form des Fastens bekommt allerdings nicht jedem gleich. Bei manchen führt Dinner-Cancelling zu Kopfschmerzen oder Kreislaufproblemen. Es steigt auch die Gefahr von Heißhungerattacken, bei denen man unkontrolliert in sich hineinstopft, was die Küche gerade hergibt. Das lässt sich vermeiden, indem Sie die letzte Mahlzeit erst um 18 Uhr einnehmen, das Abendessen nicht jeden Tag, sondern nur zweimal in der Woche canceln oder nur etwas sehr Leichtes essen. Um den Abend durchzustehen, können Sie reichlich ungesüßten Kräutertee oder Wasser trinken. Naschen vor dem Fernseher gibt es beim Dinner-Cancelling natürlich nicht mehr. Auch auf Obst müssen Sie wegen des hohen Fruchtzuckeranteils am Abend verzichten.

Patientengeschichte

Teilzeitfasten bei Arthrose: ohne Tabletten schmerzfrei

Einer meiner Patientinnen ging es gar nicht gut. Sie klagte über Schmerzen in den Gelenken und im Rücken. Eine Arthrose in den Kniegelenken war bereits diagnostiziert. Der Orthopäde riet zu Gelenkersatz; auch von einer Operation an der Wirbelsäule war bereits die Rede. Das schloss die 58-Jährige aber für sich aus, nachdem sie mit einer anderen Operation schon schlechte Erfahrungen gemacht hatte. Durch den Alltag kam sie nur noch mit starken Schmerztabletten, nun konnte sie nicht mehr Treppen steigen. Das war der Grund, warum sie zu einer Ernährungsberatung kam. Denn für sie stand fest: Es muss etwas passieren. Im ersten Schritt wollte sie ihr Übergewicht abbauen, was ihr trotz verschiedener Versuche bislang nicht langfristig gelungen war. Zum Glück konnte sie Intervallfasten gut in ihren Tagesablauf einbauen und verlor damit innerhalb von ein paar Wochen zehn Kilo Gewicht. Diesen Effekt verstärkte sie mit einem zehnwöchigen Bewegungsprogramm, das anfangs aus täglichen leichten Übungen vor allem im Wasser bestand. Danach führte sie einen gezielten Muskelaufbau um die betroffenen Gelenke durch und erweiterte dies auf ein Ganzkörpertraining. Anschließend ging sie jeden zweiten Tag 30 Minuten stramm spazieren und machte jeden Morgen ein (nur noch) zehnminütiges Muskeltraining.

Fettabbau und gute Laune

Der Hintergrund: Unser Körper ist ständig damit beschäftigt, unsere Nahrung in Energie umzuwandeln. Das betrifft alles, was wir essen. Er bedient sich dabei sowohl in Ruhephasen als auch bei Belastungen aus zwei Energiequellen: aus den Glukose- und aus den Fettspeichern. Wenn man längere Zeit nichts isst (zum Beispiel über Nacht) oder den Energiebedarf durch Sport erhöht, leert der Organismus die Gluko-

WAS INTERVALLFASTEN ALLES BEWIRKT

» Der Blutdruck sinkt.

» Der Insulinspiegel fällt ab.

» Der Zellstoffwechsel verbessert sich.

» Die Altersgene in der Erbsubstanz werden ruhiggestellt.

» Die Blutfette nehmen ab.

» Arteriosklerosen entwickeln sich langsamer.

» Freie Radikale werden reduziert.

» Das Gewebe wird stressresistenter.

» Die Immunabwehr funktioniert besser.

» Die Anzahl der verjüngenden Hormone wird erhöht.

» Die Schlafqualität verbessert sich.

» Das Wohlbefinden wird gesteigert.

sespeicher schneller. Sobald sie leer sind, läuft die Fettverbrennung auf Hochtouren. Auf dieser Erkenntnis basiert auch das Abnehmmodell „Abends keine Kohlenhydrate", mit dem viele gut zurechtkommen. Denn normalerweise schaffen wir es nur in der Nacht (von manchen nächtlichen Heißhungerattacken einmal abgesehen), über einen langen Zeitraum nichts zu essen. Je länger die Esspausen beim Intervallfasten sind, desto größer wird die Chance, dass der Körper Fettspeicher abbaut und in Energie umwandelt. Deshalb nehmen wir ab, wenn es abends keine Kohlenhydrate mehr gibt oder wenn wir in regelmäßigen Intervallen bis zu 16 Stunden lang fasten. Das Intervallfasten hat noch einen weiteren Vorteil: Mittelfristig kann es sogar stimmungsaufhellend wirken, also gute Laune machen. Und auch sonst können sich die positiven Wirkungen des Intervallfastens sehen lassen (siehe Kasten links).

AUTOPHAGIE: WENN SICH ZELLEN SELBST FRESSEN

Kurzzeitfasten unterstützt bei Übergewichtigen das Abnehmen, ist aber auch für schlanke Menschen gesund. Denn zu den Benefits in Sachen Gewichtverlieren kommt noch ein weiterer Aspekt: der sogenannte Autophagieprozess. Der Begriff „Autophagie" setzt sich aus den griechischen Wörtern „auto" (für „selbst") und „phagein" (für „essen") zusammen und bedeutet in etwa „selbst fressen". Das bedeutet: Der Körper baut schlechte, beschädigte Körperzellen, die keine Funktion mehr haben, ab und entfernt sie damit aus dem Organismus.

Schutz vor Alterserkrankungen
Autophagie ist vergleichbar mit einem Notfallsystem, das einspringt, wenn dem menschlichen Organismus Gefahr in Form von Hunger-

perioden droht. Der Prozess führt dazu, dass wichtige Körperzellen „gereinigt" und erneuert sowie unbrauchbare abgebaut werden. Fasten auf Zeit beschleunigt die Autophagie, während viele kleine Mahlzeiten über den Tag verteilt sie stören. Ist der Insulinspiegel nämlich dauerhaft erhöht, funktioniert die Selbstreinigung nicht mehr richtig. Eine gut funktionierende Autophagie hingegen hemmt den Alterungsprozess in den Zellen und wirkt wie ein Jungbrunnen. Sie schützt vor einigen typischen Alterskrankheiten wie Herz-Kreislauf-Erkrankungen oder Krebs und hat außerdem einen verjüngenden Effekt auf die Haut.

Überlebensvorteil dank Spermidin

Bei der Autophagie spielt der Stoff Spermidin eine besonders wichtige Rolle. Dabei handelt es sich um ein sogenanntes Polyamin, das eng mit dem Zellwachstum verbunden ist. Einem internationalen Forscherteam unter der Leitung der Universität Innsbruck gelang es im Jahr 2018 nachzuweisen, dass Spermidin auch einen Anti-Aging-Effekt hat. Die Wissenschaftler belegten das in Prozentzahlen: Probanden, die über einen Zeitraum von 20 Jahren viel (laut Definition ist 80 Mikromol täglich viel) Spermidin über die Ernährung aufnahmen, hatten gegenüber einem Teil der Versuchsgruppe, der nur 60 Mikromol zu sich nahm, einen Überlebensvorteil von fünf Jahren.

Vollkornbrot, Salat und Äpfel

Spermidin kommt in jeder Körperzelle vor, ist hoch konzentriert als Zwischenprodukt in der Samenflüssigkeit enthalten und wird auch von bestimmten Darmbakterien produziert. Im Laufe des Lebens lässt die Produktion naturgemäß nach. Dann kann man durch eine gezielte Auswahl von Nahrungsmitteln nachhelfen. Denn es gibt einige spermidinreiche Lebensmittel. Dazu gehören zum Beispiel Vollkornprodukte, Cham-

pignons, Sojabohnen, Kichererbsen, Äpfel, Salat, Sprossen, Weizenkeimlinge, Pilze, Nüsse, Kartoffeln und gereifter Käse – also durchaus gute alte Bekannte aus der gesunden Küche. Wie viel davon ist ausreichend, um die Spermidinversorgung zu optimieren? Hier einige Beispiele: Wer am Tag zwei Vollkornbrote, zweimal Salat und einen Apfel isst, dürfte der Studie zufolge vom Anti-Aging-Effekt profitieren. Auch wer nicht fastet, kann von den Erkenntnissen des Fastens und der Autophagie profitieren, indem er Lebensmittel isst, die Spermidin enthalten. Spermidin soll auch aufs Gehirn verjüngend wirken und womöglich Demenz vorbeugen.

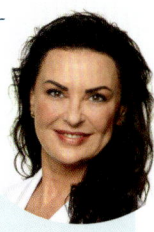

EIN ERBE AUS DER STEINZEIT: HUNGER AUSHALTEN

In der Überflussgesellschaft, in der wir heute hierzulande leben, sind wir es kaum noch gewohnt, selbst sehr kurze Hungerperioden durchzuhalten. Das liegt einfach daran, dass Essen nicht nur rund um die Uhr verfügbar ist, sondern auch noch in verführerischem Übermaß angeboten wird. Das muss nicht sein, denn es entspricht der Natur des Menschen, viele Stunden ohne Nahrung durchzuhalten. Wir sind regelrecht darauf angelegt, denn in grauer Vorzeit musste der Steinzeitmensch durchhalten und vor allem dann besondere Kraft und Ausdauer aufbringen, wenn das Essen knapp wurde. Sonst wäre er verhungert.

MILCHPRODUKTE: PRO UND KONTRA

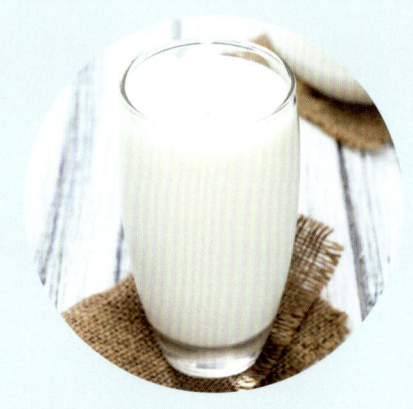

Beim Thema Milch scheiden sich die Geister. Wir nutzen sie als Lieferant für Kalzium, fürchten sie aber als Förderer entzündlicher Prozesse. Was tun? Hier das Wichtigste auf einen Blick.

Für viele gehört ein Glas Milch ganz selbstverständlich zur täglichen Ernährung. Allerdings verunsichert das Thema Milch und Milchprodukte zurzeit viele Menschen. Zum einen sind sie wichtige Kalziumlieferanten, also gut für die Zähne und die Knochen, und nötig, um Osteoporose zu verhindern. Zusätzlich versorgen uns Milch und Milchprodukte mit Vitamin D. Die Deutsche Gesellschaft für Ernährung empfiehlt zum Beispiel, jeden Tag einen Viertelliter Milch oder zwei Scheiben Käse zu essen, um den Tagesbedarf an Kalzium zu decken. Zum anderen ist aber auch bekannt, dass Milch entzündliche Prozesse und damit das Altern fördern kann. Aus Sicht der Anti-Aging-Medizin empfehle ich, fermentierte Milchprodukte, also Käse oder Joghurt, zu essen, die pure Kuhmilch jedoch zu meiden. Die Studienlage ist hier sehr unterschiedlich. Manche Untersuchungen raten zum Milchverzicht, andere ausdrücklich zum Konsum. Aus meiner Praxiserfahrung kann ich sagen, dass jeder Mensch selbst spürt, ob er Milch bzw. Milchprodukte verträgt oder ob sie Beschwerden verursachen.

Pro und kontra Milch

» Wenn Sie gerne Milch trinken, nehmen Sie Biomilch. Sie enthält mehr Omega-3-Fettsäuren als konventionell erzeugte Milch.

» Bei manchen Menschen – insbesondere bei Jugendlichen – kann Milch Akne auslösen.

» Wer unter einer Laktoseintoleranz leidet (das sind etwa 15 Prozent der Bevölkerung) und auf Milch mit Übelkeit und Bauchschmerzen reagiert, darf keine Milch trinken. Bei gesunden Menschen hat es aber keine gesundheitlichen Vorteile, wenn sie laktosefreie Milch und entsprechende Produkte kaufen.

» Wer aus ethischen Gründen nichts essen möchte, was tierischen Ursprungs ist, kann auf pflanzliche Alternativen wie Hafer-, Reis-, Mandel-, Kokos- oder Sojadrink umsteigen.

» Milchersatzprodukte, wie es sie mittlerweile in jedem Supermarkt gibt, haben andere Nährwerte und ersetzen keineswegs die Milch, wie der Name vermuten lässt. Insbesondere als Eiweißlieferanten schneiden fast alle (außer Sojadrink) schlechter ab. Wer vom Anti-Aging-Effekt profitieren möchte, ist mit Sojadrink gut bedient. Die darin enthaltenen Phytoöstrogene können Beschwerden in den Wechseljahren lindern. Ebenfalls für Sojadrink spricht die Tatsache, dass in Ländern die Krebsrate geringer ist, in denen viel Soja gegessen wird. Auch Mandel- und Hafermilch haben Anti-Aging-Effekte.

SIRTFOOD: GESUNDES GIFT

Die Botschaft dieser speziellen Diät lautet: Essen Sie sich jung. Dass Sirtfood auch gesund ist und schlank macht, gilt als angenehmer Nebeneffekt. Diese Ernährungsweise kurbelt den Stoffwechsel an und aktiviert sogenannte Sirtuine, die als Anti-Aging-Enzyme gelten. Dabei handelt es sich um Botenstoffe, die für die Reparatur der DNA sorgen. Ähnlich wie der Körper sich beim Fasten besser um sich selbst kümmert, aktivieren Sirtuine die Zellen und setzen sie instand, was die Basis fürs Jungbleiben ist.

Sirtuine: Schutz vor Schädlingen

Bestimmte pflanzliche Lebensmittel enthalten sekundäre Pflanzenstoffe, die einerseits sehr gesund, andererseits aber auch giftig sind. Für Pflanzen haben sie eine höchst wichtige Funktion: Sie schützen sie vor Angriffen von allen Seiten, zum Beispiel vor Schädlingen, UV-Strahlung, Bakterien, Pilzen oder Parasiten, die die Pflanzen befallen würden, wenn sie sich nicht dagegen wehren könnten. Um genau dies zu schaffen, verfügen die Pflanzen über Sirtuine in großen Mengen. Wenn Pflanzen gestresst sind, produzieren sie mehr davon. Diese Enzyme wirken der Zellalterung entgegen und kurbeln die Verbrennung an. Die Erkenntnisse über diese sekundären Pflanzenstoffe sind vergleichsweise neu; ihre Erforschung ist noch nicht vollständig abgeschlossen.

Chronische Entzündungen lindern

Die Wirkung ist ähnlich wie beim Fasten. Der menschliche Körper gerät in leichten Stress, der dazu führt, dass die Produktion der Sirtuine angekurbelt wird. Das hat positive Nebenwirkungen: Chronische Entzündungen werden heruntergefahren und die Muskeln vor Abbau geschützt. Ein Beispiel: Der sekundäre Pflanzenstoff Resveratrol ist in Rotwein enthalten.

Eigentlich ist Resveratrol ein Abwehrstoff, der Pflanzen vor Pilzen schützt. Gelangt er über den Wein in unseren Organismus, entfaltet er dort seine Kraft, indem er Sirtuine aktiviert. Möglicherweise hat Sirtfood auch eine Anti-Krebs-Wirkung. In den menschlichen Organismus gelangen Sirtuine über die Ernährung nur in niedriger Dosierung und sind deshalb nicht giftig, sondern gesund. Sie sorgen dafür, dass der Körper selbst seine antioxidativen Systeme hochfährt, um freie Radikale, die dem Organismus schaden, abzufangen. Das ist eine weitere Bestätigung für die Tatsache, dass ein komplett stressfreies Leben ohne Herausforderungen auch im Alter nicht das Ziel sein sollte. Lassen Sie Stress zu, aber sorgen Sie dafür, dass Sie ihn auch wieder loswerden, um optimal von der eigenen Genetik zu profitieren. Das „gesunde Gift" steckt vor allem in Gemüse und Obst, aber auch in Getränken, Fetten und in dunkler Schokolade (siehe Seite 53). Für das Prinzip „Wir nutzen das Gift der Pflanzen für den eigenen Körper" wird in der medizinischen Fachwelt der Begriff „Xenohormesis" verwendet.

Die Dosis macht das Gift

Eine pflanzenbasierte Ernährung kann zwar wie Medizin wirken, doch auch hier gilt wie oft: Die Dosis macht das Gift. Also nicht übertreiben und zum Beispiel massenhaft Obst verzehren, um jünger auszusehen. Denn das hat wieder andere, weniger gesunde Nebenwirkungen. Dazu gehört etwa zu viel Fruchtzucker in bestimmten Obstsorten, der den Insulinspiegel in die Höhe treibt. Intervallfasten, Autophagie, Xenohormesis: „Was soll ich denn noch alles beachten?", fragen Sie sich vielleicht und nehmen das zum Anlass, bei den alten Gewohnheiten zu bleiben. Das wäre schade, denn jede einzelne Maßnahme trägt dazu bei, die Ernährung zu verbessern. Am besten orientieren Sie sich einfach an meinen Regeln auf den nächsten Seiten.

MEINE ZEHN GOLDENEN ANTI-AGING-ESSREGELN

Essen sollte Spaß machen. Niemand muss der Gesundheit zuliebe auf alles verzichten, was schmeckt. Solange Sie sich im Grundsatz gut ernähren, ist jede Ausnahme erlaubt. Zur Orientierung gebe ich Ihnen hier zehn Regeln:

1 Essen Sie abwechslungsreich

Eine ausgewogene, abwechslungsreiche Mischkost fördert nicht nur die Freude am Essen. Sie trägt auch dazu bei, dass es keine Mangelerscheinungen gibt und dass der Organismus mit allem versorgt wird, was er braucht. Allerdings darf man dies in der Überflussgesellschaft nicht falsch verstehen. Denn dann führt es leicht zu Übergewicht. Es heißt nicht, dass Sie zu jeder Mahlzeit möglichst eine ganze Palette von Lebensmitteln auf den Tisch stellen sollten, sondern nur, dass Sie sich mit gesundem Essen in angemessenen Mengen vielfältig ernähren.

2 Obst und Gemüse mit Farbenvielfalt

Strahlendes Rot, leuchtendes Gelb, unübersehbares Orange oder Tiefgrün – bunte Farben sehen in der Küche nicht nur schön aus. Je intensiver die Farbe, desto stärker ist die Wirkung für die Gesundheit und gegen das Altern. Natürliche Farbstoffe lassen zum Beispiel die Haut frischer und jünger aussehen, machen freie Radikale unschädlich und tragen dazu bei, dass der Körper besser durchblutet wird. Farbenfrohes Obst und Gemüse enthalten bestimmte Sauerstoffmoleküle, die schlechte Zellen zerstören und die DNA verändern können. Ob Tomaten, Paprika, Beeren, Möhren oder Spinat: Die Farben deuten darauf hin, dass Nahrungsmittel viele gesunde Antioxidantien enthalten.

3 Achten Sie auf das richtige Fett

Fett ist nicht gleich Fett. Während schlechtes Fett entzündliche Prozesse im Körper fördert, kann hochwertiges sie eindämmen. Entscheidend bei der Beurteilung ist die Frage, um welche Art von Fettsäuren es sich handelt. Gesättigte Fettsäuren aus Fertigprodukten oder Margarine erhöhen das Risiko für Gefäßerkrankungen und lassen Sie schneller altern. Als gesund gelten ungesättigte Omega-3-Fettsäuren, die lebensnotwendig sind, aber vom Körper selbst nicht hergestellt werden können. Sie stecken zum Beispiel in Seefischen (Seelachs, Hering, Makrele) und in Rapskern- oder Olivenöl.

4 Mehr Eiweiß, weniger Zucker

Leider sind zucker- und kohlenhydrathaltige Lebensmittel sehr verführerisch, weil sie einfach gut schmecken. Sie haben allerdings den großen Nachteil, dass sie dick machen, die Zellen schädigen und uns dazu bringen, immer mehr zu essen, ohne richtig satt zu werden. Wer kennt das nicht, wenn es mal wieder Kuchen im Übermaß gibt oder die verlockende Kombination aus Fett und Kohlenhydraten in Form von Pommes und Currywurst duftet? Verlagern Sie deshalb Ihren Schwerpunkt, weg von Zucker- und Weizenmehlprodukten hin zu den nachhaltigen Sattmachern in Form von eiweiß- und ballaststoffreichen Speisen.

5 Antioxidantien und Phytoöstrogene

Wenn die Hormonproduktion nachlässt, können Sie auf natürliche Weise Nachschub liefern. Sekundäre Pflanzenstoffe, Antioxidantien und Phytohormone, also Pflanzenstoffe mit Hormonwirkung, unterstützen Sie dabei und können eine Alternative zu Hormonersatztherapien in den Wechseljahren sein. Sekundäre Pflanzenstoffe mit ihrer antioxidativen Wirkung als Radikalfänger verzögern den Alterungsprozess und gelten als Krebsprophylaxe.

6 Niedriger glykämischer Index

Der glykämische Index (GI) zeigt, wie sich der Kohlenhydratanteil auf den Blutzuckerspiegel auswirkt. Lebensmittel mit einem hohen GI (Nudeln, Kartoffeln, Weißbrot) gelten als Alt- und Dickmacher. Sie treiben den Insulinspiegel nach oben, was zu Diabetes und Übergewicht führen kann. Meiden Sie also nicht nur Süßigkeiten, sondern ersetzen Sie auch Nudeln und Co. durch Vollkornprodukte, Gemüse, Hülsenfrüchte, Nüsse, zuckerarmes Obst (wie Sauerkirschen oder Orangen) und gesunde Speiseöle.

7 Kräuter und Gewürze statt Salz

Damit es kräftig und nicht fad schmeckt, greifen viele Menschen automatisch zum Salzstreuer, noch bevor sie überhaupt probiert haben. Das führt oft zu einem unverhältnismäßig hohen Salzkonsum, der bei salzsensitiven Personen den Blutdruck erhöhen und Zellen schädigen kann. In vielen Fällen ist das nur eine Frage der Gewohnheit, denn auch Kräuter und Gewürze können jede Speise geschmacklich aufpeppen. Weniger Salz und dafür mehr Gewürze und Kräuter, lautet die Devise. Besonders gut für die Anti-Aging-Küche eignen sich unter anderem Basilikum, Bärlauch, Ingwer, Knoblauch, Kümmel, Kurkuma, Minze, Petersilie und Rosmarin.

8 Weniger Softdrinks, mehr Wasser

Ob Softdrinks oder Fruchtsäfte: Was gesund aussieht, enthält meist reichlich Zucker und wird daher vom Körper wie Süßigkeiten verarbeitet. Gewöhnen Sie sich an, regelmäßig Wasser zu trinken, um Ihren Flüssigkeitsbedarf zu decken. Mein Tipp: Trinken Sie jede Stunde ein Glas. Zu Säften, Limo und Co. greifen Sie nur selten oder gar nicht. Auch Alkohol sollte ein Ausnahmegenuss bleiben. Faustregel: Nicht mehr als ein kleines Glas Bier oder Wein pro Tag – und ein paar ganz alkoholfreie Tage schaden auch nicht.

9 Kochen, dünsten, dämpfen

Ob braten, grillen, rösten, frittieren: Viele Gerichte schmecken dadurch erst richtig lecker, aber leider nicht gesund. Werden Lebensmittel mit diesen Garmethoden zu hoch erhitzt, entstehen möglicherweise krebserregende Stoffe wie Acrylamid. Bei schonenderen Garverfahren wie kurzem Kochen, Dünsten oder bei der Zubereitung im Dampftopf fällt nicht nur diese Gefahr weg. Es bleiben auch mehr Vitamine und andere wertvolle Inhaltsstoffe erhalten, wenn Sie zum Beispiel Gemüse bissfest dämpfen und nicht mit Fett versetzen. Essen Sie also weniger gebratene oder frittierte Speisen und dafür mehr gedünstete oder gedämpfte.

10 Teilzeitfasten

Längere Zeit nichts zu essen, hat mehrere gesundheitliche Vorteile – und es hält jung. Ob Sie hin und wieder das Abendessen ausfallen lassen, kalorienreduzierte Tage einführen, Intervallfasten betreiben oder die Snacks zwischendurch weglassen: Setzen Sie auf die positiven Effekte des Fastens, ohne ein Risiko einzugehen. Und bleiben Sie dann bei dem Prinzip, das Sie am einfachsten in Ihren beruflichen und privaten Tagesablauf einbauen können.

GESUNDER GENUSS

Sie sind nicht lebenswichtig, aber aus Freude am Leben willkommen. Auch wer sich gesund ernährt, darf Leckereien genießen. Um diese müssen Sie keinen Bogen machen. Im Gegenteil: Sie wirken wie Medizin mit Anti-Aging-Effekt. Wenn man auf die Dosis achtet.

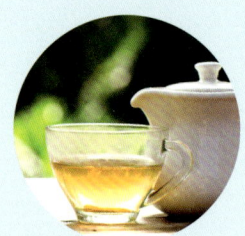

GRÜNER TEE

Ein heißer Tee wirkt entspannend und kann durchaus das Naschen ersetzen – wenn man sich daran gewöhnt hat. In grünem Tee finden sich Catechine, die eine antientzündliche Wirkung haben und helfen, Hautkrebs zu vermeiden. Zwei bis sechs Tassen Tee am Tag dürfen es ruhig sein.

Getrocknete Pflaumen

Lust, etwas Süßes zu kauen, aber es sollen keine Gummibärchen sein? Getrocknete Pflaumen sehen zwar nicht so lecker aus wie bunte Bärchen, haben es aber in sich. Die Inhaltsstoffe Bor und Kupfer beugen Osteoporose vor. Und der in Trockenpflaumen enthaltene Ballaststoff Pektin kurbelt die Verdauung an.

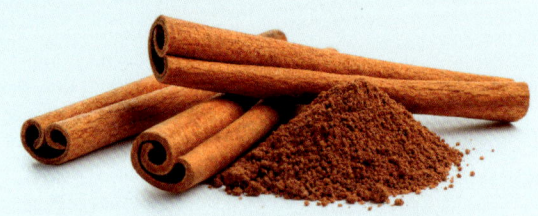

ZIMT

Das traditionsreiche Heilgewürz gehört nicht nur in die Adventsküche. Sein Duft versetzt uns in gute Laune und verbessert die Leistung des Gehirns. Zimt kurbelt den Stoffwechsel an und enthält sekundäre Pflanzenstoffe, die den Blutzucker senken. Ein Zimttee (dafür 1 Stange 10 Minuten in heißem Wasser ziehen lassen) hilft gegen Wechseljahresbeschwerden.

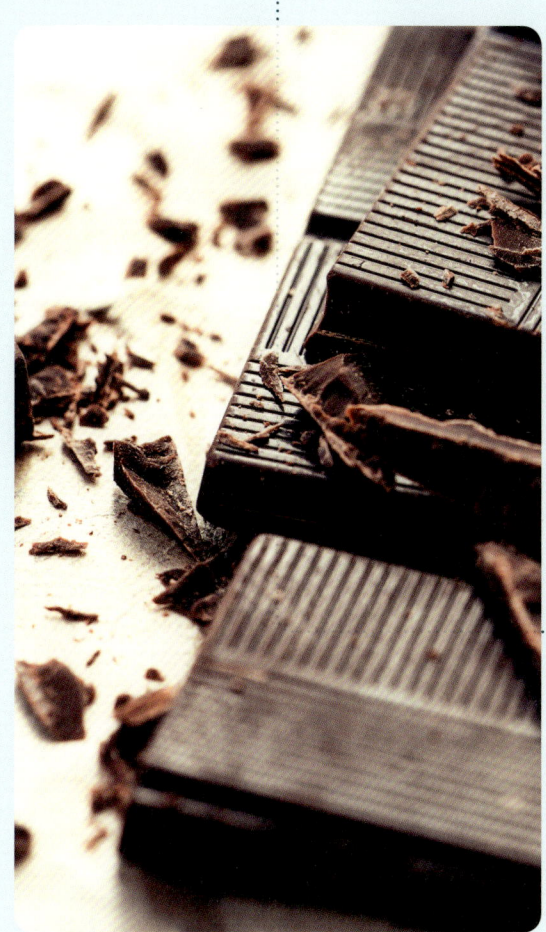

DUNKLE SCHOKOLADE

Schokolade ist ein prima Seelentröster, den wir in der bekannten Vollmilch-Variante leider kaum guten Gewissens genießen können. Anders ist das mit dunkler Schokolade. Sie sollte einen möglichst hohen Kakaoanteil haben (mindestens 70 Prozent), damit aus der Süßigkeit ein Gesundmacher wird. Die darin enthaltenen Flavonoide stärken das Herz, entlasten die Gefäße und reduzieren die Faltenbildung der Haut.

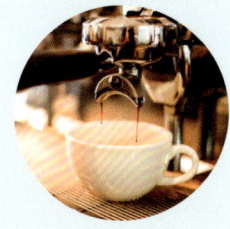

KAFFEE

Kaffee ist für die meisten Menschen ein Genuss – und der ist auch noch gesund. Denn beim Aufbrühen werden Antioxidantien freigesetzt, die dem Prozess der Hautalterung entgegenwirken, indem sie gefährliche freie Radikale abfangen. Zwei bis drei Tassen täglich schaden keineswegs und geben der kleinen Pause zwischendurch noch einen Extrakick. Das nationale Cancer Institute in den USA belegte im Rahmen einer Studie, dass Kaffee auch das Hautkrebsrisiko senken kann.

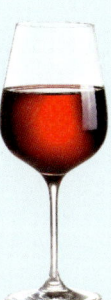

Rotwein

Das in Rotwein enthaltene Quercetin kann nach neuen Forschungen das Risiko für Allergien, Krebs, Parkinson und Alzheimer verringern. Allerdings muss man Maß halten und es bei einem kleinen Glas am Tag belassen.

BEWEGUNG HÄLT JUNG:
SO KOMMEN SIE IN SCHWUNG

Sport macht fit, schützt das Herz, sorgt für gute Laune, hält den Körper in Form und ist gleichzeitig die beste Vorbeugung gegen verschiedene Alterserkrankungen. Die gute Nachricht: Sie müssen keinen Leistungssport betreiben, sollten aber regelmäßig in Gang kommen.

Stellen Sie sich bitte einmal vor, Sie kämen zu mir in die Praxis. Sie sind nicht ernsthaft krank, fühlen sich aber nicht richtig wohl. Im Rücken zieht's und einige Gelenke machen mit Schmerzen auf sich aufmerksam. Ihnen wird manchmal schwindelig und beim Treppensteigen geraten Sie schnell ins Schnaufen. Es fällt Ihnen zunehmend schwerer, Ihren Alltag zu bewältigen. Sie sind häufig müde, können sich zu nichts so recht aufraffen. Sie würden gerne tief und lange schlafen, um sich nachts mal richtig zu erholen. Doch stattdessen liegen Sie stundenlang wach im Bett und können einfach nicht einschlafen. An so manchem Morgen haben Sie beim Aufstehen das Gefühl: Ich habe überhaupt nicht geschlafen.

„Ich habe keine Zeit"

Viele Dinge, die Ihnen früher einmal Spaß gemacht haben, erscheinen Ihnen zu anstrengend, sodass der Feierabend auf dem Sofa vor dem Fernseher schon lange nicht mehr die Ausnahme, sondern die Regel geworden ist. Das hebt nicht gerade Ihre Stimmung. Wenn ich Ihnen jetzt raten würde, nach dem Abendessen mal einen Spaziergang in einem Park in Ihrer Nähe zu machen, bevor das Fernsehprogramm losgeht, würden Sie mich ernst ansehen und voller Bedauern antworten: „Dafür habe ich leider keine Zeit."

Wie ein hochwirksames Medikament

Dann würde ich Ihnen ein neues Medikament vorstellen. Ein echtes Wundermittel, das ausgesprochen umfassend wirkt. Zum Preis würde ich erst einmal nichts sagen, Ihnen aber berichten, was dieses vielfach erprobte Medikament alles bewirkt (siehe Kasten rechts). Sie wären vermutlich ganz begeistert, denn es könnte Ihnen ein gesundes Altern ermöglichen. Garantiert ohne Risiken und Nebenwirkungen, vorausgesetzt, Sie nehmen dieses „Zaubermittel" regelmäßig ein und dosieren es richtig.

Leider müssen Sie nicht nur schlucken

Möchten Sie dieses Medikament haben? Klar, würden Sie wahrscheinlich sagen. Besser geht es ja gar nicht, zumal sich meine Wundermedizin auch preislich sehen lassen kann. Sie ist nämlich keineswegs den Reichen und Schönen vorbehalten. Ihre Wirkung ist zwar unbezahlbar, es gibt sie aber kostenlos. Ich könnte Ihnen dieses Medikament geben – die Sache hat allerdings einen Haken: Es ist keine Tablette, die Sie einfach nur schlucken müssen. Stattdessen sind Sie gezwungen, selbst etwas zu tun. Denn meine Wundermedizin ist kein herkömmliches Medikament. Das, was ich Ihnen sehr gerne „verabreichen" möchte, ist Bewegung. Und zwar in einer Dosierung, die zu Ihnen passt. Sie müssen nur anfangen.

WAS BEWEGUNG IM KÖRPER BEWIRKT

Sport ist ein echtes Wundermittel für Körper und Seele. Lesen Sie hier, was diese äußerst effektive Medizin alles kann. Sie werden staunen.

1 Demenz vorbeugen

Studien zeigen: Wer regelmäßig in die Gänge kommt, hat im Alter ein um 38 Prozent niedrigeres Risiko, an Alzheimer oder Demenz zu erkranken.

2 Gelenkschmerzen lindern

Im Laufe des Lebens werden Gelenke steifer, weil die Knorpel schlechter mit Nährstoffen versorgt werden. Bewegung wirkt dem entgegen.

3 Stoffwechselprozesse verbessern

Das Herz-Kreislauf-System versorgt alle Organe besser mit Sauerstoff und lebensnotwendigen Nährstoffen, wenn wir uns bewegen.

4 Die Hormonregulation stärken

Die Hormonproduktion lässt auf natürliche Weise mit zunehmendem Alter nach. Körperliche Anstrengung kurbelt sie wieder an.

5 Das Gehirn fit halten

Sport regt die Durchblutung des Gehirns an. Wir können uns besser konzentrieren, besser denken und das Gedächtnis wird trainiert.

6 Das Immunsystem auf Trab bringen

Unsere körpereigene Abwehr kann sich um 50 Prozent verbessern, wenn wir regelmäßig in Schwung kommen.

7 Knochen schützen

Wenn die Knochen belastet werden, bauen sie Knochenmasse auf. Das hält das Gerüst unseres Körper stark und beugt somit Osteoporose vor.

8 Fett abbauen

Je älter wir werden, desto leichter entsteht Übergewicht. Wer körperlich aktiv ist, verbraucht mehr Energie und bleibt schlanker.

9 Krebs vorbeugen

Bewegung hilft, nicht nur Krebs zu verhindern. Auch bereits erkrankte Menschen profitieren während der Behandlung davon.

10 Blutdruck senken

Moderater Ausdauersport hält die Blutgefäße elastisch, sodass sie einem eventuell erhöhten Blutdruck besser standhalten können.

Einfach machbar und für jeden möglich

Ach schade, werden Sie jetzt vielleicht denken. Wäre ja auch zu schön gewesen, um wahr zu sein. Da muss ich Sie in Ihren Gedanken unterbrechen: Es stimmt. All die wunderbaren Wirkungen lassen sich mit keiner Medizin der Welt erzielen. Aber mit Bewegung ist es jedem Menschen möglich, gesund, fit und jung zu bleiben. Fangen Sie also an, Sport zu treiben. Falls dieses Wort bei Ihnen Unbehagen auslöst, weil Sport vielleicht das Schreckensfach Ihrer Schulzeit war, lassen Sie mich kurz noch ein Wort zur Definition von „Sport" sagen.

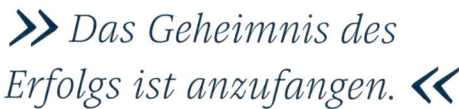

» Das Geheimnis des Erfolgs ist anzufangen. «

Mark Twain

Wir sind auf Bewegung programmiert

Wenn ich von Sport rede, meine ich keinen Leistungssport, bei dem Sie täglich hart trainieren müssen. Sport bedeutet lediglich Bewegung. Für einen Patienten mit Raucherhusten, der bereits nach fünf Meter laufen in Atemnot gerät, ist jeder einzelne Schritt, den er täglich mehr macht, bereits Sport. Es bedeutet also nichts anderes, als dem Körper die evolutionsgeschichtlich vorprogrammierte Bewegung zu ermöglichen und ihn täglich herauszufordern. Das kann schon damit anfangen, dass Sie mal wieder eine Treppe steigen, statt den Fahrstuhl zu benutzen. Wenn Sie sich einmal umschauen, werden Sie feststellen, dass wir aus Bequemlichkeit viele Bewegungsmöglichkeiten meiden.

Telefonieren, um Schritte zu meiden

Wir parken ganz in der Nähe des Ortes, an den wir möchten. Wir benutzen das Auto, obwohl wir unser Ziel auch zu Fuß oder mit dem Fahrrad erreichen könnten. Wir greifen eher zum Telefon, um etwas zu besprechen, als einen kurzen Weg auf uns zu nehmen. Im Baumarkt konnte ich kürzlich staunend beobachten, wie eine Verkäuferin einen Kollegen in Sichtweite anrief, um nach einem Produkt zu fragen. Selbst innerhalb der Wohnung versuchen wir, vermeintlich überflüssige Schritte vermeiden. Ein Patient berichtete mir von seinem 16-jährigen Sohn, der dem Vater aus seinem Zimmer heraus eine Handynachricht ins Wohnzimmer schickte, um sich zu erkundigen, wann das Essen fertig sei. Und in meiner Nachbarschaft wohnt ein junger Mann, der sich für einen Weg von 100 Metern zum Bäcker ins Auto setzt.

Bequemlichkeit und Ausreden

Das klingt möglicherweise unglaubwürdig und wahrscheinlich werden Sie den Kopf schütteln. Doch gehen Sie einmal Ihren eigenen Alltag in Gedanken durch. Wahrscheinlich fallen Ihnen sehr schnell genügend Situationen ein, in denen Sie sich hätten bewegen können, es aber aus Bequemlichkeit oder – eine immer wieder gern verwendete Ausrede – aus Zeitnot nicht getan haben.

VORBEUGEN STATT NACHBEHANDELN

Damit sind Sie übrigens nicht allein. Bewegungsmangel ist ein globales Problem, unter dem weltweit jede dritte Frau und jeder vierte Mann leidet. Das konnte die Weltgesundheitsorganisation (WHO) auf der Basis vieler Studien bestätigen. Auch wenn wir es uns verständlicherweise gerne bequem machen, sollten wir immer an die Konsequenzen denken: Herz-Kreislauf-Leiden, Diabetes, Depressionen, Demenz, einige Krebserkrankungen und viele weitere Krankheiten treten nachweislich häufiger und früher auf. Die gute Nachricht lautet: So weit muss es nicht kommen. Warten Sie nicht ab, bis Sie zum Arzt müssen, damit der all diese Krankheiten therapiert. Dafür kann jeder sehr individuell genau die Möglichkeiten nutzen, die er hat.

Leistungssport ist keine Vorsorge

In meiner Praxis erlebe ich es immer wieder, dass die Patienten zwar motiviert sind (es geht schließlich um ihre Zukunft), aber Angst vor allzu hohen Hürden haben. Sie glauben, dass sie extrem viel tun müssen, um schnell optimale Ergebnisse vorweisen zu können. „Mache ich wenig Sport, erreiche ich wenig. Mache ich sehr intensiv Sport, erreiche ich sehr viel", heißt es dann. Doch das stimmt nicht. Natürlich ist es wichtig, sich ein Ziel zu setzen. Wenn Sie zum Beispiel bei den nächsten Olympischen Spielen teilnehmen möchten, müssen Sie gigantisch viel trainieren. Denn es ist undenkbar, solche Erfolge mit wenig Training zu erreichen. Doch die Olympia-Ambitionen der Best-Ager-Generation, die gesund und fit alt werden möchte, halten sich in Grenzen. Zum Glück, denn Leistungssport ist in der Regel keine gute Gesundheitsvorsorge. Viele ehemalige Spitzensportler brauchen schon mit 40 Ersatzgelenke, weil sie sich vor Schmerzen kaum noch bewegen können, um nur ein Beispiel zu nennen.

Zu viel Sport ist kontraproduktiv

Auch sonst ist zu intensiver Sport mit Blick auf den Alterungsprozess eher kontraproduktiv. Sport bedeutet erst mal Stress für den Körper. Entsprechend reagiert er auch: Das Immunsystem wird angekurbelt (es wird unter anderem das Stresshormon Kortisol freigesetzt), außerdem treten Muskelverletzungen – sogenannte Mikrotraumen – auf. Durch aktivere Stoffwechselprozesse steigt die Zahl der freien Radikale, die den Alterungsprozess beschleunigen.

Etwa fünf Prozent des eingeatmeten Sauerstoffs werden als freie Radikale freigesetzt. Je höher die Belastung ist, je intensiver der Sport also betrieben wird, desto höher ist der oxidative Stress. Diese „Überkompensation" hat zwei Seiten: Sie kann sowohl gut als auch schlecht

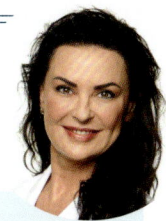

SITZEN IST DAS NEUE RAUCHEN

Vielleicht haben Sie diesen Spruch schon mal gehört: „Sitzen ist das neue Rauchen." Studien haben gezeigt, dass übermäßig langes Sitzen die Lebenserwartung reduziert. Krankheiten wie Demenz, Diabetes, Herzinfarkt und Krebs treten bei Vielsitzern gehäuft auf. Mit einer Stunde sitzen kann die Lebenserwartung um 22 Minuten reduziert werden. Das muss nicht sein. Auch wenn Ihr Beruf Sie an den Schreibtisch zwingt, können Sie zumindest immer mal wieder aufstehen oder auch im Sitzen ein paar Übungen machen (siehe Seite 64). Außerdem sollten Sie auf den richtigen Stuhl achten. Es gibt viele ergonomisch hervorragende Bürostühle, die aber häufig sehr teuer sind. Eine Alternative ist ein für jeden erschwinglicher Gymnastikball, auf dem Sie auch zu Hause ruhig öfter mal Platz nehmen sollten. So können Sie Ihren Sitzplatz als fantastischen Bauch-, Becken- und Rückentrainer nutzen.

sein. Auf der positiven Seite steht die Tatsache, dass der Organismus reagiert, indem er Reparaturmechanismen in Gang setzt, die den Ausgangszustand des Körpers verbessern. Die Schattenseite: Wenn man es übertreibt und dafür (noch) nicht fit genug ist, schadet die Überkompensation. Das gilt vor allem, wenn der Lebensstil, was Ernährung, Schlaf und mentale Einstellung betrifft, das Sportprogramm nicht unterstützt. Ich rate meinen Patienten deshalb, andere Schwerpunkte zu setzen und nicht in kürzester Zeit die höchstmögliche Leistung anzustreben. In diesem Buch und in meiner Praxis ist es mein Ziel, durch Sport einen jungen und gesunden Körper zu erhalten. Dabei ist die richtige Dosis entscheidend. Passen Sie Ihre „Sport-Dosierung" an Ihre Fähigkeiten und Möglichkeiten an. Beginnen Sie maßvoll und steigern Sie sich dann langsam.

Bewegung muss Spaß machen

Oft werde ich gefragt, welcher Sport denn der richtige sei. Dazu muss ich sagen, dass es eine „richtige" Sportart nicht gibt. Auf Seite 60/61 stelle ich Ihnen einige Sportarten vor, die für ein gesundes, gelenkschonendes Training in der zweiten Lebenshälfte gut geeignet sind. Welcher Sport davon am besten zu Ihnen passt, werden Sie selbst herausfinden. Das Wichtigste ist dabei, dass es Ihnen Spaß macht. Denn ohne Freude an der Bewegung werden Sie nicht lange durchhalten. Ich selbst bin zum Beispiel kein Freund von klassischen Muskel- oder Ausdauerübungen. Statt mit einer Fitnessuhr am Handgelenk durch den Wald zu rennen, nehme ich lieber meine Walkingstöcke und gehe mit schnellen Schritten eine Stunde durch die Felder in der Umgebung. Und statt im Fitnessstudio zu schwitzen, absolviere ich lieber zu Hause im Wohnzimmer mein kleines Gymnastikprogramm. Mein persönliches Work-out stelle ich Ihnen ab Seite 68 vor.

Am Anfang ist Geduld gefragt

Welchen Sport Sie auch immer auswählen, seien Sie darauf vorbereitet, dass Sie nicht sofort „Hurra" rufen. Der Anfang erfordert Disziplin. Ihrem inneren Schweinehund werden immer wieder gute Ausreden einfallen. Bis sich echter Spaß an der Bewegung einstellt, wird es ein bisschen dauern. Doch sobald Sie Erfolge feststellen, wird die Freude riesig sein. Wenn Sie zum Beispiel merken, dass Ihre Kondition besser wird. Oder die quälenden Rückenschmerzen endlich verschwinden. Dann wissen Sie, wofür es gut ist, sich regelmäßig anzustrengen, und sind umso motivierter.

Ausdauer- und Muskeltraining

Wie sieht ein optimales Anti-Aging-Training aus? In der zweiten Hälfte des Lebens sollte jeder – solange es geht – mindestens 150 Minuten in der Woche körperlich aktiv sein. Das können zweimal eine ganze und einmal eine halbe Stunde sein. Oder Sie bewegen sich zweimal 75 Minuten sehr intensiv oder fünfmal wöchentlich jeweils 30 Minuten. Wenn Sie diese Bewegungseinheiten mit Fahrradfahren, Schwimmen oder Walken absolvieren, sollten Sie die bewussten Sportzeiten noch mit körperlichen Aktivitäten zwischendurch ergänzen, die die Muskeln zur Arbeit anregen. Übrigens: Auch Hausarbeit hält fit: Dafür können Sie zum Beispiel die Fenster putzen, die Wohnung staubsaugen, den Boden schrubben, die Treppen wischen, Gartenarbeit erledigen oder Einkäufe nach Hause tragen. Prima, wenn Sie das regelmäßig schaffen. Da ein gut organisierter Haushalt aber nicht unbedingt immer vollen körperlichen Einsatz erfordert und nicht jede Bewegung die wichtigsten Muskeln gleichermaßen belastet, empfehle ich Ihnen, neben Ausdauersport auch regelmäßig gezielte Muskelaufbau-, Beweglichkeits- und Koordinationsübungen zu machen.

Wie eine körpereigene Apotheke

Dem Muskelaufbau kommt dabei eine besondere Bedeutung zu. Unsere Muskulatur wirkt nämlich wie eine körpereigene Apotheke und kann enorme Selbstheilungskräfte aktivieren: Muskeln schütten sogenannte Myokine aus. Das sind hormonähnliche Botenstoffe, die zahlreiche Fähigkeiten haben (siehe Kasten rechts). Sie verteilen sich vom Muskel aus übers Blut im gesamten Organismus, vorausgesetzt, man fordert sie richtig. Sobald sich die Muskeln intensiv bewegen, produzieren die Zellen die Myokine. Bei moderatem Ausdauertraining geschieht das in Maßen, bei hochintensivem Training in großen Mengen. Als Faustregel gilt: Man sollte ins Schwitzen kommen.

Mehr und aktivere Gefäßzellen

Im Rahmen einer Untersuchung der Deutschen Sporthochschule in Köln gaben Testpersonen vor dem Training Blut ab, trainierten dann erst eine halbe Stunde ihre Ausdauer mit Laufen und Fahrradfahren und machten danach klassisches Krafttraining. Anschließend wurde noch einmal Blut abgenommen. Die Analysen ergaben, dass sich nach dem Sport 20-mal mehr Myokine im Blut der Probanden befanden. In den nächsten 20 Stunden nach dem Training vermehrten sich die Gefäßzellen und wurden aktiver, denn die Botenstoffe können ins Gefäßsystem eingreifen. Dabei bringt der Myokin-Wachstumsfaktor (VEGF genannt) die Blutgefäße dazu, sich zu verzweigen.

Bitte nicht übertreiben

Wenn Sie nun voller guter Vorsätze sind, besteht eigentlich nur noch die Gefahr, dass Sie übertreiben. Und die ist nicht zu unterschätzen. Denn in der Mitte des Lebens kann Sport gefährlicher sein als in jungen Jahren. Die Gelenke sind nicht mehr so fit. Die Knorpel zwischen den Knochen schrumpfen. Wir kommen auch

WUNDERBARE BOTEN-STOFFE AUS DER MUSKULATUR

Wenn sie richtig gefordert werden, schütten unsere Muskeln Myokine aus. Diese hormonähnlichen Botenstoffe haben viele segensreiche Fähigkeiten, die unserer Gesundheit zugute kommen. Myokine können zum Beispiel …

» … Gefäßzellen vermehren und aktivieren.

» … den Blutdruck senken.

» … Entzündungen im Körper eindämmen.

» … die Aktivitäten des Stoffwechsels steigern.

» … die Insulinempfindlichkeit verbessern.

» … das Risiko für Übergewicht und Diabetes senken.

» … den Teil des Gehirns wachsen lassen, der fürs Lernen und fürs Gedächtnis zuständig ist.

» … den Immunschutz verbessern.

» … das Wachstum von Tumoren hemmen und gegen Krebs wirken.

» … die Stabilität der Knochen verbessern.

DAS BESTE TRAINING FÜR EIN LANGES LEBEN

Nicht jede Sportart tut dem Körper gut. Sobald man falsch trainiert oder übertreibt, können die Schäden schnell größer sein als der Nutzen. Um lange fit zu bleiben, ist schonende Bewegung der beste Weg. Hier die wichtigsten Anti-Aging-Trainingsarten für jedermann.

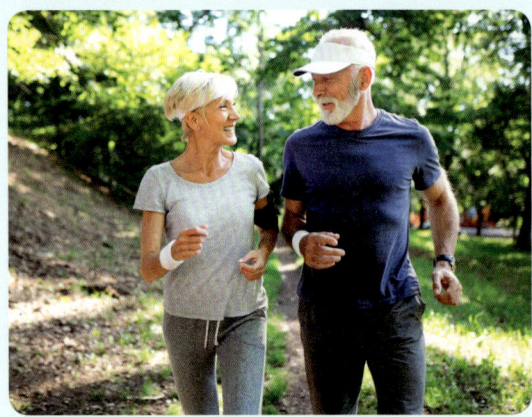

und schonend ist Bewegung im Wasser – zum Beispiel Aqua-Gymnastik. Beim Schwimmen (Brustschwimmen) verhindern Schwimmbretter oder Schwimmnudeln, dass Halswirbel- und Lendenwirbelsäule überlastet werden.

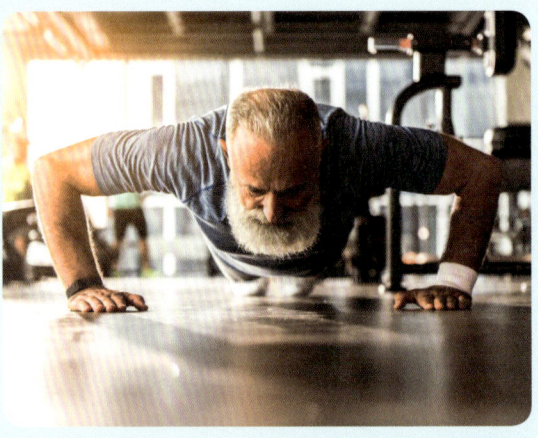

Ausdauertraining

Ausdauertraining stärkt das Herz-Kreislauf-System und sorgt dafür, dass der Sauerstoff schneller zum Herzen transportiert wird – am besten, ohne die Gelenke zu überlasten. Deshalb sind Walken oder Nordic Walking besser geeignet als Joggen. Optimal ist auch Wandern – beginnen Sie mit Spaziergängen und wagen Sie sich ruhig auf Berge, wenn Sie fit genug sind. Wer Probleme mit den Kniegelenken oder starkes Übergewicht hat, ist mit Radfahren auf der sicheren Seite. Ein weiteres Plus: Für diese Sportarten müssen Sie an die frische Luft. Damit Regen keine Ausrede ist, gibt es Indoor-Alternativen für zu Hause oder im Fitnessstudio: Crosstrainer, Ergometer und Rudergeräte. Etwas aufwendiger, aber effektiv

Muskelaufbau

Rückenschmerzen, Übergewicht, Diabetes, Osteoporose, Gelenkbeschwerden: Diese typischen Alterskrankheiten lassen sich mit starken Muskeln lindern. Es gibt viele Aufbauübungen, die Sie zu Hause machen können – vom klassischen Liegestütz über die derzeit angesagten Planks bis zu Sit-ups und Kniebeugen. Wenn Sie solche Trainingseinheiten noch nie absolviert haben, ist es ratsam, erst einmal unter

Anleitung damit anzufangen. Dafür eignen sich Kraftgeräte, Hanteln und Übungen mit Medizinbällen. Lassen Sie sich im Fitnessstudio, in einer Praxis für Physiotherapie oder im Sportverein über Krafttrainings-Angebote beraten. Wenn Sie nicht zwischen 20-Jährigen trainieren möchten, erkundigen Sie sich nach speziellen Ü50-Kursen. Wer auf sanfte Weise und nur mit dem eigenen Körper (also ohne Geräte) Muskeln aufbauen und die Beweglichkeit verbessern möchte, ist mit Yoga oder Pilates gut bedient.

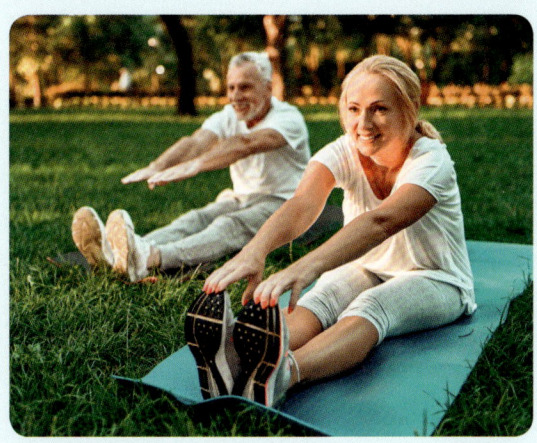

Beweglichkeit

Wer sich wenig bewegt, wird mit dem Alter immer steifer und unbeweglicher, bis sich selbst einfache Alltagsaufgaben nicht mehr ohne Schmerzen durchführen lassen. Wer hingegen regelmäßig daran arbeitet, kann mit 60 noch genauso elastisch wie mit 30 Jahren sein. Denn Beweglichkeit ist trainierbar, und zwar bis ins hohe Alter. Entsprechende Übungen halten die Muskeln, Bänder, Sehnen und das Bindegewebe in Form. Gelenke werden besser versorgt, was gegen Arthrose vorbeugt. Haltungsprobleme wie Rundrücken oder vorgebeugte Hüften lassen sich beseitigen. Sanftes Dehnen von Kopf bis Fuß, das ist Fitness für den ganzen Körper. In entsprechenden Gymnastikkursen (Bauch, Beine, Po) werden Beweglichkeits- und Koordinationsübungen meistens zusammen angeboten. Mein Tipp: Sie sind nach der Lektüre dieses Buchs hoch motiviert, wollen am liebsten sofort loslegen, finden aber nicht so schnell das richtige Angebot? Dann beginnen Sie am besten gleich mit meinem persönlichen Fitnesstraining für zu Hause (siehe ab Seite 68). Im Mittelpunkt steht dabei der Muskelaufbau, doch auch die Koordinationsfähigkeit und die Beweglichkeit werden verbessert. Zusätzlich machen Sie regelmäßig Spaziergänge, walken, joggen oder fahren Fahrrad.

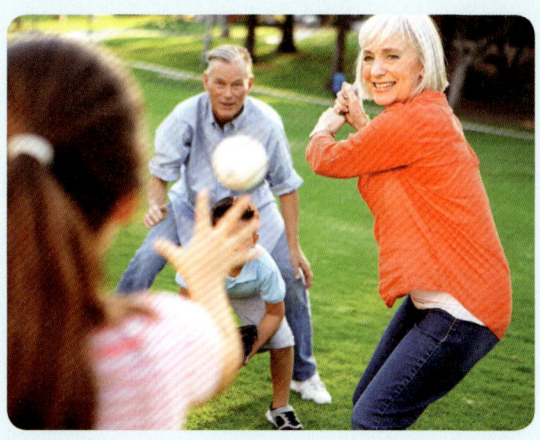

Koordination

Muskeln, Nerven und Gehirn müssen perfekt zusammenarbeiten, damit wir lange gesund und fit bleiben können. Diese Fähigkeit verbessert beziehungsweise erhält sich durch Koordinationstraining. Es stärkt das Körpergefühl und damit später auch das Selbstbewusstsein. Denn die Fähigkeit zur Körperkoordination nimmt mit dem Alter ab. Beim Koordinationstraining wird das Gleichgewicht geschult. Außerdem geht es darum, sich an neue Bewegungsabläufe zu gewöhnen. Die Arbeit auf Wackelbrettern oder mit Bällen gehört daher zum Programm, wenn Sie einen Fitnesskurs für Ältere belegen. Auch fließende Bewegungen wie beim Tai-Chi fördern die Koordinationsfähigkeit.

schneller aus der Puste, bilden mehr Fett und verlieren dabei Muskeln. Der Körper regeneriert nicht mehr so schnell. Um ihn langfristig wieder zu stärken, sollten Neueinsteiger langsam anfangen. Gehen oder radeln Sie zum Beispiel nur so schnell, dass Sie sich dabei noch locker unterhalten können. Dies ist ein Zeichen dafür, dass Sie nicht übertreiben. Das Herz-Kreislauf-System muss sich erst an die Belastung gewöhnen, damit Sie kein Risiko eingehen.

Vor dem Start vom Arzt checken lassen

Auch die Gelenke dürfen nicht überlastet werden. So sollten Sie auf Joggen verzichten, wenn Ihre Gelenke nicht mehr in Bestform sind. Auch gelenkstrapazierende Gymnastikübungen, wie Sie sie vielleicht noch aus dem Schulsport kennen, sind im Alter nicht unbedingt die beste Wahl. Nordic Walking, Radfahren, Skilanglauf, Wandern oder Schwimmen sind dagegen uneingeschränkt empfehlenswert. Neu- und Wiedereinsteiger in der zweiten Lebenshälfte sollten sich zum Start ruhig einmal vom Hausarzt oder von einem Sportmediziner durchchecken lassen. Wenn Sie beim Sport zu Schwindel, Krämpfen oder Schmerzen neigen, ist ein Arztbesuch ebenfalls anzuraten.

EINSTIEG IN SPÄTEN JAHREN: ES LOHNT SICH IMMER!

Gleichgültig, ob Sie ein erfahrener Sportler oder ein später Wiedereinsteiger sind: Mit dem Älterwerden fällt es schwerer, sich aufzuraffen. „Das lohnt sich doch in meinem Alter nicht mehr", „Mir tut schon alles weh, wenn ich nur in die Knie gehe. Wie soll ich denn da noch Sport treiben?" Solche Sätze höre ich in meiner Praxis häufig. Doch ich kann meine Patienten immer wieder nur ermuntern. Es lohnt sich! Das zeigen wissenschaftliche Fakten eindeutig.

Die Chance versiebenfachen

Eine britische Untersuchung kam zu dem Ergebnis: Auch wer erst im höheren Alter beginnt, regelmäßig Sport zu treiben, und sich bis dahin sein Leben lang nicht körperlich betätigt hat, kann seine Chancen auf einen gesunden Lebensabend verdreifachen. Und wer sein Sportprogramm länger als acht Jahre in einem festen Rhythmus aktiv durchhält, kommt auf noch bessere Werte: Die guten Aussichten erhöhen sich dann auf das Siebenfache. An der Studie nahmen 3500 Menschen im Durchschnittsalter von 64 Jahren teil.

Das Alzheimerrisiko verringern

Bewegung in der zweiten Lebenshälfte hilft nicht nur gegen zahlreiche Zivilisationskrankheiten, sondern auch gegen Demenz. Das liegt daran, dass Sport nicht nur den Körper fit hält, sondern auch den Stressabbau fördert und den Kopf frei macht. Die Organisation Alzheimer's Association in Chicago hat dies in einer weltweit angelegten Studie ermittelt. Wer um das 50. Lebensjahr herum keinerlei Sport treibt, bekommt später eher Alzheimer als Menschen, die sich sportlich betätigen. Diese erkranken laut der Studie etwa um 20 Prozent seltener.

Fast so fit wie in jungen Jahren

Dass Fitness keine Frage des Alters ist, konnte wissenschaftlich längst belegt werden. Die sogenannte PACE-Studie mit mehr als 500 000 Menschen zwischen 20 und 80 Jahren, die etwas für ihre Ausdauer tun, zeigte zum Beispiel, dass Leistungseinbußen erst auftreten, wenn der 50. Geburtstag hinter einem liegt. Mit regelmäßigem Training, also einfach mit Dranbleiben, auch wenn es schwererfällt, lässt sich das Leistungsniveau noch lange sehr gut halten. Ein Viertel der Teilnehmer zwischen 60 und 70 Jahren legte einen Marathon schneller zurück als die Hälfte der 20- bis 50-Jährigen.

Mit Leichtigkeit nebenbei trainieren

Wenn Sie viele gute Vorsätze gefasst haben, besteht eigentlich nur noch die Gefahr, dass Sie übertreiben. Im Kapitel „Innere Balance" (ab Seite 78) geht es unter anderem um die Freude von Kindern beim Klettern auf einem Klettergerüst oder auf Bäumen. Kinder haben die beneidenswerte Fähigkeit, dass sie beim Spielen und Herumtoben Sport treiben, ohne es zu merken. Im Rahmen meiner Schwangerschaften – und leider auch dazwischen – habe ich so gut wie keinen Sport getrieben. Als die Kinder heranwuchsen, fing ich an, mit ihnen auf Spielplätzen herumzutoben. Das war gar nicht so einfach. Falls Sie es seit Ihrer Kindheit nicht mehr gemacht haben, hangeln Sie sich doch mal am Klettergerüst von einem Turm zum anderen. Kinder machen das spielerisch und mit der Leichtigkeit eines Leistungssportlers. Ich musste auf dem Spielplatz länger trainieren, um wieder zu schaffen, was für mich als Kind selbstverständlich war. Aber dann hat es Riesenspaß gemacht! Ganz nebenbei habe ich dabei die Griffkraft, die Körperspannung und die Schulter- und Armmuskulatur trainiert.

> **>> Die Menschen sind nicht faul. Sie haben bloß keine Ziele, die es sich zu verfolgen lohnt. <<**
>
> Anthony Robbins

Zurück in die Kindheit

Wenn Sie darüber nachdenken, welches Sportprogramm gut für Sie sein könnte, beobachten Sie spaßeshalber Kinder. Die betreiben bereits Anti-Aging-Programme, ohne dass sie es wissen. Schauen Sie sich an, welche Bewegungen die Kleinen machen, und versuchen Sie mal, diese zu imitieren. Sie werden feststellen, dass Sie von Anfang an viel Spaß haben und sich im Laufe der Zeit mindestens so kraftvoll und vielleicht auch so flink bewegen wie in jüngeren Jahren. Allerdings ist Vorsicht geboten. Hören Sie auf Ihr Körpergefühl und meiden Sie Bewegungen, die Ihnen im Hinblick auf Ihren Körper und Ihre Beweglichkeit unverhältnismäßig gefährlich erscheinen. Gute Resultate erzielt man, wenn man sich nicht nur an Kindern orientiert, sondern auch Tiere nachahmt. Diese Form des Sports hat sich in den letzten Jahren immer mehr etabliert und wird als „Animal Moves" bezeichnet. Dabei krabbeln Erwachsene wie Eidechsen, hüpfen wie Frösche, springen wie Kängurus, watscheln wie Enten oder machen Rundrücken wie Katzen. Selbst im Spitzensport werden diese funktionalen Bewegungsmuster eintrainiert, denn sie verbessern die Beweglichkeit, Ausdauer, Koordinationsfähigkeit und Körperspannung – und das ganz spielerisch.

Wie viel Sport muss es denn sein?

Auch diese Frage beschäftigt meine Patienten häufig. Nach den Empfehlungen der Weltgesundheitsorganisation (WHO) sind mindestens 60 Minuten moderate bis intensive körperliche Aktivität pro Tag zu empfehlen. Dafür müssen Sie sich nicht übermäßig anstrengen und auch nicht unbedingt das Haus verlassen. Denn allein der Weg zum Fitnessstudio und zurück ist vielen Menschen schon zu viel Aufwand. Umso besser, wenn sich Bewegung ganz leicht in den Alltag integrieren lässt (dazu mehr auf den folgenden Seiten). Denken Sie daran: Jede Form von zusätzlicher Bewegung wirkt sich auf die Gesundheit, auf das Herz-Kreislauf-System, auf den Stoffwechsel, auf die Muskeln und die Knochengesundheit aus. Und jede Minute, die Sie in Ihren Körper investieren, verzögert das Altern und hält Sie länger jung!

BRINGEN SIE SCHWUNG IN IHREN ALLTAG

Wenn Sie Bewegung mit aller Selbstverständlichkeit in Ihren Alltag integrieren, brauchen Sie (fast) kein zusätzliches Sportprogramm. Selbst im Sitzen ist der Körper keineswegs zum Nichtstun verurteilt. Hier gibt's meine Tipps für zwischendurch.

1

Zähneputzen mit Mehrwert

Haben Sie schon mal das Zähneputzen ausfallen lassen, weil Sie einfach keine Lust dazu hatten? Wahrscheinlich nicht, denn das ist ein festes Ritual. Verbinden Sie deshalb das morgendliche Zähneputzen mit Bewegung. Wippen Sie zum Beispiel mit den Füßen auf und ab. Versuchen Sie, auf einem Bein zu stehen. Oder machen Sie Kniebeugen, bis die Zähne blitzblank sind.

2

SITZ-TRAINING

Sie arbeiten überwiegend am Schreibtisch? Das ist kein Grund, jeden Tag acht Stunden bewegungslos auf den Computer zu starren. Ziehen Sie auf dem Bürostuhl fünfmal hintereinander die Knie immer wieder hoch und senken Sie sie wieder ab. Wenn Sie sitzen, rollen Sie den Fuß ab, sodass abwechselnd die Zehen und die Ferse den Boden berühren. Das aktiviert die Muskelvenenpumpe.

3

TREPPEN STEIGEN

Fährt hier irgendwo ein Aufzug hoch? Suchen Sie nicht mehr danach. Überlassen Sie Fahrstühle denen, denen es egal ist, ob sie schneller altern oder nicht. Nehmen Sie die Treppe, auch wenn Sie zwischendurch mal stehen bleiben und sich ausruhen müssen. Sie werden sehen, dass Sie mit jeder Treppe, die Sie nehmen, nachweislich fitter werden.

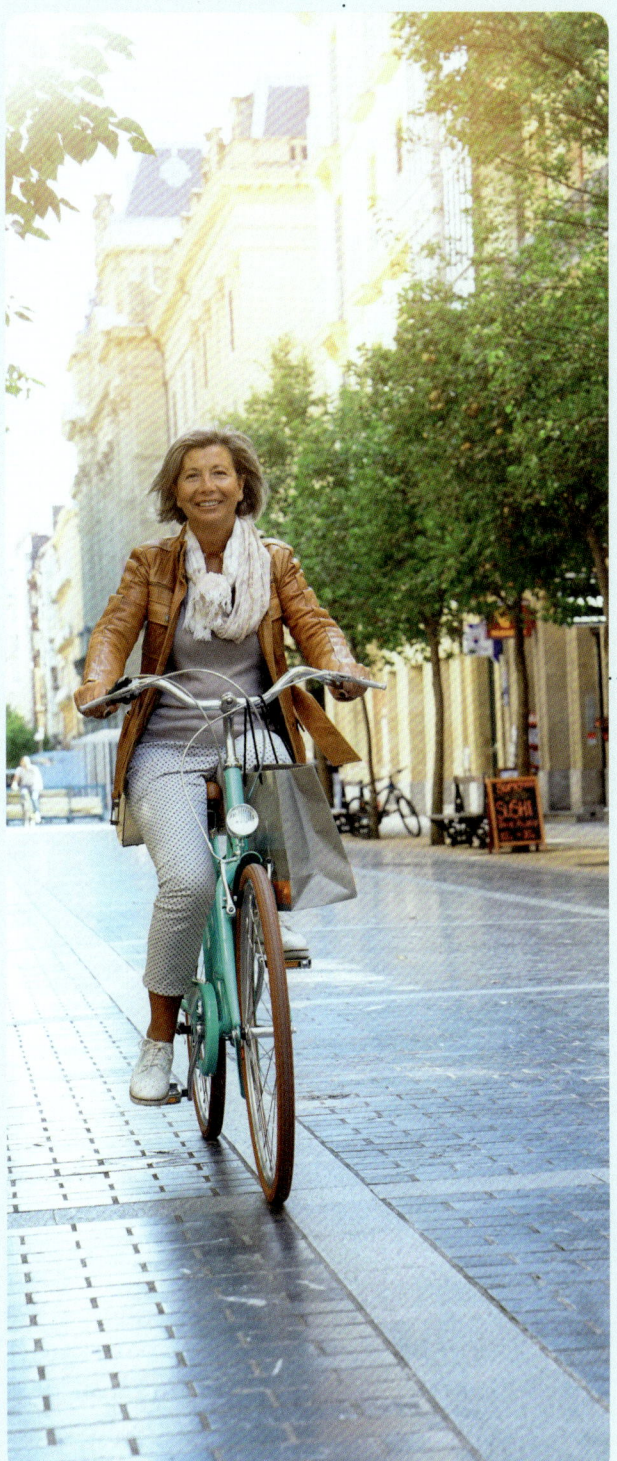

4

RAUF AUFS RAD

Müssen Sie wirklich für jede kleine Strecke ins Auto steigen? Nutzen Sie lieber häufiger das Fahrrad. Wenn Sie Radeln nicht als Sport betreiben, sondern nach zusätzlichem Nutzwert suchen, überlegen Sie, auf welchen Strecken es Fitnessgerät und Lastenesel zugleich sein kann. Fahren Sie zum Beispiel mit dem Fahrrad zum Einkaufen. Sie wohnen nicht auf dem platten Land? Dann bedenken Sie, dass Berge im Zeitalter von E-Bikes keine Ausrede mehr sind. Den E-Motor müssen Sie natürlich nur zuschalten, wenn Sie es ohne nicht schaffen.

5

Ab nach draußen

Lange essen, noch einen Nachtisch verdrücken und mit den Kollegen in der Kantine plaudern? Schade, wenn Sie nach stundenlanger Büroarbeit auch die Mittagspause im Sitzen verbringen. Nutzen Sie sie lieber, um nach dem Essen noch eine Runde nach draußen zu gehen. Vielleicht können Sie die Pause auch nur mit Bewegung verbringen und das Essen ausfallen lassen, wenn sich das mit einer Form des Intervallfastens (siehe Seite 39) verbinden lässt?

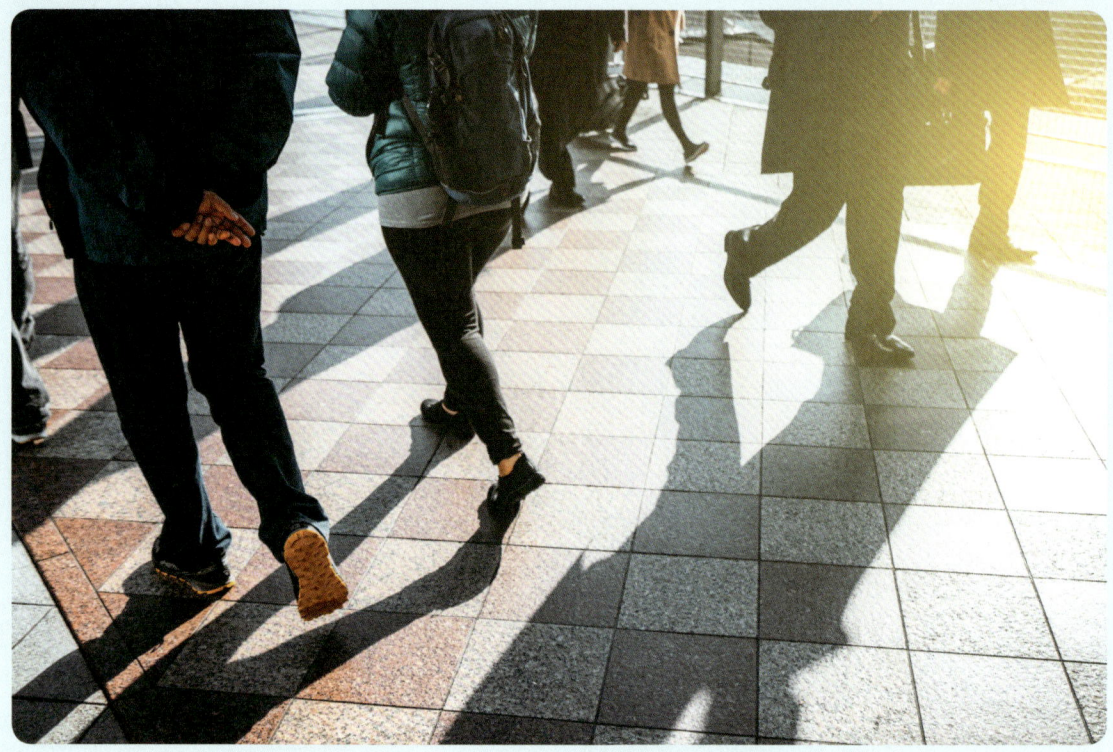

7

JEDER SCHRITT ZÄHLT

Legen Sie sich einen Schrittzähler zu. Finden Sie damit erst einmal heraus, wie viele Schritte Sie im ganz normalen Alltag zurücklegen. Dann setzen Sie sich ein klares Ziel: Ich möchte jeden Tag 10 000 Schritte machen. Steigern Sie sich von Tag zu Tag oder von Woche zu Woche, bis Sie das Ziel erreicht haben. Bleiben Sie dann regelmäßig dabei.

6

Steh-Training

Wenn Sie stehen müssen, zum Beispiel im Supermarkt an der Kasse, spannen Sie Ihre Gesäßmuskulatur an, ziehen Sie Ihr Becken nach vorn und stellen Sie sich vor, dass Sie Ihren Bauchnabel zum Rücken ziehen. Halten Sie die Muskeln 10 Sekunden, entspannen Sie anschließend und wiederholen Sie die Übung so lange, bis Sie dran sind.

8

AUFSTEHEN, BITTE!

Bleiben Sie nicht stundenlang sitzen, um für Bewegungsabwechslung auf die Pause zu warten. Stehen Sie mindestens alle 30 Minuten für eine Minute auf. Gelegenheiten ergeben sich von allein. Besuchen Sie Kollegen, statt sie anzurufen. Stehen Sie beim Telefonieren auf. Benutzen Sie die Toilette, die zwei Stockwerke höher liegt. Übrigens: Viele Betriebe erlauben auch das Arbeiten an Stehpulten.

9

Spannung auf der Couch

Klar, nach einem langen und anstrengenden Tag haben Sie es sich verdient, sich auch mal auf die Couch zu legen und zu entspannen. Das dürfen Sie auch. Doch Sie sollten dabei nicht ganz untätig bleiben. Spannen Sie im Liegen zwischendurch immer wieder mal Ihren ganzen Körper an. Oder Sie legen sogar zwischendurch ein paar Sit-ups hin.

10

MUSIK ALS MOTIVATION

Versüßen Sie sich die täglichen Bewegungseinheiten mit Musik. Erstens macht das gute Laune und zweitens dient es als Motivationsschub. Sobald der erste Ton erklingt, gibt es keinen Aufschub mehr. Es geht los. Übrigens: Auch Hausarbeit lässt sich mit Musik als Work-out erledigen, wenn Sie dabei immer auf die Körperspannung achten und mit geradem Rücken in die Hocke gehen, statt sich gebückt nach unten zu beugen.

MEIN WORK-OUT
FÜR ZU HAUSE

Sie wissen es ja bereits: Sie müssen in Sachen Bewegung nicht allzu viel tun, um lange jung und fit zu bleiben, doch Sie sollten regelmäßig aktiv sein. Mit wenigen Übungen trainieren Sie Muskeln, Ausdauer, Beweglichkeit und Koordination. Hier stelle ich Ihnen mein persönliches Work-out vor.

Aufwärmen ist aus verschiedenen Gründen wichtig. Wie das Wort schon sagt, wird der Körper damit auf Betriebstemperatur gebracht. Das Herz-Kreislauf-System, die Muskeln, die Bänder und die Gelenke kommen in Schwung. Das ist wichtig für den ganzen Organismus, denn beim Aufwärmen steigt die Körpertemperatur auf 38,5 bis 39 °C. Das ist der Bereich, in dem alle physiologischen Prozesse im Körper am effektivsten ablaufen. Gleichzeitig steigt die Herzfrequenz; Abfallprodukte des Stoffwechsels können effektiver abgebaut werden, was einer Übersäuerung der Muskulatur entgegenwirkt. Weil wir intensiver atmen, verbessern sich die Sauerstoffversorgung, die Durchblutung sowie der Kohlendioxidabbau des Körpers. Das Verletzungsrisiko wird geringer. Aufwärmen ist also gut und richtig.

Am Anfang keine Pflicht

Je intensiver Sie trainieren, desto besser muss das Aufwärmprogramm sein. Doch es ist bei meinem Work-out am Anfang keine Pflicht. Meine Übungen sind normale Bewegungen, die so intensiviert werden, dass sie die Muskulatur stärken und das Körperbewusstsein verbessern. Wenn Sie schon sehr lange gar nichts mehr gemacht haben, fangen Sie ruhig erst mal mit drei Übungen an, zum Beispiel mit Dips, Beckenlift und Plank – gerne anfangs mit jeweils nur ei-

nem Durchgang. Sie werden nach fünf Minuten fertig sein und wahrscheinlich noch nicht einmal ins Schwitzen kommen. Auch wenn es zunächst etwas anstrengend sein sollte, werden Sie bald feststellen, dass Sie täglich Fortschritte machen; die ersten drei Übungen werden Ihnen dann sehr leicht fallen. Dafür müssen Sie sich nicht unbedingt aufwärmen. Mir ist es wichtig, dass Sie überhaupt erst mal anfangen und merken, wie gut Bewegung tut.

Springen mit Musik

Wenn Sie dann später mehr machen, sollten Sie sich vor jedem Work-out aufwärmen. Dafür gibt es verschiedene Möglichkeiten. Wenn Ihre Kniegelenke fit genug sind, empfehle ich Seilspringen. Das kennen Sie wahrscheinlich noch aus Ihrer Kindheit. Hören Sie dazu Musik und hüpfen Sie fünf bis zehn Minuten. Sie können natürlich auch ohne Seil auf der Stelle springen. Das empfiehlt sich insbesondere, wenn Sie keine hohen Zimmerdecken haben. Ganz ohne Geräte tippeln Sie am Anfang wie ein Boxer. Wenn sich die Kondition verbessert, ziehen Sie die Knie immer weiter hoch. Wer nicht gerne springt, kann auch auf der Stelle schnell gehen, laufen oder tanzen. Kreisen Sie dabei die Arme, Hände und Füße, heben Sie die Beine, wie es Ihnen Spaß macht. Strecken Sie sich und bewegen Sie möglichst viele Gelenke.

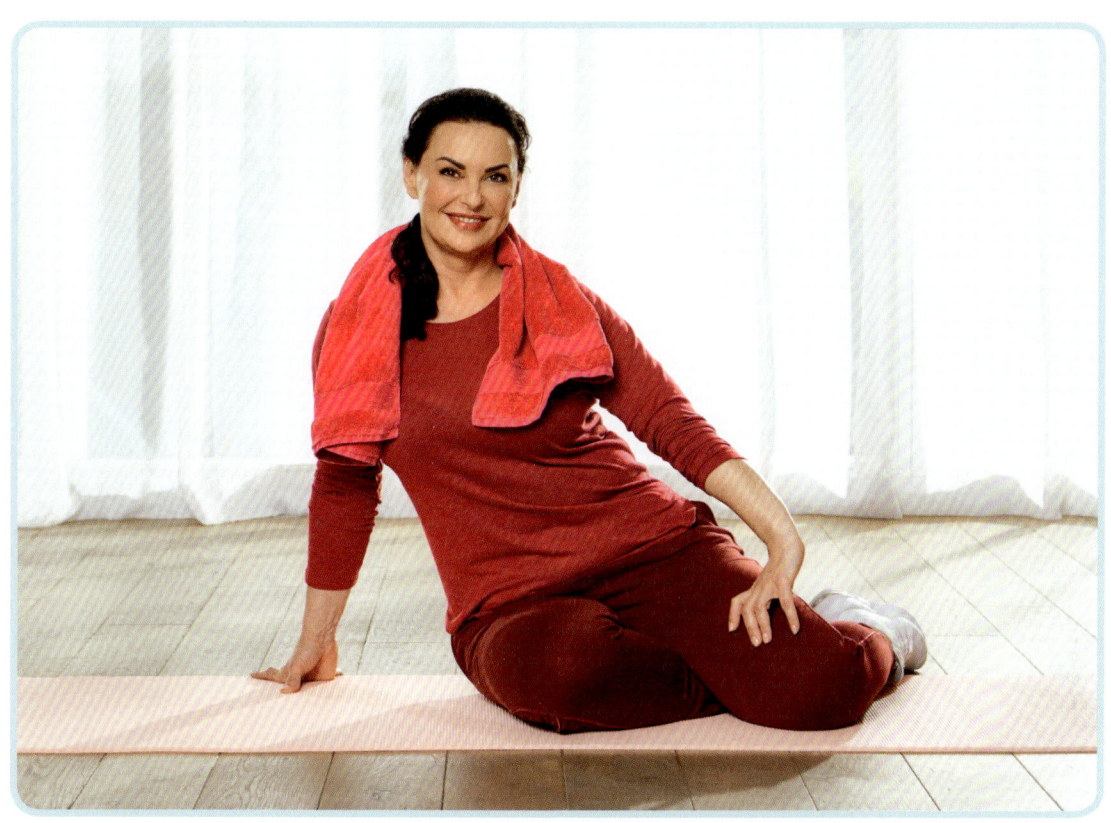

BEWEGUNG: DIE TO-DO-LISTE

» Machen Sie jeden Tag gleich nach dem Aufstehen 5 bis 10 Minuten ausgewählte Übungen oder absolvieren Sie das ganze Programm dreimal pro Woche. Tragen Sie dabei bequeme Kleidung.

» Suchen Sie sich zusätzlich einen Ausdauersport (wie Radfahren, Schwimmen, Wandern), für den Sie zwei- bis dreimal in der Woche aktiv werden.

» Bringen Sie möglichst oft Bewegung in Ihren Alltag. Anregungen finden Sie ab Seite 64.

» Mein Work-out ist für Anfänger und Fortgeschrittene gedacht. Wenn Sie lange nichts gemacht haben, beginnen Sie mit der Anfängervariante. Wenn Sie nicht alles schaffen, machen Sie weniger Durchgänge. Sobald Sie fit genug sind, können Sie zu den Fortgeschrittenen wechseln. Wenn Ihnen auch das zu wenig ist, machen Sie die Übungen länger.

» Absolvieren Sie alle Übungen langsam. Es geht nicht um Tempo, sondern um eine saubere Ausführung.

DIPS AM HOCKER

Diese Übung stärkt den Rücken, die Oberarme und die Schultern. Sie brauchen dafür einen stabil stehenden Hocker oder Stuhl.

ANFÄNGER

Stellen Sie sich mit dem Rücken vor einen niedrigen Hocker. Führen Sie die Hände nach hinten und stützen Sie sich schulterbreit auf dem Hocker ab. Gehen Sie mit den Füßen so weit nach vorn, bis die Beine im rechten Winkel gebeugt sind. Setzen Sie die Füße mit der ganzen Sohle auf den Boden. Senken Sie den Körper nah am Hocker ab und drücken Sie sich dann wieder hoch – und zwar 10-mal nacheinander, dann legen Sie eine kurze Pause von max. 1 Minute ein – und anschließend absolvieren Sie nochmals 10 Wiederholungen.

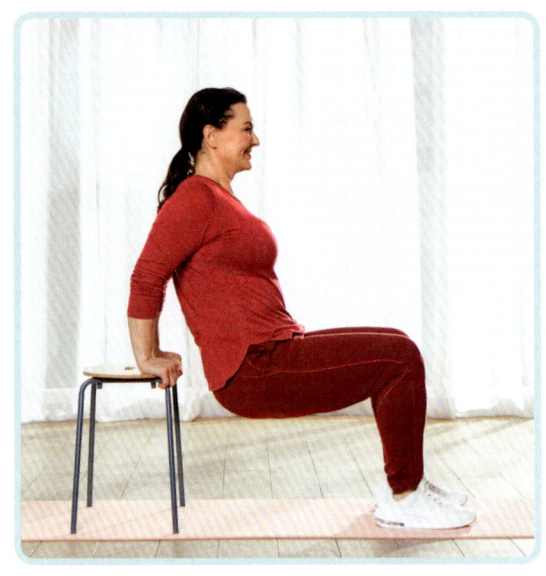

FORTGESCHRITTENE

Stellen Sie sich mit dem Rücken vor einen niedrigen Hocker. Führen Sie die Hände nach hinten und stützen Sie sich schulterbreit auf dem Hocker ab. Gehen Sie mit den Füßen so weit nach vorn, bis die Beine gestreckt sind. Dabei berühren nur die Fersen (und nicht der ganze Fuß) den Boden. Heben und senken Sie den Körper 10-mal, dann machen Sie eine kurze Pause und danach noch zwei Durchgänge mit je 10 Wiederholungen und einer Pause. Insgesamt drücken Sie sich also 30-mal hoch und machen drei Pausen.

ARM- UND BEINHEBEN IM VIERFÜSSLERSTAND

Hiermit stärken Sie Rumpf, Rücken, Po, Bauch und Beine und trainieren gleichzeitig das Gleichgewicht, die Koordination und die Stabilisierung.

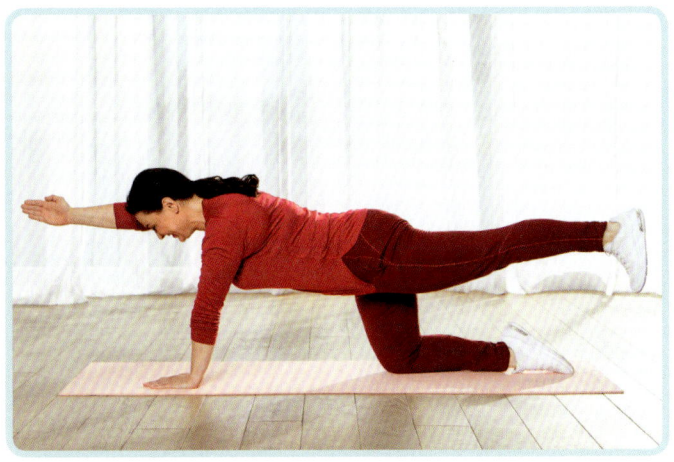

ANFÄNGER

Begeben Sie sich in den Vierfüß-lerstand. Achten Sie darauf, dass die Knie unterhalb der Hüfte und die Hände unterhalb der Schultern stehen. Strecken Sie jeweils einen Arm und das gegenüberliegende Bein lang aus, der Fuß ist ange-winkelt. Halten Sie diese Position für 10 Sekunden. Wiederholen Sie dies 3-mal, bevor Sie die Seite wechseln und ebenfalls 3 Wieder-holungen machen.

> **Tipp für Anfänger und Fortge-schrittene:** Legen Sie ein kleines Kissen unter die Knie.

FORTGESCHRITTENE

Begeben Sie sich in den Vierfüßlerstand. Achten Sie darauf, dass die Knie unterhalb der Hüfte und die Hände unterhalb der Schultern stehen. Strecken Sie einen Arm und das gegenüber-liegende Bein lang aus. Der Kopf bleibt dabei gerade entlang der Körperachse, der Blick ist zum Boden gerichtet. Nun führen Sie Ellen-bogen und Knie unter dem Körper zusammen und strecken den Arm und das Bein wieder aus. Wiederholen Sie dies 10-mal, bevor Sie die Seite für ebenfalls 10 Wiederholungen wechseln.

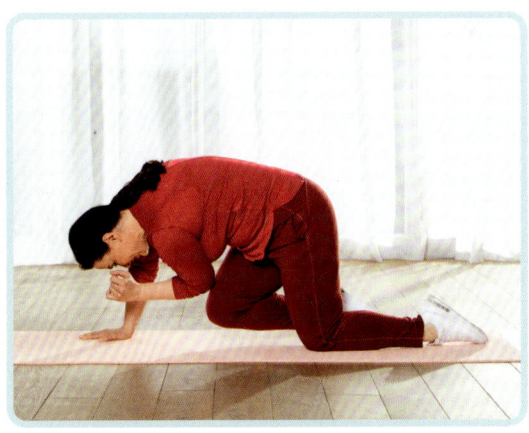

BECKENLIFT

Der Beckenlift ist ideal, um das Gesäß zu straffen, den unteren Rücken zu stärken und die Oberschenkelrückseite zu trainieren.

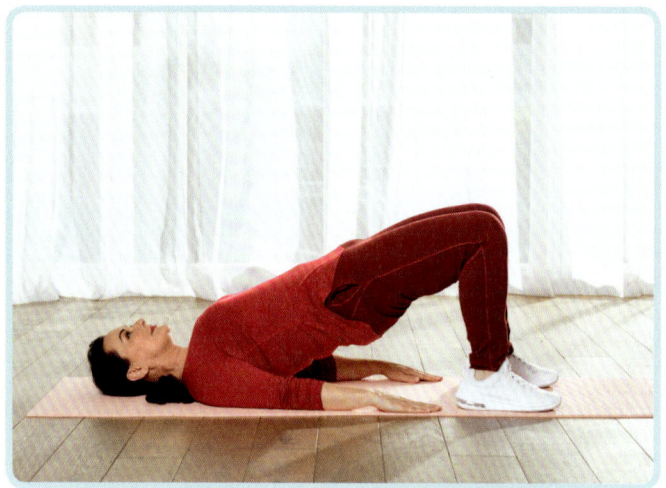

ANFÄNGER

Legen Sie sich auf den Rücken, ziehen Sie die Füße an und stellen Sie sie flach auf den Boden. Schieben Sie die Hüfte nach oben, bis Oberschenkel und Oberkörper eine gerade Linie bilden. Senken Sie nun das Becken ab, ohne mit dem Gesäß den Boden zu berühren, und heben Sie es wieder hoch. Wiederholen Sie das Heben und Senken 10-mal, machen Sie dann eine kurze Pause, bevor Sie nochmals 10 Durchgänge absolvieren.

FORTGESCHRITTENE

Legen Sie sich auf den Rücken, ziehen Sie die Füße an und stellen Sie sie flach auf den Boden. Heben Sie ein Bein und strecken Sie es durch Richtung Decke. Drücken Sie nun die Hüfte nach oben, bis sich eine gerade Linie von den Knien bis zu den Schultern bildet, bevor Sie sie wieder absenken. Wiederholen Sie das Heben und Senken 10-mal, dann wechseln Sie die Seite und heben das andere Bein 10-mal hoch.

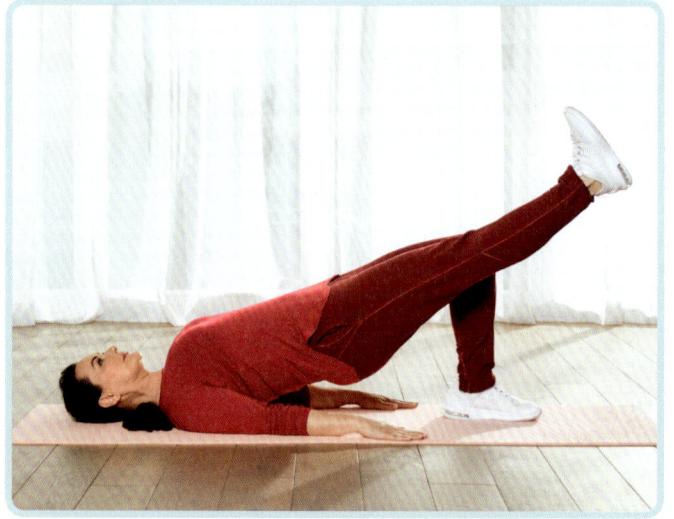

ÜBUNG FÜR DEN BAUCH

Mit dieser Übung stärken Sie die Bauchmuskulatur. Wie effektiv die Übung wirkt, hängt davon ab, wie intensiv Sie sie ausführen.

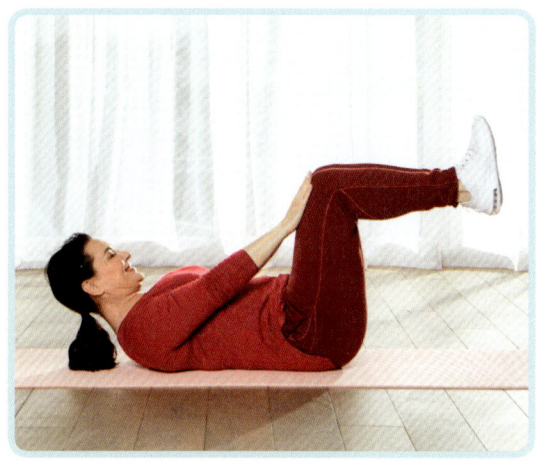

ANFÄNGER

Legen Sie sich auf den Rücken und ziehen Sie beide Knie an. Heben Sie dabei den Kopf und die Schultern vom Boden ab. Jetzt drücken Sie oberhalb der Knie fest gegen die Oberschenkel. Versuchen Sie, 10 Sekunden lang so intensiv wie möglich zu drücken. Dann machen Sie eine kurze Pause und wiederholen das Drücken noch 2-mal jeweils 10 Sekunden lang.

FORTGESCHRITTENE

Legen Sie sich auf den Rücken. Heben Sie Kopf, Schultern, Arme und ein Bein etwa im rechten Winkel vom Boden ab. Jetzt drücken Sie mit dem gegenüberliegenden Arm oberhalb des angehobenen Knies 10 Sekunden lang möglichst fest gegen den Oberschenkel. Dann wechseln Sie die Seite, ebenfalls 10 Sekunden lang. Wiederholen Sie das Drücken auf jeder Seite, sodass jede Seite 20-mal gedrückt wird.

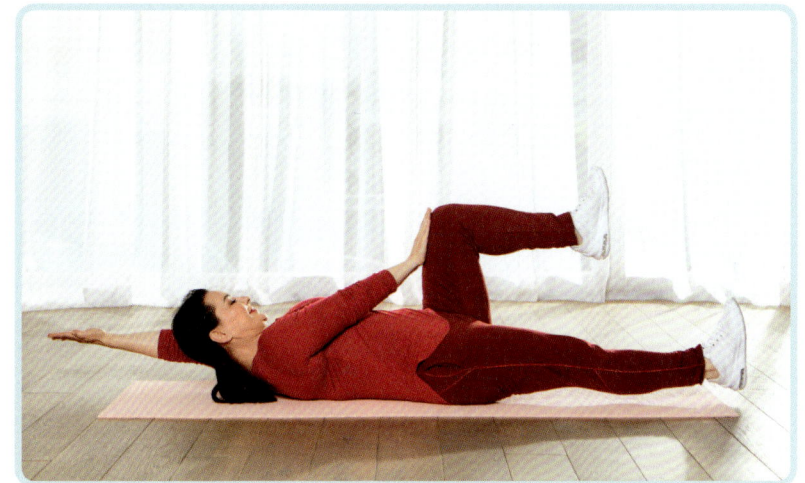

AUSFALLSCHRITTE

Jetzt sind die Beine dran. Mit Ausfallschritten nach hinten wird die Beinmuskulatur gestärkt und das Gleichgewicht trainiert.

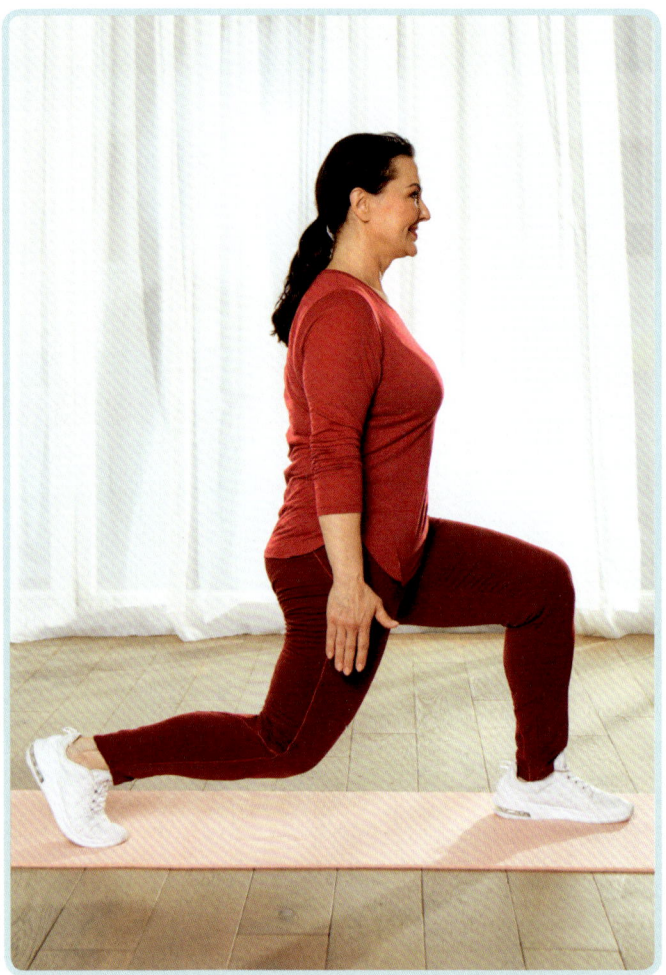

ANFÄNGER

Stellen Sie sich so auf, dass die Füße schulterbreit stehen. Jetzt machen Sie 2-mal 10 Ausfallschritte nach vorn – also 10 mit dem rechten und 10 mit dem linken Bein. Senken Sie den Körper dabei möglichst weit nach unten, sodass das hintere Knie fast den Boden berührt. Strecken Sie die Arme eventuell zur Seite, um das Gleichgewicht leichter zu halten.

FORTGESCHRITTENE

Absolvieren Sie die Übung genauso wie die Anfängervariante, aber machen Sie insgesamt 20 Ausfallschritte nicht nach vorn, sondern nach hinten, also jeweils 10 mit dem rechten und 10 mit dem linken Bein.

KNIEBEUGEN MIT UND OHNE HOCKER

Kniebeugen sind die Königsübung. Sie trainieren den Körper umfassend und stärken Bauch, Beine, Gesäß, Knie und Hüfte.

ANFÄNGER

Stellen Sie sich mit dem Rücken vor einen Hocker oder Stuhl Die Füße stehen parallel in Schulterbreite, die Knie zeigen in die gleiche Richtung wie die Fußspitzen. Nun tun Sie so, als ob Sie sich hinsetzen. Sie dürfen den Hocker nur kurz mit dem Gesäß antippen und müssen sich dann wieder aufrichten. Halten Sie den Rücken gerade. Beim Aufrichten strecken Sie die Arme nach vorn und atmen ein, beim Hinsetzen führen Sie die Arme zum Körper und atmen aus. Machen Sie die Kniebeuge 20-mal.

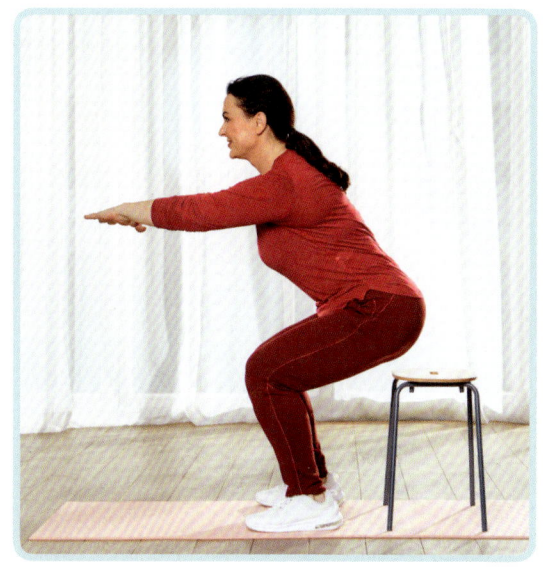

FORTGESCHRITTENE

Machen Sie die gleiche Übung wie die Anfänger, aber ohne Hocker oder Stuhl. Schieben Sie das Gesäß nach hinten und senken Sie es so tief wie möglich. Halten Sie den Rücken gerade und die Arme nach vorn. Die Fersen bleiben auf dem Boden. Machen Sie diese Form von Kniebeugen in zwei Durchgängen mit jeweils 10 Wiederholungen.

PUSH-DOWNS

Ob Bauch, Rücken, Beine, Hüfte, Schultern, Brust oder Gesäß – während Sie auf dem Bauch liegen, wird der Körper umfassend gestärkt und gestreckt.

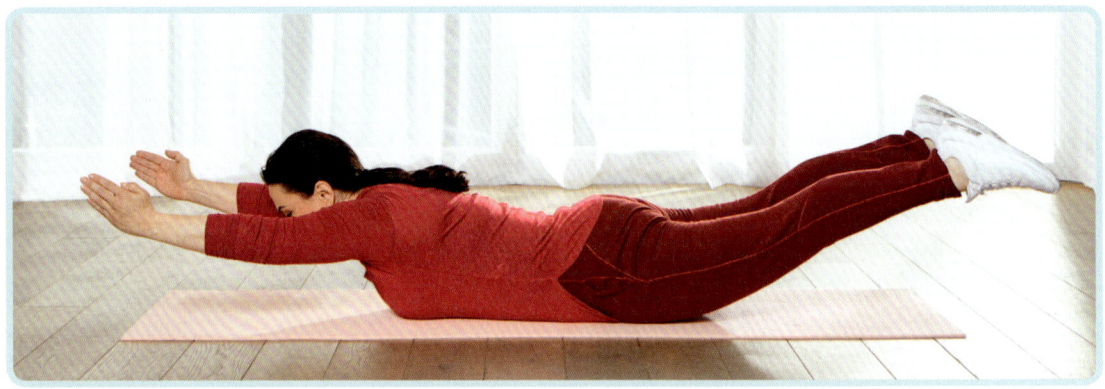

ANFÄNGER

Legen Sie sich auf den Bauch. Strecken Sie die Arme nach vorn und die Beine nach hinten. Der Blick geht zum Boden. Nun heben Sie Arme und Beine gleichzeitig an. Halten Sie die Arme und Beine 10 Sekunden lang hoch, dann wieder absenken. Das machen Sie 3-mal nacheinander.

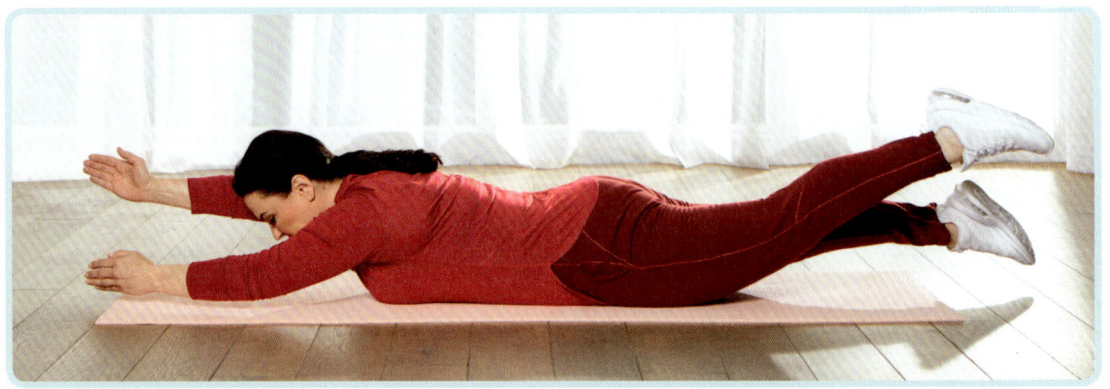

FORTGESCHRITTENE

Führen Sie diese Übung genauso aus wie die Variante für Anfänger, doch diesmal bewegen Sie sich dabei. Heben Sie abwechselnd das linke Bein und den rechten Arm und das rechte Bein und den linken Arm – insgesamt 3-mal 20 Sekunden lang.

UNTERARMSTÜTZ (PLANK)

Zum Abschluss kommen Sie mit dieser supereffektiven Ganzkörperübung noch mal richtig ins Schwitzen.

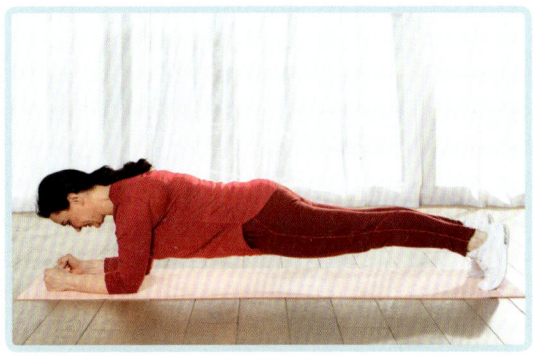

ANFÄNGER

Legen Sie sich auf den Bauch und winkeln Sie die Unterarme in Schulterhöhe an. Spannen Sie den ganzen Körper an und drücken Sie ihn hoch, sodass nur noch die Zehen und die Unterarme den Boden berühren. Versuchen Sie, die Position 10 Sekunden lang zu halten. Dann machen Sie eine Pause und versuchen es erneut. Wenn Sie 10 Sekunden gut schaffen, steigern Sie sich auf 15, danach auf 20 Sekunden. Achten Sie darauf, dass Sie nicht ins Hohlkreuz gehen.

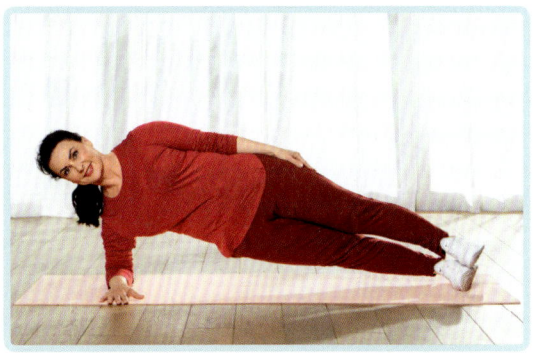

Für den seitlichen Plank legen Sie sich auf die Seite und heben den Körper seitlich an – und zwar einmal auf der linken und einmal auf der rechten Seite. Versuchen Sie, diese Position jeweils 20 Sekunden zu halten.

FORTGESCHRITTENE

Fortgeschrittene toppen den Stütz aus der Anfängervariante, indem sie aus dem seitlichen Unterarmstütz heraus das obere Bein und den oberen Arm heben. Steigern Sie sich wie bei den Anfängern: Versuchen Sie zuerst, auf jeder Seite 2-mal 10 Sekunden zu halten, dann 15 und dann 20.

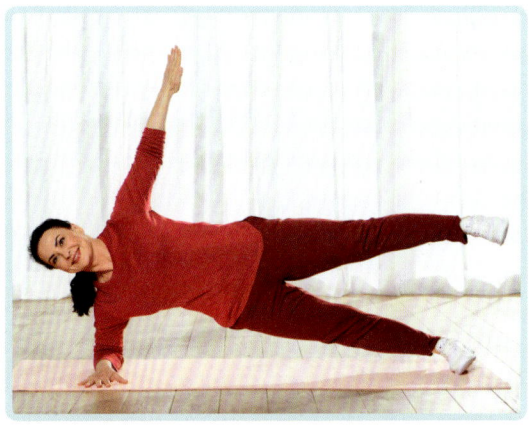

INNERE BALANCE:
MIT FREUDE DURCH DEN ALLTAG

Anti-Aging findet nicht nur im Körper, sondern auch im Kopf statt. Zuversicht, Lebensfreude, der richtige Umgang mit Stress und die Fähigkeit, Gewohnheiten zu verändern, lassen sich in jedem Alter erlernen – und beflügeln den Alltag in der zweiten Lebenshälfte.

Ich soll mein Leben ändern? Aha, und jetzt kommt wieder jemand, der mir sagt, wie das geht? Vielleicht ist das Ihre erste Reaktion, wenn Sie ein Buch wie dieses in die Hand nehmen. Sie spüren eine innere Abwehr? Schließlich wissen Sie selbst, was gut für Sie ist, und haben wenig Lust, sich von jemand anderem belehren zu lassen. Ehrlich gesagt: Das kann ich gut verstehen, wenn Sie befürchten, dass von jetzt an alles vorbei sein soll, was Ihnen Spaß macht und was zu einer lieb gewonnenen Gewohnheit geworden ist, mit der Sie sich in den letzten Jahren und Jahrzehnten komfortabel eingerichtet haben. Wenn Sie befürchten, dass Sie Ihre Lebensstrategien grundsätzlich ändern müssen, um länger jung zu bleiben, haben Sie möglicherweise Recht (ich kenne Ihren bisherigen Lebensstil ja nicht). Dennoch sollten Sie weiterlesen. Denn vermutlich wird es ja doch nicht so schlimm, wie Sie befürchten.

POSITIVE ERWARTUNGEN AN DIE ZUKUNFT

Ich gehe mal davon aus, dass Sie mit einer bestimmten Erwartung in diesem Buch blättern. Eine „Erwartung" impliziert oft, dass etwas nicht so ist, wie es sein sollte, oder dass es mindestens einen Bedarf gibt, etwas zu verbessern.

Das können völlig unterschiedliche Dinge sein. Vielleicht sind Sie rundum zufrieden in Ihrem Berufsalltag, merken aber, dass Ihre Kräfte nachlassen, während Ihnen der Job zunehmend Spaß macht. Nun fragen Sie sich, was Sie tun können, damit Sie nicht vorzeitig in Rente müssen, sondern stattdessen vielleicht noch ein paar Jahre dranhängen dürfen? Oder Ihr Ziel ist genau das Gegenteil: möglichst bald raus aus der zermürbenden Jobroutine und rein in die große Freiheit, in der Sie gesund und munter selbst bestimmen können, was Sie den ganzen Tag tun.

Reisen, studieren, länger arbeiten?

Eventuell wollen sie auch noch einmal ganz neu durchstarten, sich ohne finanziellen Druck mit einer Idee selbstständig machen, merken aber, dass Ihnen dafür zu oft die Puste ausgeht? Vielleicht haben Sie auch andere große Pläne, wollen das tun, was Sie Ihr Leben lang nicht konnten, weil einfach die Zeit fehlte: viel reisen, die Welt kennenlernen, mehr Zeit mit Freunden verbringen, ein Fernstudium anfangen, sich für den Umweltschutz engagieren, Kinder unterrichten, im Süden überwintern oder im Sommer einen Dreitausender besteigen? Eventuell warten Sie auf Enkel oder haben schon welche und möchten noch viel unbeschwerte Zeit mit ihnen verbringen?

Wir haben heute viele Möglichkeiten

Nicht auszuschließen, dass Sie sich Ihr bisheriges Leben lang über Komplimente zu Ihrem guten Aussehen gefreut haben und diese auf keinen Fall missen möchten, nur weil Sie älter werden. Oder Sie leben in einer so glücklichen Partnerschaft, dass es zu Ihren großen Zielen gehört, Ihren Liebsten oder Ihre Liebste das Leben bis ans Ende Ihrer Tage schön zu machen und möglichst lange zusammen auf der Welt zu bleiben. Ich kann natürlich nicht ausschließen, dass auch das Gegenteil der Fall sein kann. Sie würden eigentlich gerne Ihre zermürbende Partnerschaft beenden, finden aber aus Angst vor Veränderungen nicht den Mut dazu, obwohl Ihnen klar ist, dass es nur besser werden kann. Die Möglichkeiten sind vielfältig.

Die Bonusjahre erfüllend gestalten

Manche möchten in ein Haus im Grünen ziehen, um einen Garten anzulegen. Andere wollen die lange lustlos gepflegte Grünfläche vor den Toren der Stadt endlich aufgeben, um barrierefrei mitten in der City zu leben und sich ins Kulturleben zu stürzen. „Ich würde ja gerne noch weiter arbeiten, aber nicht mehr so viel", lautet ein Wunsch, den viele Best Ager äußern. Auch ein Ehrenamt steht hoch im Kurs bei der Frage, wie sich die geschenkten Jahre erfüllend gestalten lassen. Für viele stellt sich allerdings ein ganz anderes Problem: Sie haben noch gar keine Pläne, wissen aber, dass ein Alltag ohne Ziele ganz schön langweilig sein kann. Also stellt sich die Frage: Was fange ich an mit meinen Bonusjahren?

Auf die innere Einstellung kommt es an

Sie sehen: Gleichgültig, was Sie vorhaben, alles setzt voraus, dass Ihnen Ihre Gesundheit und Ihre innere Einstellung nicht im Weg stehen. Insofern hat es sich schon mal gelohnt, dass Sie dieses Buch noch nicht zur Seite gelegt haben.

Denn mein Ziel ist es, Ihnen ein breites Spektrum an Empfehlungen zu geben, um Ihnen ein langes junges Leben zu ermöglichen.

BESTMÖGLICHE GRUNDLAGE AUF ALLEN EBENEN

Wer allerdings meint, das spiele sich nur auf körperlicher Ebene ab, der irrt. Natürlich ist es wichtig, dem Körper auf allen Ebenen die bestmögliche Grundlage zu bieten, um die Regenerationsfähigkeit aufrechtzuerhalten. Aber das allein reicht nicht. Die Kraft der Gedanken ist nicht nur entscheidend, damit Sie sich wohlfühlen, sie hat noch eine andere Bedeutung: Die mentale Ausrichtung, die Vision der besten Version Ihrer selbst und der Umgang mit Stress während der alltäglichen großen und kleinen Herausforderungen des Alltags bestimmen darüber, wie die biochemischen Prozesse im Organismus ablaufen.

Negativer Stress führt zu Misserfolgen

Wer kennt das nicht? Der Körper sieht nicht mehr so aus, wie er noch vor wenigen Jahren aussah. Der Rettungsring um den Bauch war früher auch nicht da. Bewegungen fallen zunehmend schwerer, was dazu führt, dass wir immer bequemer werden. Die Hosen von damals passen längst nicht mehr. Und neue zu kaufen, macht auch nicht so richtig Spaß. Also entschließt man sich zu einer Ernährungsumstellung. Das Fett soll weg oder zumindest weniger werden. Sie bemühen sich eifrig, stellen die Ernährung konsequent um, treiben genug Sport, die Energiebilanz stimmt (Sie verbrauchen mehr, als Sie essen) – und trotzdem klappt es nicht mit dem Abnehmen? Was läuft falsch? Dieses Phänomen erlebe ich bei meinen Patienten häufig. Im Gespräch in meiner Praxis fällt auf, dass die Tage vieler Menschen von negativem Stress überschattet sind. Belastungen im Beruf, private Probleme, Partnerschaftskonflikte und so manches Mal auch existenzielle Sorgen prägen den Alltag. Es zeigt sich, dass es nicht allein der Körper ist, auf den eingegangen werden muss. Die Psyche spielt eine mindestens ebenso große Rolle.

Patientengeschichte

Wie Stress und seelische Probleme das Abnehmen verhindern

Kürzlich stellte sich eine neue Patientin bei mir vor. Die 56-Jährige wollte abnehmen und zeigte mir anhand eines Ernährungstagebuchs, wie sie sich ernährt. Alles war perfekt. Es hätte gar nicht besser sein können. Sie hatte alle erdenklichen Aspekte beachtet: zwei Mahlzeiten und eine Zwischenmahlzeit mit jeweils fünf Stunden Esspause, kein Essen mehr nach 17 Uhr, Frühstück erst morgens um acht. Die Mahlzeiten enthielten viel Gemüse, veganes und nicht veganes Eiweiß, einmal am Tag, meist zum Frühstück, gab es 200 Gramm Kohlenhydrate. Die Patientin trieb jeden Tag Sport und machte dabei abwechselnd eine halbe Stunde Ausdauer- und eine ganze Stunde Muskelaufbautraining. Ein halbes Jahr zuvor hatte sie sich einer sogenannten bariatrischen Operation unterzogen. Das heißt, dass aus einem Magen ein Schlauchmagen gemacht wurde, der weniger Nahrung aufnehmen kann als ein normaler Magen, damit der Patient Gewicht verliert. Ein solcher Eingriff ist eine äußerst drastische, aber wirksame Maßnahme zur Gewichtsreduktion. Danach verlor sie zunächst 18 Kilo, was bei einem Gesamtgewicht von 129 Kilo in Relation zu der Schwere der Operation deutlich

zu wenig ist. Deshalb fragte ich mich: Warum nahm die Patienten nicht ab, obwohl sie sich doch so vorbildlich ernährte und verhielt? Ich fing an, sie nach ihren Lebensumständen zu befragen. Sie war verheiratet, hatte keine Kinder und arbeitete in Vollzeit in einer großen Firma als Chefsekretärin. Wir kamen schnell ins Gespräch und ich erfuhr immer mehr widrige Umstände, die ihr das Leben schwer machten.

Ihre Ehe war nur noch eine zweckgebundene Lebensgemeinschaft. Ihr Partner vermittelte ihr das Gefühl, sie nicht mehr zu lieben. Die beiden stritten sich täglich und sie war sicher, dass er ihr nicht mehr treu war. Dass das Paar keine Kinder hatte, war nicht geplant. Die Kinderlosigkeit wurde zum Problem. Ihr Mann und sie hatten am Anfang der Ehe ihre beruflichen Ziele in den Vordergrund gestellt. Als beide über 40 waren und ihre beruflichen Ziele erreicht hatten, bemühten sie sich vergeblich um Nachwuchs, was eine schmerzhafte Lücke hinterließ. Beruflich hatte meine Patientin zwar die Position erreicht, die sie sich immer gewünscht hatte. Sie kam mit dem Chef sehr gut klar, wurde aber von den Kollegen gemobbt. Das belastete sie massiv. An manchen Tagen kam sie morgens kaum aus dem Bett, litt unter Kopfschmerzen und Durchfall, wenn sie ins Büro musste. Außerdem war ihre Mutter vor einem Jahr gestorben. Den Tod hatte meine Patientin noch nicht verarbeitet. Deshalb ging ich hauptsächlich auf die Psyche ein. Es war wichtig, den Stress und den Druck, den sie sich machte, zu reduzieren und ihr zu helfen, wieder Freude in den Alltag zu bringen. Sie lernte mithilfe von Trancereisen, entspannter zu werden, das Leben langsam wieder zu genießen und die Angst vor Veränderungen zu überwinden.

Innerhalb eines halben Jahres nahm die Patientin 23 Kilo ab. Das war für sie vorher nicht möglich, obwohl sie ihren Lebensstil so konsequent geändert hatte. Denn anhaltender körperlicher und mentaler Stress kann trotz gesunder Ernährung und ausreichender Bewegung verhindern, dass jemand in der Lage ist, erfolgreich abzunehmen und Muskeln aufzubauen.

Ihr Wunschgewicht ist noch nicht erreicht, aber sie hat sich verändert. Die Trennung von ihrem Mann war zunächst belastend, jedoch empfand sie am Ende eine große Befreiung. Sie hatte erkannt, dass das Loslassen notwendig war. Nur so konnte sie sich viel besser auf sich selbst konzentrieren, wieder Glück und Freude empfinden und das auch ausstrahlen. Inzwischen ist sie zuversichtlich, dass sie in absehbarer Zeit ein gesundes Gewicht erreichen wird.

Meine Erfahrung:

Betrachten wir einmal das Wort „Gewichtsverlust". Darin steckt der Begriff „verlieren". Aus Erfahrung kann ich sagen, dass ein Mensch unbewusst nichts verlieren möchte, wenn seine Psyche zu viel zu ertragen hat – auch wenn sein Wunsch, leichter zu werden, berechtigt, gut und richtig ist. Eine Gewichtsreduktion ist ohne eine mentale Entlastung und Entspannung beinahe aussichtslos. Deshalb empfehle ich meinen Patienten gerne autogenes Training, progressive Muskelentspannung nach Jacobson oder Trancereisen. Während beim autogenen Training und bei der progressiven Muskelentspannung die Entspannung über bewusste Körperwahrnehmung funktioniert, entspannt man sich bei Trancereisen allein über die Vorstellung. Bewährt hat sich dabei die Übung „Sicherer Ort" (siehe Kasten rechts).

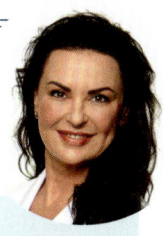

IN GEDANKEN AN EINEM SICHEREN ORT

Für die Übung „Sicherer Ort" bitte ich Patienten, sich einen imaginären Ort vorzustellen, der genauso ist, wie sie ihn sich wünschen. An diesem Ort ist alles, wie es sein sollte, damit man sich darin rundum wohlfühlen kann. Der Ort ist frei nach den persönlichen Bedürfnissen und dem Geschmack des Patienten eingerichtet, er ist gut abgeschirmt von äußeren Faktoren und anderen Menschen und bietet dabei alle Aspekte des Wohlfühlens und der freien Entfaltung. Nachdem dieser sichere Ort so konkret wie möglich gestaltet wurde, bitte ich meine Patienten, sich mental hineinzubegeben und all das zu tun, was ihnen guttut. Das kann zum Beispiel nur ein erholsamer Schlaf sein. Oder die Patienten visualisieren, wie sie sich am besten in einem Konflikt verhalten. Sie können aber auch einfach nur die absolute Ruhe genießen. Ob es um Stress im Beruf oder belastende private Probleme geht: Vor allem bei Patienten, die unter sehr starkem Druck stehen, hat sich diese Übung sehr gut bewährt. Sie berichten, dass sie bereits nach wenigen Minuten nicht mehr so stark angespannt sind und ruhiger werden. Selbst wenn sie sich nur wenige Minuten an ihrem persönlichen sicheren Ort aufgehalten haben, erscheint ihnen die Zeit viel länger, weil die Übung so effektiv wirkt.

ENTSPANNEN MIT EINER ATEMÜBUNG

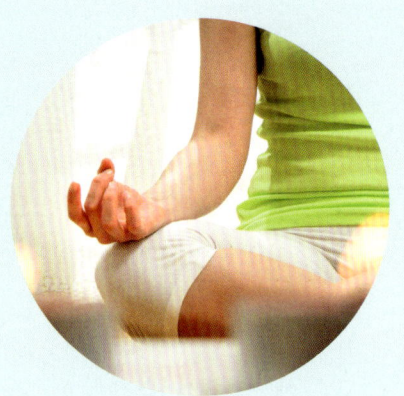

Gezielte Entspannung ist das beste Mittel gegen chronischen Stress, der uns früher altern lässt. Wenn Sie sich noch nicht mit Meditation beschäftigt haben, probieren Sie es zum Einstieg mal mit einer Atemübung.

Für diese Entspannungsübung suchen Sie sich bitte einen ruhigen Platz in Ihrer Wohnung, an dem Sie ungestört sind. Setzen Sie sich mit einem tickenden Wecker vor eine Kerze.

Das brauchen Sie:
+ 1 Kerze oder 1 Teelicht
+ einen tickenden Wecker oder ein Metronom
+ einen Wecker, der nach einer bestimmten Zeit klingelt

So geht's:
❯ Zünden Sie die Kerze an und stellen Sie den Wecker auf 4 Minuten.
❯ Schauen Sie in die Kerze und atmen Sie im Takt des Weckers (oder des Metronoms).
❯ Atmen Sie 4 Sekunden ein, 4 Sekunden aus und halten Sie 4 Sekunden die Luft an.
❯ Bleiben Sie so lange in diesem Rhythmus, bis der Wecker klingelt.

Das klingt sehr einfach. Doch Sie werden bereits beim ersten Versuch feststellen, dass Sie spätestens in der dritten Runde mit den Gedanken wieder woanders sind. Vielleicht geht Ihnen ein Konflikt durch den Kopf. Sie denken an den letzten Abend oder überlegen, was Sie heute einkaufen wollen. Kurzum: Sie sind aus dem Sekundentakt gekommen. Jetzt ist es wichtig, dass Sie nicht aufgeben. Gehen Sie wieder in die Übung zurück und starten Sie neu. Probieren Sie es jeden Tag. Versuchen Sie, sich auf die Atmung zu konzentrieren. Wenn Sie es schaffen, im 4-Sekunden-Rhythmus ein- und auszuatmen, beginnen Sie, sich zu steigern – und zwar folgendermaßen:

❯ Stellen Sie den Wecker auf 5 Minuten und atmen Sie 5 Sekunden lang ein und 5 Sekunden lang aus.
❯ Danach steigern Sie sich auf 6 Minuten mit jeweils 6 Sekunden und danach auf 7 Minuten mit jeweils 7 Sekunden Ein- und Ausatmen.
❯ Vergessen Sie bei der Übung nicht, in die Flamme zu blicken.

Warum funktioniert das?
Über die Atmung gelangen Sie in eine tiefe Entspannung. Sie ist das Bindeglied zwischen Bewusstsein und Unterbewusstsein. Der Blick in die Flamme, ein gleichmäßiger hörbarer Sekundentakt und die regelmäßige Atmung führen jeweils für sich genommen schon zu einer Entspannung. Mit dieser einfachen Übung können Sie sich aus jeder Situation herausholen, die Sie als stressend empfinden. Danach werden sie sich wieder ruhig und „geerdet" fühlen.

DIE ANGST VOR DEM SCHEITERN

Wer sich Gedanken über mögliche Veränderungen macht, wird nicht verhindern können, dass ihm ein ungutes Gefühl im Nacken sitzt. Das ist Angst. Die Angst zu scheitern oder – noch schlimmer – die Angst, erneut zu scheitern. Vor allem, wenn die Erfahrung schon einmal oder mehrmals gezeigt hat, dass alle Bemühungen nicht den gewünschten Erfolg gebracht haben. Den Satz „Ich habe Angst zu scheitern" höre ich von meinen Patienten sehr oft. Die Realität zeigt, dass dies auch für persönliche Projekte zutrifft. Wer abnehmen oder mehr Sport treiben will, beginnt meist mit großem Eifer, verfällt dann aber schnell wieder in alte Muster.

> **» Wer Großes versucht, ist bewundernswert, auch wenn er fällt. «**
>
> Lucius Annaeus Seneca

Die Angst zu scheitern lässt sich auch gleichsetzen mit der Angst, Fehler zu machen. Von klein auf werden wir konditioniert, Fehler zu vermeiden, denn sie gelten als schlecht. Bevor uns etwas nicht gelingt, wir uns lächerlich machen oder gar verletzt werden und es bereuen, sollten wir doch lieber einen sicheren Weg gehen, der zwar nicht vom Erfolg gekrönt ist, dafür aber auch kein Misserfolg wird. Die Konsequenz: Wir halten die Füße still und machen gar nichts. Wer mag schon Menschen, die Fehler machen und leer und ausgepumpt wirken?

Veränderungen erfordern Energie

Dazu kommen weitere Hürden: Sollten wir es doch wagen, mal etwas anders zu machen, als wir es gewohnt sind, kann es durchaus passieren, dass es zu viel Energie raubt. Eigentlich ist alles andere ja schon anstrengend genug: der Zeitdruck unserer Zivilisationsgesellschaft, das Funktionieren-Müssen, die Arbeit und der Alltag an sich. Da können wir es uns ja gar nicht leisten, Energie in ein neues Projekt zu stecken und uns am Ende zu überlasten, um dann in einem Burn-out zu landen. „Wenn man denkt: Was könnte alles passieren? Dann hat man schon den Finger an der Bremse", sagte der Radrennfahrer Erik Zabel. All das bildet unter anderem die Grundlage für die Angst zu scheitern.

Ziele setzen für den Erfolg

Ich möchte Ihnen meine Sicht vorstellen und Sie dazu einladen, sich darauf einzulassen. Körper und Psyche bilden eine Einheit und beeinflussen sich gegenseitig, ob es uns gefällt oder nicht. Daher ist es notwendig, nicht nur am Körper zu arbeiten, um lange gesund und jung bleiben zu können, sondern auch die Seele mit einzubeziehen. Damit ein Projekt gelingen kann, brauchen Sie erst einmal ein Ziel, für das es sich lohnt, sich aus den gewohnten, erlernten oder antrainierten, vermeintlich bewährten Strategien herauszubegeben. Da der alte Weg offenbar nicht ausreichend funktioniert hat oder wenig Erfolg versprechend war, muss ein neuer her. Natürlich ist das – vor allem am Anfang – nicht einfach. Denn dafür muss man bereit sein, „neu" zu lernen. Wie aber alles neu Erlernte wird auch das sehr bald einfach. Wie brachte es Friedrich Nietzsche auf den Punkt? „Neue Wege entstehen, indem wir sie gehen."

Fragen Sie sich selbst: Warum?

Damit ich bereit bin, mich auf etwas Neues einzulassen und die anfängliche Mühe auf mich zu nehmen, muss ich aber zunächst wissen, warum ich überhaupt etwas verändern soll. Ich muss also das übergeordnete Ziel vor Augen haben. Das Ziel, um das es hier geht, lautet: Ich möchte ein langes und gesundes Leben führen und dabei die Vorzüge eines jungen Körpers und Geistes genießen. Beinahe übergangslos schließt sich die nächste Frage an: Warum?

Ein bisschen Verzicht im Hier und Jetzt

Warum ist es mir wichtig, lange jung und gesund zu bleiben? Was fällt mir in meinem jetzigen Leben auf? Was macht mir Sorge hinsichtlich meiner zukünftigen körperlichen und mentalen Gesundheit? Wenn Sie diese Fragen für sich beantwortet haben, sind Sie schon einen großen Schritt weiter. Ein paar Gründe für ein gesundes Älterwerden habe ich am Anfang dieses Kapitels schon genannt. Vielleicht war Ihrer dabei? Oder Ihnen fällt beim Nachdenken noch etwas ganz anderes ein.

> ❯❯ *Wer ständig glücklich sein möchte, muss sich auch oft verändern.* ❮❮
>
> Konfuzius

Die Früchte der Arbeit genießen

Ich habe mein persönliches Warum bereits herausgefunden. Ich möchte die Früchte meines Lebens und Arbeitens noch in hohem Alter genießen können. Ich will auf Reisen gehen und nicht beispielsweise durch Gelenkschmerzen zurückgesetzt werden. Ich möchte mit meinen Enkelkindern spielen können, ohne dabei ständig sagen zu müssen, „Ich bin so müde" oder „Dafür bin ich zu alt". Später möchte ich meine Zeit nicht in Arztpraxen oder Krankenhäusern verbringen müssen, sondern mir selbst aussuchen dürfen, wo ich sein möchte. Um dieses Ziel zu erreichen, bin ich sehr gerne bereit, im Hier und Jetzt auf einiges zu verzichten oder etwas zu verändern. Eine Veränderung muss nämlich nicht bedrohlich sein. Sie kann auch eine sehr beglückende Phase sein, in der wir das Leben besonders intensiv spüren. Das gelingt, wenn wir Entscheidungen, die sich eher auf der Verstandesebene abspielen, in Einklang mit unserer Gefühlswelt bringen und dabei mehr Lebensfreude empfinden als sonst. Dann wird es nicht nur leichter, sondern kraftvoll und schön. Kurzum: Es macht Spaß.

WIE KANN ICH FREUDE IN MEINEN WEG BRINGEN?

Nehmen Sie sich eine Auszeit! Und damit meine ich nicht, dass Sie gleich ein Sabbatjahr einlegen sollten. Nehmen Sie sich von jetzt an jeden Tag eine kleine Auszeit. Lehnen Sie sich zurück und machen Sie einfach mal für ein paar Minuten wirklich gar nichts. Denn nur, wenn sich das bewusste Denken zur Ruhe begibt, kann das Unterbewusstsein heilsam für Sie arbeiten. Lassen Sie Ihre Gedanken schweifen und schauen Sie sich die Bilder an, die vor Ihrem geistigen Auge entstehen. Und jetzt kommt's: Lenken Sie Ihre Gedanken auf Ihre Visionen. Stellen Sie sich vor, wie Sie sich in einem Jahr, in zehn, in 30 oder in mehr Jahren bewegen und fühlen. Stellen Sie sich die beste Version Ihrer selbst vor. Und freuen sich über die Bilder, die Sie vor Ihrem inneren Auge haben.

Bilder verändern die Wahrnehmung

Diese Bilder, die Sie im Kopf haben, und die Gefühle, die Sie mit diesen Bildern verbinden, sind nicht einfach Hirngespinste. Das Gehirn kann nur marginal zwischen tatsächlich gelebter Realität und empfundener beziehungsweise gedachter Realität unterscheiden. Indem Sie denken, sehen und fühlen, was Sie denken, sehen und fühlen möchten, verändern Sie Ihre Wahrnehmung. Das löst biochemische Prozesse aus. Und diese beeinflussen maßgeblich, ob Sie zum Beispiel Serotonin oder Adrenalin ausschütten. Ihre Gedanken und Ihre Wahrnehmung zeichnen Ihre Realität aus.

Probleme als Herausforderungen

Natürlich können Sie nicht die Ereignisse ändern, die passieren. Aber Ihre Wahrnehmung dieser Ereignisse entscheidet darüber, wie Sie sie emotional einordnen. Ihre ganz persönliche Bewertung entscheidet darüber, ob Sie sich mit aller Konsequenz ärgern und das Handtuch werfen oder ob Sie vermeintliche Probleme als Herausforderungen und als Lernen betrachten. Letzteres kann Sie in einen höheren Zustand versetzen, während negative Gefühle Sie zurücksetzen können. Sie allein entscheiden, wie es Ihnen geht. Niemand und nichts anderes!

„Aber ich kann doch nichts dafür"

„Schön und gut, aber ich kann doch nichts dafür, dass andere mir das Leben schwer machen", werden Sie jetzt vielleicht denken. „Dass ich nicht so fit bin wie meine Kollegin. Dass mein Partner in letzter Zeit nervt und meine Arbeit mir schon lange keinen Spaß mehr macht, weil ich meinen Chef nicht mag." Das stimmt. Sie haben wahrscheinlich wirklich keinen Einfluss auf das, was andere tun, aber die Antwort auf die Frage, wie Sie damit umgehen, die haben Sie in der Hand.

Eine Frage der Wahrnehmung

Kürzlich wurde ich gefragt: „Wie verändert sich die Farbe einer Zitrone, wenn Sie eine Brille mit rot getönten Scheiben aufsetzen?" Wissen Sie es? Die Farbe der Zitrone verändert sich natürlich gar nicht. Ich nehme sie nur anders wahr. An der Zitrone kann ich nichts ändern, aber ich entscheide, wie ich sie wahrnehmen und nutzen möchte. Leider stellen sich positive Gedanken und positive Gefühle häufig nicht von allein

ein. Ich empfehle Ihnen, all die schönen Dinge, die Sie in Ihrem Leben haben, zu nutzen. Lassen Sie sich von Menschen inspirieren, die Ihnen guttun. Vielleicht kennen Sie sogar jeman-

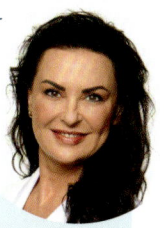

DER ZAUBER EINES NEUAN-FANGS

Kennen Sie dieses Gefühl? „Je älter ich werde, desto schneller vergeht die Zeit", sagen Menschen in den mittleren Lebensjahren häufig seufzend. Sie wissen zwar, dass das nicht sein kann, fragen sich aber, warum Sie es trotzdem so empfinden. Die Erklärung: Die meisten neuen Erfahrungen machen wir im jungen Erwachsenenalter, wenn sich eine Premiere an die nächste reiht. Die erste große Liebe, die erste eigene Wohnung, eine aufregende Reise allein in die Welt, der Einstieg in den Beruf: All das ist spannend und bewegend, weil wir es noch nicht kennen. Erste Male nehmen mit der Lebenserfahrung zwangsläufig ab, denn sie lassen sich nicht wiederholen. Trotzdem können wir auch in der zweiten Lebenshälfte davon profitieren, indem wir immer wieder etwas Neues wagen. Je mehr das ist, desto jünger fühlen wir uns. Also trauen Sie sich ruhig. Verändern Sie Gewohnheiten. Gehen Sie auf Reisen. Entdecken Sie Neues. Tun Sie mal Dinge, die Sie noch nie gemacht haben. Das wird Ihre Lebenszeit gefühlt verlängern.

den, der bis ins hohe Alter fit und frisch seinen Weg geht. Sprechen Sie mit ihm oder ihr. Fragen Sie ihn oder sie nach den Kraftquellen. Was bereitet diesen Menschen Freude? Halten Sie sich dagegen von Menschen fern, die Ihnen Energie entziehen, sodass Sie sich danach erschöpft und ausgelaugt fühlen.

Mit Leichtigkeit und Leidenschaft

Schauen Sie sich Kinder an. Mit welcher Leichtigkeit sie Neues lernen. Mit welcher Freude sie spielen, auf Bäume oder Klettergerüste klettern und dabei gar nicht merken, dass sie Sport treiben. So kann es Ihnen auch gehen, wenn Sie Ihre selbst gesteckten Aufgaben mit Leichtigkeit und Leidenschaft bewältigen. Schauen Sie sich Ihre innere Einstellung an und verändern Sie sie so, wie es nötig ist, damit Sie unbeschwert an Ihr Ziel kommen. Nutzen Sie alle Kraftquellen, bringen Sie Farbe in Ihr Leben, umgeben Sie sich mit angenehmen Gerüchen und hören Sie oft die Musik, die Sie mögen. Weitere Tipps, wie Sie mehr Freude in Ihr Leben bringen, finden Sie ab Seite 90.

Große Ziele in kleine Etappen zerlegen

Wichtig ist, dass Sie eines dabei nicht vergessen: Gehen Sie in kleinen Schritten vor. Fragen Sie sich: Wo stehe ich jetzt? Wo liegt mein Ziel? Haben Sie schon einmal versucht, viel auf einmal zu erreichen? Mal ehrlich, hat es funktioniert? Je länger der Weg zwischen dem Ist-Zustand und dem Ziel-Zustand ist, desto größer erscheint der Berg und desto unüberwindbarer wird er. Ich habe in der Vergangenheit 35 Kilo Körperfett reduziert. Hätte ich dieses Vorhaben als ein einzelnes Projekt betrachtet, wäre ich wahrscheinlich verzweifelt und hätte gesagt: „Das geht nicht. Ich werde scheitern. Das will ich nicht. Also lasse ich es!" Deshalb habe ich mir nicht alles auf einmal vorgenommen, sondern mir gut erreichbare Zwischenziele gesetzt.

Jeder Schritt zählt als Erfolg

Sicher wissen Sie schon, worauf ich hinauswill. Teilen Sie Ihren Weg in erreichbare Ziele. Fangen Sie bei der Ernährungsumstellung nicht damit an, alles in Ihrem Haushalt zu entsorgen und ein komplett neues Küchensortiment zu kaufen. Stattdessen ersetzen Sie zunächst das ein oder andere Lebensmittel oder ein ganzes Gericht durch ein neues Lebensmittel oder Gericht. Starten Sie, indem Sie auch einfach mal etwas weglassen. Es ist durchaus denkbar, mal ein Abendessen in der Woche ausfallen zu lassen. Stattdessen könnten Sie etwas Schönes mit Ihren Liebsten unternehmen. Jedes erreichte Ziel – und sei es noch so klein – gibt Ihnen ein positives Gefühl und bestätigt Sie in Ihrem Weg. Mit jedem erreichten Meilenstein kommen Sie Ihrem übergeordneten Ziel ein Stück näher.

STRESS: FLUCH UND SEGEN ZUGLEICH

Hört sich das für Sie jetzt wie Stress an? Stress! Allein das Wort kann ein Erfolgskiller sein, wenn es für Sie negativ belegt ist. Stress bewirkt dann, dass Sie selbst erreichte Ziele nicht genießen, weil sich sofort neue Probleme auftun beziehungsweise Sie die Ziele so empfinden, weil Sie sie nicht als positive Herausforderungen sehen. Negativer Stress bringt nicht nur Ihr übergeordnetes Ziel ins Schwanken, er reduziert Ihre Lebensqualität auch auf körperlicher Ebene. Wann immer ich Kollegen sagen höre: „Vermeiden Sie Stress", weiß ich, dass es ein gut gemeinter Rat ist, aber selbst ich schüttele dann den Kopf und frage mich: „Wie denn? Stress kommt einfach!"

In ausgeprägter Alarmbereitschaft

Lassen Sie mich etwas ausholen, um zu erklären, wie Stress im Körper wirkt und was er mit unseren Zellen macht. Jede Herausforderung

VERHALTENSÄNDERUNGEN LEICHT GEMACHT

Sie möchten Gewohnheiten verändern? Das ist gar nicht so einfach. Denn Motivation allein ist in vielen Fällen nicht genug. Das Verhalten folgt bestimmten Mustern und lässt gute Vorsätze schnell vergessen. Lesen Sie hier, wie Ihnen die Erkenntnisse der Wissenschaft helfen können.

1 Mit Plan in den Tag

Starten Sie nicht planlos in den Tag. Konzentrieren Sie sich schon frühmorgens auf alle Vorsätze, die Sie im Laufe der nächsten 24 Stunden umsetzen wollen. Das verhindert, dass jeder gute Vorsatz sofort von Dingen mit höherer Prioritätsstufe verdrängt wird.

2 Neue Routine mit alter verbinden

Entwickeln Sie neue Routinen, indem Sie Verhaltensänderungen mit Dingen verbinden, die Sie ohnehin jeden Tag machen, ohne darüber nachzudenken. Dazu gehören zum Beispiel: kurzes Muskeltraining für die Beine, während Sie Zähne putzen, ein Spaziergang in der Mittagspause oder der Weg zur Arbeit mit dem Fahrrad.

3 Fragen nicht erlaubt

Erlauben Sie Ihrem inneren Schweinehund keine Grundsatzfragen wie „Willst du wirklich ins Fitnessstudio gehen?" oder „Willst du bei diesem Wetter wirklich vor die Tür?". Das bringt Sie nur aus dem Konzept. Gehen Sie einfach los und denken Sie nicht länger darüber nach.

4 Start an guten Tagen

Probieren Sie neue Verhaltensweisen an Tagen aus, an denen es Ihnen gut geht. Nutzen Sie das Wochenende oder einen Urlaubstag, wenn Sie nicht gestresst sind. Denn Druck an anderen „Baustellen" schwächt die Willenskraft.

5 Die Umgebung gestalten

Nutzen Sie die sogenannte Stimuluskontrolle. Darunter versteht man in der Psychologie, dass jeder sein Verhalten beeinflussen kann, indem er optimale Bedingungen dafür schafft, verlockenden Stimuli zu widerstehen. Kaufen Sie zum Beispiel keine Süßigkeiten, wenn Sie keine essen wollen. Oder legen Sie die leckeren Kekse zumindest außer Sichtweite. Frieren Sie Essensreste ein, damit Sie nicht weiteressen, nur weil noch etwas da ist.

> **» Das Glück im Leben hängt von den guten Gedanken ab, die man hat. «**
>
> Marc Aurel

im Alltag versetzt uns in eine mehr oder weniger stark ausgeprägte Alarmbereitschaft. Ist der Alarmpegel besonders hoch (weil wir zum Beispiel extrem stark unter Druck stehen), produziert der Organismus mehr Stresshormone in Form von Cortisol und Adrenalin. Das kennen Sie bestimmt aus eigener Erfahrung: Sie spüren, wie Ihr Herz pocht. Der Blutdruck steigt. Die Gefäße verengen sich, die zentralen lebenswichtigen Organe werden besser durchblutet, während die Durchblutung der Peripherie auf ein Mindestmaß gedrosselt wird. Sie fühlen sich bedroht, alles ist auf Abwehr eingestellt. Das ist erst einmal nicht schlecht. Denn es sicherte uns Menschen in grauer Vorzeit und Tieren heute noch das Überleben.

Stress setzt Energiereserven frei

Tatsächlich ist Stress eigentlich etwas Gutes. Er bringt uns in Hochspannung und setzt Energiereserven frei. Wir werden ausgesprochen leistungsfähig und sind – je nach Reiz – zu außerordentlichen Dingen fähig. Dies gilt aber nur für einen kurzen Zeitraum. Wir kennen das aus der Tierwelt. Wenn eine Antilope sieht, dass ein Löwe auf sie zurennt, aktiviert sie alle Energiespeicher. Es werden Stresshormone freigesetzt, die ihr ganz besondere Kräfte verleihen. Die Antilope rennt so schnell wie nie zuvor, denn es geht schließlich um ihr Leben. Sobald sie aber aus der Gefahrenzone heraus ist, fängt sie wieder an zu grasen, wird ruhig und verhält sich, als wäre nichts gewesen.

„Ich ertrage die Belastungen nicht mehr"

Wir Menschen sind nicht anders. Wir begegnen einem Stressor – das kann durchaus der Wecker am frühen Morgen sein -, springen aus dem Bett und fangen unmittelbar an, alle anstehenden Aufgaben abzuarbeiten. Wenn diese den ganzen Tag dauern und wir keine Pause

machen, dann bleibt auch der Stress mit seinen Stresshormonen den ganzen Tag auf mehr oder weniger hohem Niveau im Körper. Er hört oft erst dann auf, wenn wir uns wieder ins Bett legen. Das kann nicht gesund sein und ist nicht gesund. Patienten berichten in meiner Praxis oft: „Ich bin so erschöpft, obwohl ich genug schlafe." Oder: „Ich ertrage die ganz normalen Belastungen des Alltags, über die ich früher gelacht habe, nicht mehr." Oder: „Ich habe keine Lust mehr, Freunde zu treffen, etwas zu unternehmen, meinem Hobby nachzugehen." Oft werden Krankheiten hinter dieser mentalen Erschöpfung vermutet, was aber sehr häufig „lediglich" das Resultat eines anhaltend hohen Stresslevels ist. Gleichzeitig ist Stress nicht nur ein empfundenes Gefühl – Stress kann wirklich körperlich krank machen.

Akuter Stress versus Dauerstress

Denn es gibt einen großen Unterschied zwischen kurzem, belebendem Stress, der durchaus guttun und uns zu großartigen Leistungen beflügeln kann, und negativem, krank machendem Dauerstress. Schlechte Stressreaktionen beschleunigen den biologischen Alterungsprozess. Die betroffenen Patienten sehen müde und blass aus. Zu große Belastungen und die damit verbundene Überdosis an Stresshormonen verkürzt die Telomere, während eine kleine Dosis sie nicht gefährdet. Im Gegenteil: Ein Wechsel aus Anspannung und Entspannung stärkt den Körper und hält uns fit. Erst chronischer Stress, der sich über viele Jahre hinzieht, bringt uns in Gefahr. Es nützt aber auch nichts, allein auf mentaler oder psychotherapeutischer Ebene daran zu arbeiten, ohne auf den Körper einzugehen. Neben den Möglichkeiten, die ich Ihnen in diesem Kapitel dazu aufzeige (gesunde Ernährung, Sport und Bewegung, Hormone), ist bereits der erste Schritt auf der mentalen Ebene wichtig.

Jeder hat Einfluss auf seinen Stress

Vergessen Sie nicht: Sie haben Einfluss auf Ihren Stress. Selbst wer längeren Drucksituationen ausgesetzt ist, muss sich nicht hilflos damit abfinden. Chronischer Stress lässt uns nicht zwangsläufig schneller altern. Es gibt Menschen, die auch unter Dauerbelastung nicht krank werden, weil sie auf gesunde Weise mit ihrem Stress umgehen. Das heißt: Jeder kann lernen, unter seinem persönlichen Druck nicht zusammenzubrechen, sondern ihn als Energiequelle zu nutzen. Wie funktioniert das? Eine Studie zeigte, dass der Umgang mit den Herausforderungen den Unterschied macht. Dafür mussten Frauen sich einem Standard-Stresstest unterziehen und vor zwei Forschern eine Reihe von Aufgaben lösen, die hochgradig dazu geeignet sind, Stress auszulösen. Sie sollten zum Beispiel Rechenaufgaben im Kopf lösen oder in kurzer Zeit einen Vortrag vorbereiten und den sofort danach aus dem Stegreif halten. Die Forscher verhielten sich abwertend, runzelten die Stirn, tuschelten oder schüttelten den Kopf. Kein Wunder, dass alle Probanden Stress empfanden. Doch nicht jeder reagierte gleich stark. In der Analyse zeigte sich: Wer im Alltag unter Dauerstress steht, geht eher davon aus, dass er scheitern wird. Das vergrößert die Angst. Die Betroffenen gerieten früher und heftiger in Not; sie fühlten sich schon beim Gedanken an die Aufgaben bedroht. Also zu einem Zeitpunkt, zu dem ihnen noch gar nichts passiert war.

Bedrohung oder Herausforderung?

Das führte dazu, dass sie die typischen Stressreaktionen zeigten und sich sofort innerlich abschotteten, während die Probanden, die keinen chronischen Stress hatten, eher die Herausforderungen sahen und sich nach dem Motto „Ich versuche es mal" den Aufgaben stellten. Sie konnten sich besser konzentrieren und schnitten auch besser ab. Die Telomere der Probanden bestätigten die Erwartungen: Wer Stress als Bedrohung empfindet, hat kürzere Telomere; wer ihn als Herausforderung sieht, verfügt über längere. Dieses Phänomen zeigt sich übrigens auch in Alltagssituationen sehr häufig. Wer mit der Einstellung „Ich schaffe das sowieso nicht" an eine Aufgabe herangeht, scheitert eher. Stress vermeiden funktioniert selten. Aber Stress und Stressoren wahrnehmen und abwägen, ob „das Ganze den Stress wert ist", ist ein Anfang. Schauen Sie sich nicht nur das an, was noch zu machen oder zu erreichen ist, sondern betrachten Sie mal, was Sie schon alles erreicht haben. Erkennen Sie, welche „Diamanten" Sie in sich tragen. Immer noch haben Sie die Stärke, sich weiterzuentwickeln. Sind das nicht großartige Aussichten?

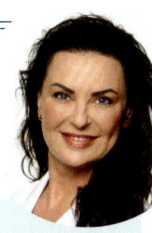

BLICK ZURÜCK AUF ERFOLGE

Legen Sie Ihren Fokus auf die Dinge, die Ihnen gelungen sind, und Sie werden feststellen, dass vielmehr in Ihnen steckt, als Sie glauben. Es nützt nichts, in eine Kluft zu schauen, aber es hilft Ihnen, sich die Erfolge anzusehen, die Sie erreicht haben. Und allein schon das reduziert Ihren mentalen Druck. Alles, was Sie brauchen, tragen Sie längst in sich. Es lohnt sich, sich neu zu entdecken und sich seiner Fähigkeiten bewusst zu werden. Fangen Sie jetzt damit an. Denn „irgendwann" kann niemals oder auch zu spät sein.

BRINGEN SIE MEHR FREUDE IN IHR LEBEN

Von jetzt an ein bisschen mehr Freude ins Leben bringen? Das ist weder ein Hexenwerk noch eine Frage des Alters. Wenn Sie ein paar Tipps beherzigen und sich zur Gewohnheit machen, werden Sie sich glücklicher fühlen. Hier gebe ich Ihnen zehn einfache Anregungen.

1

Seien Sie dankbar

Aus der Psychologie ist bekannt, dass jemand gelassener und freundlicher ist, wenn er die guten Seiten des Lebens mit Dankbarkeit betrachtet. Ihnen fällt spontan gar nichts ein, wofür Sie dankbar sein sollten? Dann stellen Sie sich vor, Sie müssten Ihr Leben jemand anderem schmackhaft machen. Was wäre ein gutes Verkaufsargument? Wie würden Sie es formulieren? Zum Beispiel, dass Sie in einer besonders schönen Gegend leben, einen unkündbaren Job haben oder auf besonders gute Freunde vertrauen können.

2

AKZEPTIEREN, WAS MAN NICHT ÄNDERN KANN

Es gibt viele Dinge, die außerhalb des eigenen Einflussbereichs liegen. Statt sich immer wieder neu darüber zu ärgern, nehmen Sie an, was Sie nicht ändern können, und machen Sie sich das Leben damit leichter. Dazu gehören etwa diese Tatsachen: Die Welt ist nicht gerecht. Jeder Mensch ist anders. Eine absolute Sicherheit gibt es nie. Jeder macht Fehler. Vergangenes lässt sich nicht mehr ändern.

3

ABWECHSLUNG TUT GUT

Durchbrechen Sie öfter mal gewohnte Muster. Damit trainieren Sie die Fähigkeit, neue Gewohnheiten als interessant statt als beängstigend zu erleben. Gehen Sie durch Straßen Ihrer Stadt, in denen Sie noch nie waren. Räumen Sie ein paar Möbel in Ihrer Wohnung um. Sie werden feststellen: Abwechslung tut gut!

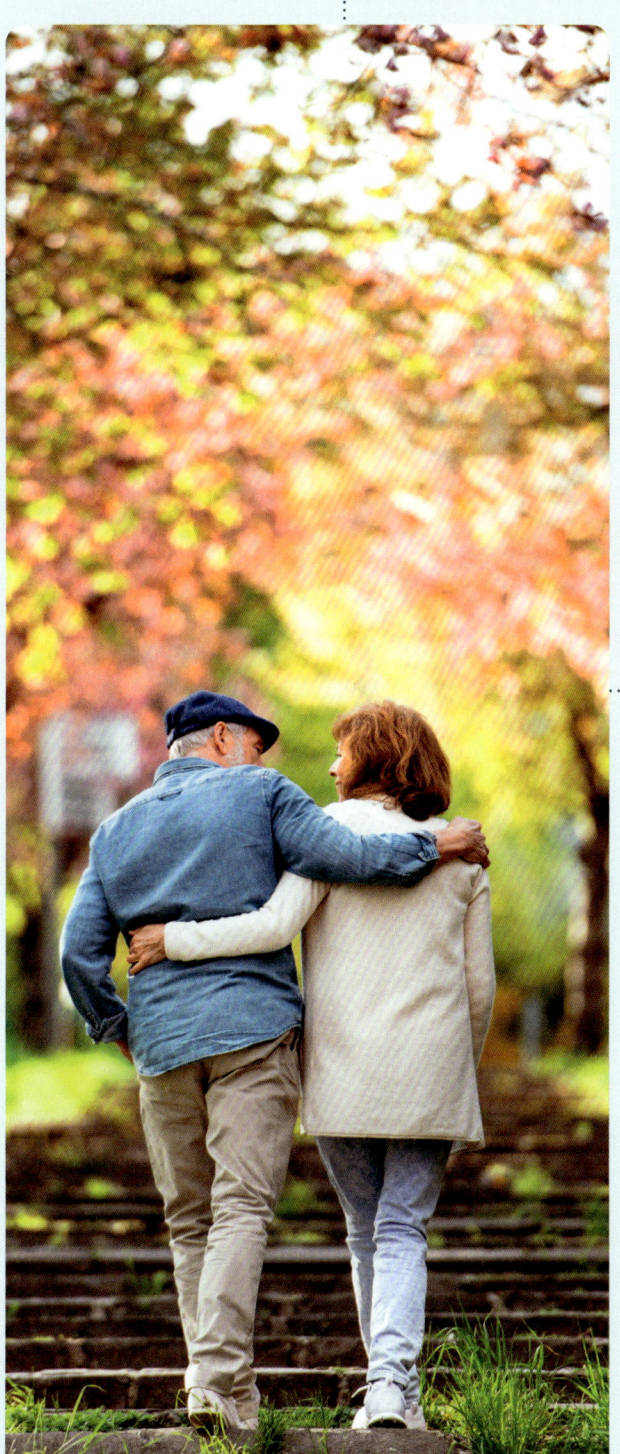

4

IN DIE NATUR GEHEN

Ein kurzer Spaziergang im Grünen wirkt
Wunder. Erleben Sie Naturgeräusche, frische
Luft, Sonnenstrahlen oder den Duft nach
einem Regenguss – all das sind Dinge, die
aus unserem Alltag immer mehr verschwinden. Dabei fördern Naturerlebnisse die seelische und körperliche Gesundheit und wecken
positive Gefühle in uns. Ärger und Stress
verflüchtigen sich.

5

Verzeihen können

Sie haben etwas gemacht, worüber andere sich
ärgern, sodass sie jetzt schmollen? Ihnen ist
ein Fehler passiert, für den Sie sich schämen?
Sie haben mehr erwartet, als Sie bekommen
konnten, und sind jetzt in Grollstimmung?
Dann heißt es: schnell wieder raus aus der
Abwärtsspirale. Hinfallen, aufstehen, weitermachen – das ist eine Eigenschaft, die glücklich macht. Verzeihen Sie anderen und sich
selbst. Alles andere geht nach hinten los. Ein
„Okay, ist dumm gelaufen, aber jetzt blicken
wir nach vorn" kostet nichts und hinterlässt
bei allen Beteiligten gute Gefühle.

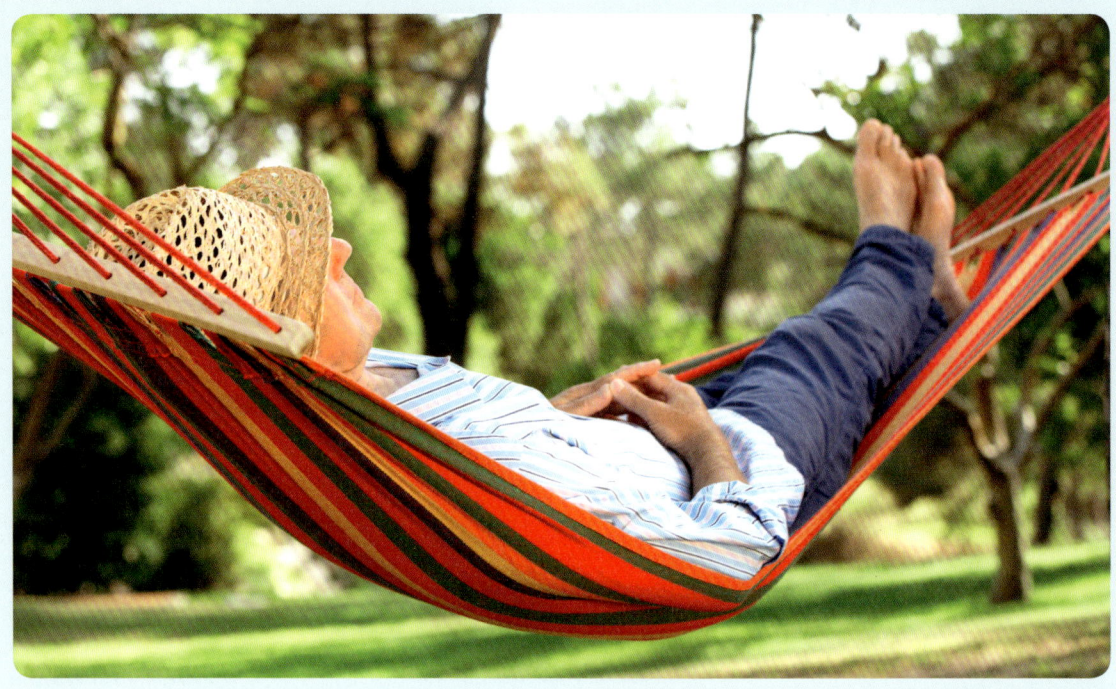

7

IM HIER UND JETZT
LEBEN

Schön, wenn Sie in der Vergangenheit viel Erfreuliches erlebt haben und gerne daran denken. Ebenfalls prima, wenn Sie tolle Pläne für die Zukunft haben. Doch denken Sie nicht ständig daran. Denn in der Vergangenheit zu leben, lenkt genauso von der Gegenwart ab wie das ewige Verschieben von guten Vorsätzen in die Zukunft.

Die Kunst des Glücklichseins besteht darin, im Hier und Jetzt zu leben und den Moment zu genießen. Schaffen Sie sich Gelegenheiten dazu, indem Sie sich immer wieder kurze Auszeiten erlauben.

6

Herausfinden, was Spaß macht

Wissen Sie eigentlich, was Sie so richtig gerne tun? Spontan keine Idee? Dann greifen Sie zu Stift und Zettel und zwingen Sie sich zum Aufschreiben. Es liest ja keiner. Ohne schlechtes Gewissen ausnahmsweise mal Schokoladenkekse essen? Richtig schön kitschige Kinoschnulzen gucken? Himbeereis mit Sahne genießen? Irgendetwas wird Ihnen einfallen. Natürlich sollten Sie das nicht den ganzen Tag tun (dann verliert es ohnehin seinen Reiz). Doch kleine Ich-mache-was-ich-will-Highlights versüßen den Alltag.

8

EINE LEIDENSCHAFT HABEN

Es kann ein Hobby, ein Beruf, eine freiwillige Aufgabe oder eine kreative Tätigkeit sein. Wenn es Ihnen gelingt, möglichst oft etwas zu machen, das Sie gerne tun, ist das ein großes Plus. Eine echte Leidenschaft erkennen Sie daran, dass Sie sich so in eine bestimmte Tätigkeit vertiefen, dass Sie die Welt um sich herum vergessen. Das setzt ungeahnte Kräfte frei und beflügelt zu tollen Leistungen.

9

Perspektivenwechsel

Sie haben ein Problem? Stellen Sie sich vor, Ihre beste Freundin oder Ihr bester Freund hätte das gleiche und erzählt es Ihnen. Was würden Sie raten? Im Zweifelsfall wahrscheinlich das Naheliegende: Soooo schlimm ist das doch gar nicht. Schlaf mal eine Nacht drüber und dann sehen wir weiter. Der Trick dabei: Andere betrachten wir wohlwollender als uns selbst. Das kann helfen, auch über die eigenen Probleme leichter hinwegzukommen.

10

AUF DIE WORTWAHL ACHTEN

Sie möchten besser essen, mehr Sport treiben oder etwas anderes schaffen, für das Sie Ihren inneren Schweinehund überwinden müssen? Betrachten Sie das nicht als lästige Pflicht oder als Strafe für früheres Fehlverhalten, indem Sie sich sagen: „Ich muss darauf verzichten. Ich bin ja jetzt leider gezwungen, Sport zu treiben." Formulieren Sie es stattdessen positiv: „Ich kann jetzt eine Runde laufen gehen", „Ich will den Apfel essen und nicht die Kekse". Das ändert zwar nichts an den Tatsachen, aber es hilft Ihnen, Ihre Einstellung dazu zu verbessern.

BEDROHLICHE ZUKUNFT?
SO BLEIBEN SIE GELASSEN

Partnerschaft, Geld im Alter, die letzten Berufsjahre, Rente – die Aussicht aufs Älterwerden schürt nicht nur Ängste um die Gesundheit, sondern auch in anderen Lebensfragen. Doch mit der richtigen Einstellung lässt sich auch hier ganz viel erreichen.

Schlechte Beziehungen, Altersarmut, das Gefühl, nicht mehr dazuzugehören, oder ein Leben ohne erfüllende Aufgaben – die Perspektiven auf die letzten Jahrzehnte sind nicht immer rosig. Partnerschaften kommen in die Jahre und stehen vor neuen Herausforderungen. Im Rentenalter müssen die meisten mit weniger Geld auskommen. In den letzten Berufsjahren fühlen sich viele Menschen unwohl, weil sie den Anforderungen des digitalen Wandels nicht mehr gewachsen sind. Und ist der ersehnte Renteneintritt dann erreicht, droht die große Leere. Auch bei diesen berechtigten Sorgen gilt: Unsere Einstellung zum Alter hat großen Einfluss darauf, wie wir uns fühlen.

Partnerschaft: gemeinsame Interessen
Gemeinsam alt werden? Das ist ein schöner Traum für jede Beziehung. Zuneigung, Sexualität, Vertrauen, Wertschätzung und ein achtsamer Umgang miteinander – alles, was eine große Liebe in jungen Jahren ausmacht, gilt auch später noch. Nur unter veränderten Vorzeichen. Vieles geht vielleicht langsamer, statt Sex ist eher mal Kuscheln angesagt. Die ständige Hektik ist vorbei. Dafür rücken jetzt andere Dinge in den Vordergrund. Sie müssen sich nicht mehr auf große gemeinsame Ziele wie Hausbau, Familiengründung oder den Jahresurlaub mit Kind und Kegel konzentrieren, sondern auf gemein-same Interessen. Was macht Ihnen Spaß? Was möchten Sie möglichst oft zusammen erleben? Bleiben Sie im Gespräch, schaffen Sie gemeinsame Rituale, zeigen Sie Ihre Zuneigung. Seien Sie nicht beleidigt, verzeihen Sie einander und wenn Sie mit Humor gesegnet sind, genießen Sie das gemeinsame Lachen.

Rechtzeitig vorsorgen
Im Ruhestand zu wenig Geld haben? Das ist derzeit eine weitverbreitete Sorge für alle Generationen, die aktuell noch im Berufsalltag stehen. Fast jeder fünfte Rentnerhaushalt ist von Altersarmut betroffen. Wer nicht durchgehend in Vollzeit gearbeitet hat, rutscht im Alter schnell finanziell ins Abseits. Im Durchschnitt liegt das Rentenniveau hierzulande bei 48 Prozent des letzten Bruttogehalts. Daran zeigt sich, dass selbst die normale staatliche Rente kaum ausreicht, wenn man seinen Lebensstandard auch nach dem Eintritt in den Ruhestand halten will. Wer im Alter mehr braucht, sollte rechtzeitig privat vorsorgen. Dabei gilt: je früher, desto besser. Auch mit 40 oder 50 Jahren ist es noch nicht zu spät; die Beiträge werden dann allerdings höher. Wenn Sie wissen wollen, wo Sie stehen und wie viel Sie in eine private Altersvorsorge investieren müssten, finden Sie im Internet unter dem Stichwort „Rentenrechner" individuelle Kalkulationen.

Beruf: Setzen Sie auf Ihre Stärken

Auch wenn jahrzehntelang alles prima lief, werden viele Berufstätige am Ende ihrer Erwerbstätigkeit verunsichert. Das Tempo wird höher. Der Umgang mit digitalen Techniken fällt einem schwer, während die Jüngeren locker damit fertigwerden. Die Aussicht auf Beförderungen oder Fortbildungen ist gering. Die Motivation sinkt. Irgendwann macht alles einfach keinen Spaß mehr. „Ich bin wohl zu alt dazu", heißt es dann. Wenn Sie an diesem Punkt sind, überlegen Sie: Kann ein Beruf, der früher einmal Freude bereitet hat, nicht auch erfüllend sein, wenn es nicht immer weiter nach oben geht? Wäre es nicht schön, endlich ohne den üblichen Immer-höher-weiter-schneller-Leistungsdruck zu arbeiten? Bleiben Sie selbstbewusst. Alter ist kein Grund, sich zu rechtfertigen. Machen Sie es nicht zum großen Thema. Setzen Sie lieber auf Ihre Stärken. Dazu gehören Berufserfahrung, Routine im positiven Sinne, fachliches Know-how und die Kraft, sich auf die geforderten Aufgaben zu konzentrieren. Denn zu Hause warten keine Kinder mehr.

Rente: fünf Jahre früher planen

Der Eintritt in den Ruhestand zählt zu den größten Einschnitten in der zweiten Lebenshälfte. Die einen sehnen sich schon lange vorher danach, die anderen haben Angst vor dem letzten Arbeitstag, weil es anschließend nichts mehr zu tun gibt. In beiden Fällen wird die große Freiheit möglicherweise zur Last. Denn Nichtstun kann ebenso unglücklich machen wie Überaktionismus. Wer sich von einem Abenteuer ins nächste stürzt, läuft Gefahr, sich nur vom Arbeitsende abzulenken und sich zu überfordern. Wer hingegen gar nicht mehr aus dem Sessel kommt, dem fällt bald die Decke auf den Kopf. Aus psychologischer Sicht kommen die am besten zurecht, die in diesem Bereich vorsorgen und sich schon fünf Jahre früher einen Plan für den Ruhestand machen. Dafür sollten Sie überlegen: Was außer dem Gehalt bringt mir meine Arbeit? Anerkennung, Macht, Identität, die Möglichkeit, kreativ zu sein oder unter Menschen zu kommen? Überlegen Sie dann, mit welchen Aufgaben Sie dies auch erreichen können. Vielleicht betreuen Sie als Externer weiterhin noch einzelne Projekte für Ihre Firma? Oder Sie engagieren sich ehrenamtlich in Vereinen und Institutionen. Es gibt viele Möglichkeiten.

TIPPS GEGEN DIE ANGST VOR DEM ALTER

Dass Sie älter werden, daran können Sie nichts ändern, aber an Ihrer Einstellung dazu. Diese drei Tipps unterstützen Sie dabei:

» Akzeptieren Sie, dass Veränderungen zum Leben gehören. So können Sie Ihren Blick leichter auf neue Chancen lenken und müssen nicht im Status quo verharren.
» Suchen Sie sich gute Vorbilder. Informieren Sie sich, wie andere es geschafft haben, den letzten Lebensjahren etwas Positives abzugewinnen. Lassen Sie sich davon inspirieren.
» Überlegen Sie: Was bringen meine Befürchtungen? Sind sie sinnvoll, weil sie höchstwahrscheinlich eintreten und Sie rechtzeitig gegensteuern können? Dann lassen Sie sie zu und tun Sie etwas dagegen. Wenn nicht, verdrängen Sie sie ruhig. Sie machen nur unzufrieden.

DER ANTI-AGING-PLAN: SCHRITTWEISE ZUM ERFOLG

Sie wollen noch lange jung bleiben und dafür besser essen, sich mehr bewegen, mehr Lebensfreude empfinden, negativen Stress vermeiden und zuversichtlich in die Zukunft blicken? Prima, dann beweisen Sie sich selbst, dass Sie es ernst meinen. Nutzen Sie diese Anregungen dazu.

Suchen Sie sich für diese Aufgabe einen ruhigen Ort. Nehmen Sie sich Zeit. Beantworten Sie die Fragen so aufrichtig wie möglich. Wenn Sie das nicht in diesem Buch tun möchten, schreiben Sie Ihre Antworten auf einen Zettel. Bedenken Sie: Manchmal hört sich eine Frage sehr banal an und Sie meinen vielleicht, die Antwort sei doch selbstverständlich. Denken Sie trotzdem darüber nach. Spätestens, wenn Sie sich eine Auszeit erlauben, einen Stift (und eventuell) ein Blatt Papier in die Hand nehmen und die Fragen schriftlich beantworten, werden Sie merken, was Ihnen wirklich wichtig ist. Und wie sehr Sie tatsächlich bereit sind, den nächsten Schritt zu gehen.

1. Definieren Sie Ihr übergeordnetes Ziel

Was haben Sie sich für die nächsten Jahre oder Jahrzehnte vorgenommen?

....

....

....

....

....

2. Denken Sie über Ihre Motive nach

Warum wollen Sie dieses Ziel erreichen?

....

....

....

....

....

3. Suchen Sie nach Kraftquellen

Welche Kraftquellen (Naturerlebnisse, Familie, Partner/Partnerin, Musik, Hobbys, kreative Tätigkeiten, Essen, Trinken, Meditation, Sport oder Ähnliches) stehen Ihnen zur Verfügung? Wenn Sie noch keine Idee haben, überlegen Sie einfach, was Sie leidenschaftlich gerne tun und was Ihnen positive Gefühle bereitet.

....

....

....

4. Eliminieren Sie negative Glaubenssätze

Welche Gedanken halten Sie davon ab, den Weg so zu gehen, wie Sie ihn eigentlich gehen wollen? Schreiben Sie diese negativen Glaubenssätze auf und kehren Sie sie in positive um: Ich habe keine Zeit = Ich nehme mir Zeit!.

....

....

....

....

....

....

....

....

5. Teilen Sie Ihr übergeordnetes Ziel in viele erreichbare kleine Ziele

Schreiben Sie jeden Schritt auf. Nehmen Sie sich nicht zu viel vor. Wenn Sie sich zum Beispiel besser ernähren wollen, starten Sie jeden Tag mit dem Vorsatz, es ein Stück besser zu machen als am Vortag.

....

....

....

....

....

6. Identifizieren Sie Ihren Stress

Was sind Ihre Stressoren?

....

....

....

....

Welcher Ressourcen können Sie sich bedienen?

....

....

....

7. Denken Sie positiv

Fokussieren Sie Ihre positiven Erlebnisse und Ihre Erfolge der Vergangenheit. Schreiben Sie auf, was Sie schon alles gemeistert haben und welcher persönlichen Fähigkeiten Sie sich dabei bedienen konnten.

....

....

....

....

....

....

Sehen Sie sich diese Seiten (oder Ihren persönlichen Zettel) immer mal wieder an!

HORMONE –
DIE LENKER UNSERES LEBENS

Hormone steuern die körperliche und geistige Gesundheit ein Leben lang. Die faszinierenden Botenstoffe spielen beim Älterwerden eine Schlüsselrolle. Wenn die Produktion in der zweiten Lebenshälfte zurückgeht, kann die Anti-Aging-Medizin nachhelfen. Wann ist das sinnvoll?

Hormone? Da denken die meisten erst einmal an Sexualität, Verhütung, gedopte Sportler, an die Pubertät mit hormonbedingten Pickeln oder an die Wechseljahre mit Hormonersatztherapien. Dabei können die Signal- und Botenstoffe noch viel mehr – das ist zwar gut erforscht und bekannt, doch dieses Wissen ist nicht weitverbreitet. Ob es um Gesundheit, Liebe, Fortpflanzung, Kraft, Wachstum, Zellstoffwechsel, Lebenslust, Schönheit oder um Stress geht: Bei allen körperlichen Vorgängen sind Hormone im Spiel. Sie zaubern uns Schmetterlinge in den Bauch, lassen die Haare wachsen, regulieren die Kollagen- und Elastinsynthese der Haut, beeinflussen Körperfetteinlagerungen und ermöglichen ein perfektes Zusammenspiel der Organe. Sie schicken uns auf Partnersuche, sind Regisseure bei der Fortpflanzung, sorgen für gute oder schlechte Laune, motivieren, machen stark und treiben uns an. Darauf weist bereits das Wort „Hormone" hin, das sich aus dem Griechischen „horman" für „anstoßen" ableitet.

BOTENSTOFFE AUF DER REISE DURCH DEN KÖRPER

Die Botenstoffe des Körpers haben auf fast alle Organe und Funktionen Einfluss. Ohne sie würde im Körper gar nichts laufen. Sie spielen auch bei der Verwertung von Nährstoffen, bei der Mobilisierung von Abwehrkräften und in der Psyche eine große Rolle. Darüber hinaus sind sie Teil des körpereigenen Informationssystems und haben dabei einen wichtigen Job: Sie sagen anderen Organen im Körper, was sie wann zu tun haben. Wie kleine Boten transportieren sie Informationen durch den gesamten Organismus. Die Schaltzentrale der Botenstoffe sitzt im Gehirn.

Zielzellen mit Andockstellen

Das Leben der Hormone beginnt in den sogenannten endokrinen Drüsen. Das sind Drüsen, die ihre Stoffe direkt ins Blut oder direkt in die Umgebung abgeben. Direkt heißt in diesem Fall, dass die endokrinen Drüsen anders als die exokrinen Drüsen arbeiten. Die exokrinen Drüsen haben einen Drüsengang, um Stoffe nach außen zu leiten. Dazu gehören Schweißdrüsen. Die meisten Hormone finden ihren Weg ins Blut über sehr feine Kapillargänge und werden dann mit dem Blut im Körper verteilt. Nur vergleichsweise wenige Gewebshormone bleiben da, wo sie entstanden sind, um auf die ortsansässigen Zellen einzuwirken. Dass sich die Hormone auf ihrer Reise durch den Körper zwischen unendlich vielen Zellen zurechtfinden, hat die Natur schlau angelegt. Sie hat sogenannte Zielzellen mit Rezeptoren ausgestattet, an die nur bestimmte Hormone andocken. Sie passen genau an die Zellen wie ein Schlüssel ins Schloss. Es ist damit also ausgeschlossen, dass sich Zellen im Zellgewirr verirren. Zellen besitzen verschiedene Rezeptoren für verschiedene Hormone, sodass alle notwendigen Stoffwechselvorgänge gezielt ausgelöst werden können.

Blitzschnell zweimal um die Erde

Hormone können blitzschnell sein. Sie verbreiten sich innerhalb von Sekunden im ganzen Körper und docken an den Stellen an, an denen sie Stoffwechselprozesse in Gang setzen. Dabei legen sie beachtliche Strecken zurück: Nimmt man alle Blutgefäße zusammen, ergibt sich eine Länge von über 100 000 Kilometern, also mehr als zweimal um die Erde. Diese Tour können Hormone in ein paar Sekunden erledigen. Das kennen und fühlen die meisten Menschen. Wenn zum Beispiel das Hormon Adrenalin ins Blut schießt, weil gerade etwas Bedrohliches passiert, stehen wir sofort unter Strom. Hat sich die Gefahr gelegt oder vielleicht auch nur als Bluff erwiesen, schließt das Adrenalin seine Aufgabe innerhalb von nur wenigen Augenblicken ab. Der Spiegel sinkt wieder. Ganz anders ist das bei Hormonen wie dem stressbedingten Kortisol. Das kann sich über einen längeren Zeitraum im Körper aufhalten – vor allem natürlich dann, wenn wir pausenlos unter Strom stehen.

GESCHLECHTSHORMONE ALS JUNGBRUNNEN

Beim Älterwerden spielen die Geschlechtshormone eine besondere Rolle. Denn sie haben zahlreiche Eigenschaften, die uns gesund, beweglich und kraftvoll erhalten. Sie sind Jungbrunnen und Fitmacher zugleich, die am Anfang des Erwachsenenlebens in großen Mengen zur Verfügung stehen und sich leider nach dem Ende der fruchtbaren Zeit verdünnisieren. Denn die Evolution hat nicht vorgesehen, dass wir nach unseren fruchtbaren Jahren noch Geschlechtshormone brauchen. Leider ist dies oftmals mit weitreichenden negativen Folgen für die Gesundheit verbunden. Wäre es also – in Anbetracht der Tatsache, dass Geschlechtshormone so viel Gutes bewirken – nicht verlockend, dem Alterungsprozess ein Schnippchen zu schlagen und dem Körper all die Hormone zurückzugeben, die ihm im Laufe des Lebens verloren gehen? Das Mittel schlechthin also für die ewige Jugend? For ever young auf Rezept?

Ersatzpräparate als hochwirksame Werkzeuge

Zugegeben, das klingt verlockend. Zumal Hormonersatzpräparate zu den effektivsten Substanzen überhaupt gehören. Mit synthetischen

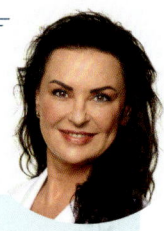

AUCH MÄNNER HABEN WECHSELJAHRE

Im Alltag höre ich von Patienten immer wieder den Satz „Seit ich in den Wechseljahren bin ..." oder „Nach den Wechseljahren ... ". Wer glaubt, Wechseljahre bezögen sich nur auf Frauen, der irrt. Der Begriff „Wechseljahre" impliziert eine Hormonumstellung im Körper, einhergehend mit einem Abfall der Östrogene und der Androgene. Bei Männern passiert das oftmals deutlich später als bei Frauen, aber es passiert.

Hormonen haben Ärzte heute hochwirksame Werkzeuge in der Hand. Gehen sie nach dem streng schulmedizinischen Ansatz vor, dann befragen sie ihre Patienten erst einmal nach typischen Beschwerden und Symptomen, die durch Hormonmangel ausgelöst werden. Dass das, was die Betroffenen sagen, nicht nur subjektive Gefühle sind, lässt sich dann im Labor bestätigen. Liegt ein laborchemisch nachweislicher Mangel vor und fühlt der Patient sich entsprechend, gibt der Arzt synthetische Hormone – und alles wird wieder gut. Ist das wirklich die beste Lösung?

Viele unerwünschte Nebenwirkungen

Leider nicht, denn das wäre zu schön, um wahr zu sein. Auch wenn der Ansatz manchmal unumgänglich ist, sollte man ihn immer kritisch betrachten. Wie bei vielen hochwirksamen Medikamenten hat auch die Behandlung mit Hormonen ihre Schattenseiten. Die Gefahren wurden in zahlreichen Studien nachgewiesen. Vor allem die Erkenntnisse der amerikanischen Women's Health Initiative (WHI-Studie) waren so schockierend, dass die Studie Anfang des Jahrtausends abgebrochen wurde. Frauen, die an der Untersuchung teilgenommen hatten, wurden durch die Hormonersatztherapie nämlich nicht – wie erhofft – gesünder, sondern eher krank. Sie hatten häufiger Herzinfarkte als unbehandelte Frauen im gleichen Alter. Auch stieg die Anzahl der Thrombosen und es trat häufiger Brustkrebs auf. Inzwischen sieht man die Studien allerdings in etwas anderem Licht. Zum einen erkannten die Wissenschaftler, dass seinerzeit synthetische Hormone nur in Form von Tabletten gegeben wurden (was aus heutiger Sicht nicht mehr richtig ist, weil es das Brustkrebsrisiko erhöht und eine blutverklumpende Wirkung hat). Zum anderen wurden überwiegend Frauen behandelt, die bereits geschädigte Blutgefäße hatten, im Durchschnitt 65 Jahre alt

waren, unter Bluthochdruck und Übergewicht litten und rauchten. Insofern war das Desaster eine beinahe logische Konsequenz. Denn wir wissen heute: Während Östrogene gesunde Gefäße in den fruchtbaren Jahren vor Herzinfarkten schützen, bewirken sie bei Gefäßen voller Ablagerungen das Gegenteil: Sie sorgen dafür, dass die Plaques auf der Innenseite der Gefäße instabil werden, sich ablösen und als Blutpfropfen im Gefäßsystem einen Lungen- oder Herzinfarkt auslösen. Die Auswertung der Daten von Patientinnen zwischen dem 50. und 59. Lebensjahr brachte nämlich ein anderes Ergebnis: Erfolgt die Behandlung frühzeitig, kann sie das Herzinfarktrisiko senken. Das sollte immer berücksichtigt werden, wenn es um Hormonersatztherapien geht.

HORMONBEDINGTE ALTERS-ERSCHEINUNGEN

Im Sinne der Evolution sind die Menschen darauf angelegt, sich fortzupflanzen. Partnersuche, Befruchtung, Schwangerschaft, Geburt und Stillzeit sind komplexe Vorgänge, die einen hohen Aufwand für den ganzen Körper bedeuten. Dieser Aufwand wird von Geschlechtshormonen angetrieben und optimiert. Dabei steht die Arterhaltung an höchster Stelle. Hormone sorgen nicht nur dafür, dass die Abläufe in Schwung kommen, sondern sie schaffen auch optimale Voraussetzungen dafür. Diese Voraussetzungen sind auch sonst sehr wichtig für unsere Gesundheit und dienen dem Schutz vor früher Alterung. Im Umkehrschluss gilt: Werden in der zweiten Lebenshälfte weniger Geschlechtshormone produziert, ist es nicht nur mit der Fruchtbarkeit vorbei. Auch für viele andere Bereiche des Körpers hat das negative gesundheitliche Folgen. Wenn männliche (Androgene) und weibliche (Östrogene) Hormone abnehmen, hat das – in individuell unterschiedlicher Reihenfolge – Einfluss auf …

» … die Haut. Sie verliert an Elastizität.

» … die Gefäße. Im Gefäßsystem kommt es zu Ablagerungen.

» … die Knochen. Das Skelett wird brüchig; Osteoporose entsteht.

» … die Muskeln. Die Muskelkraft lässt nach.

» … das Gehirn. Es treten Antriebsstörungen, Stimmungsschwankungen und Vergesslichkeit auf. Die Gehirnleistung wird schwächer.

Zusammenfassend geht es um Aspekte, die wir heute mit Alterserscheinungen gleichsetzen.

Sekundäre Pflanzenstoffe wirken wie Hormone

Der Einfluss auf den Alterungsprozess lässt sich vor allem bei den Steroidhormonen darstellen. Dabei handelt es sich um Hormone, die ein sogenanntes Steroidgrundgerüst enthalten, das es ihnen ermöglicht, direkt in die Zellen zu gelangen und sich dort an Rezeptoren zu heften. Zu den Steroidhormonen gehören unter anderem die Androgene, deren wichtigster Vertreter das Testosteron ist, und die Östrogene. Die gute Nachricht: Es gibt auch die Möglichkeit, die Anzahl der Hormone auf natürliche Weise ansteigen zu lassen und damit gegen die oben beschriebenen Alterungserscheinungen vorzugehen. Die Natur bietet zum Beispiel Phytoöstrogene an. Das sind sekundäre Pflanzenstoffe, deren Struktur der der menschlichen Östrogene ähnelt. Deshalb können sie ähnliche Wirkungen wie die eigentlichen Hormone erzeugen. Die Pflanzenstoffe sind etwa in Rotklee und Sojabohnen enthalten (siehe Seite 110/111).

LÄNGER JUNG BLEIBEN: DIE WICHTIGSTEN HORMONE

Wie bereits beschrieben, sind Hormone beziehungsweise das Nachlassen ihrer Produktion bei Männern und Frauen in großem Umfang für Alterungsprozesse verantwortlich. Hormone können aufbauen, verstärken und verjüngen und haben auch erheblichen Einfluss auf unsere Lust am Leben. Hier finden Sie die wichtigsten:

Melatonin: für regenerierenden Schlaf

Über Nacht finden im Körper zahlreiche Regenerationsprozesse statt. Der Organismus erholt sich und baut neue Zellen. Fehlt ihm die Zeit dazu (das heißt: Gelingt es uns nicht mehr, ausreichend erholsamen Schlaf zu finden), ist die Lebensqualität stark eingeschränkt. Die höchste Konzentration an Melatonin haben wir zwischen dem ersten und dritten Lebensjahr. Bis zur Pubertät wird dieses Niveau weitestgehend gehalten. Mit den Jahren nimmt die Konzentration des Schlaf-wach-Hormons ab. Deshalb können ältere Menschen häufig schlecht schlafen. Wer abends lange wach liegt und morgens früh wieder leistungsfähig sein muss, kennt das nur zu gut. Auch Alkohol und Nikotin stören die Melatoninproduktion. Da wir in der heutigen Zeit oft genug Gründe haben, Schlafstörungen in Zusammenhang mit mentaler Belastung zu sehen, werden Schlafstörungen selten mit Melatoninmangel in Verbindung gebracht. Eine zu niedrige Melatoninkonzentration ist sicherlich nicht immer der Grund für einen gestörten Nachtschlaf. Dazu ist der Schlaf ein viel zu komplexes System, bei dem eine ganze Reihe körperlicher und psychischer Faktoren eine Rolle spielen. Wir sollten Melatonin deshalb auch nicht als Allheilmittel für einen gesunden und erholsamen Schlaf betrachten. Es ist jedoch ein wichtiges Hormon, das nicht unterschätzt oder gar außer Acht gelassen werden darf.

Meine Erfahrung:

Bereits 0,5 bis 1 mg Melatonin können dazu beitragen, die Schlafqualität zu verbessern und damit den Alterungsprozess abzubremsen. Doch Vorsicht: Da wir in einer Zeit leben, in der wir beinahe alles im Internet kaufen können, rate ich dringend davon ab, ohne vorherige Rücksprache mit dem Arzt Ihres Vertrauens und ohne vorherige Melatoninspiegel-Bestimmung nach eigenem Ermessen Melatonin zu kaufen. Das Hormon ist kein Nahrungsergänzungsmittel und ab einem bestimmten Grenzwert sogar verschreibungspflichtig. Es hat, wie bereits erwähnt, weitreichende positive Wirkungen. Bei unsachgemäßem Gebrauch oder gar unklarer Zusammensetzung kann es aber durchaus auch unerwünschte Nebenwirkungen haben und Risiken bergen. Ich habe bei mir selbst und bei meinen Patienten gute Erfahrungen hinsichtlich der Schlafqualität damit gemacht. Mein Hauptkriterium dabei ist die Frage: Wie erholt fühlt man sich am Tag danach?

Patientengeschichte

Doppelt wirksam: Melatonin für einen besseren Schlaf hilft auch gegen Bauchschmerzen

Ich hatte eine Patientin, die mehrfach wegen Bauchbeschwerden kam. Alle diagnostischen Maßnahmen von der Blutabnahme über Ultraschall- und Stuhluntersuchung bis zur Darmspiegelung waren ohne Befund. Die Patientin hatte tiefe Ringe unter den Augen und war sichtbar erschöpft. „Das muss wohl an den Bauchbeschwerden liegen", dachten wir beide. Schließlich erzählte sie, dass sie bereits „alles Mögliche" ausprobiert habe und dennoch jede Nacht stundenlang wach liege, bevor sie einschliefe. Und auch, wenn es ihr geglückt war einzuschlafen, wach-

te sie stündlich wieder auf. Da die meisten Schlaftabletten suchtförderndes Potenzial haben, lehne ich die Einnahme ab. Nachdem ich die Melatoninkonzentration laborchemisch bestimmt und den vermuteten Mangel bestätigt hatte, schrieb ich ihr ein Rezept über Melatonin 2 mg und empfahl ihr die Einnahme etwa eine halbe Stunde vor dem Zubettgehen. Da Melatonin von den gesetzlichen Krankenkassen nicht bezahlt wird, bekam die Patientin ein Privatrezept. In Anbetracht ihres Leidensdrucks, der nur allzu verständlich war, nahm sie die Kosten von 35 Euro für eine Monatspackung mit 30 Stück gerne in Kauf.

Danach hörte ich eine Zeit lang nichts von ihr. Nach knapp sechs Wochen kam sie wieder in die Sprechstunde – und war komplett verändert. Sie lächelte, wirkte heiter und hatte einen entspannten Gesichtsausdruck. Ich erkannte sie kaum, weil sie so verändert aussah. Die tiefen Augenringe waren verschwunden. Was sie erzählte, war für die Patientin ein kleines Wunder: Sie hatte seit vier Wochen keine Bauchbeschwerden mehr gehabt. Bereits in der ersten Nacht nach der Melatonineinnahme habe sie besser schlafen können, was sich in den nächsten Tagen und Wochen noch weiter verbessert habe. Was sie besonders glücklich machte: Die Bauchschmerzen waren mittlerweile komplett verschwunden; ihre Lebensqualität hatte sich enorm verbessert. Im Nachhinein betrachtet, waren all die Untersuchungen unnötig gewesen, wenn wir unmittelbar auf den Schlaf und auf Melatonin eingegangen wären. Allerdings ist das der einzig sichere Weg. Denn erst nach Ausschluss einer schwerwiegenderen organischen Ursache ist es nach meinem Verständnis erlaubt, diesen Weg zu gehen.

Anregung zum Wachsen: Wachstumshormon (GH)

Das Wachstumshormon GH (aus dem Englischen für „Growth Hormone"; auch: STH „Somatotropes Hormon" und „Somatropin") galt eine Zeit lang als das Königshormon in der Anti-Aging-Behandlung. Es ist, wie der Name schon sagt, verantwortlich für das Wachstum zahlreicher Organe. Fehlt es uns, lagern wir vermehrt Bauchfett ein, Muskelmasse und Knochendichte nehmen ab und die Gefahr von Knochenbrüchen und Arteriosklerose steigt. Wir sind chronisch müde und fühlen uns abgeschlagen. Häufig werden auch depressive Verstimmungen damit in Zusammenhang gebracht. Während Kinder mit dem Leitsymptom „Minderwuchs" mit Wachstumshormonen behandelt wurden, entdeckte die Wissenschaft das Hormon später auch als Jungbrunnen für Erwachsene. Nach anfänglicher Euphorie kam allerdings die Ernüchterung. Da Wachstumshormone Zellen zum Wachsen anregen, lassen sie nicht nur die guten, sondern schlimmstenfalls auch bösartige Zellen gedeihen, die im höheren Lebensalter vermehrt auftreten. Das Krebsrisiko steigt also. Die Behandlungskosten sind sehr hoch und werden wegen der gefährlichen Nebenwirkungen nicht von den Krankenkassen übernommen. Gut zu wissen: Stattdessen können sich die Betroffenen Wachstumshormone bis zu einem gewissen Ausmaß auch selbst „züchten" – zum Beispiel mit Muskelaufbautraining, Intervallfasten und Dinner Cancelling (siehe Seite 39 und Seite 45).

Meine Erfahrung:

Obwohl in der wissenschaftlichen Literatur vielfach gute Ergebnisse einer GH-Substitution beschrieben worden sind, gehört sie nicht zur allgemein etablierten ärztlichen Empfehlung. Ich rate lieber, auf natürliche Weise an den

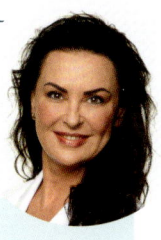

WARUM DER NACHTSCHLAF SO WICHTIG IST

Können wir versäumten Schlaf nicht einfach am nächsten Tag nachholen oder ergänzen, wenn die Nacht vorher schlecht verlief? Leider nicht, denn der Nachtschlaf beziehungsweise eine ausreichend hohe Melatoninkonzentration dient nicht allein der Erholung. Der Nachtschlaf hat für den ganzen Körper auch eine regenerative Funktion, die sich nicht durch Nachholen am nächsten Tag ersetzen lässt. Melatonin in ausreichender Menge macht es möglich, stressbedingte Vorgänge abzubremsen und Aktivitäten zu drosseln. Nur wenn das geschehen ist, kann der Körper im nötigen Maße regenerieren. Dabei passiert einiges: Der Blutdruck und die Kerntemperatur sinken, Entzündungsprozesse und oxidative Vorgänge werden verstärkt beseitigt. Auch der Magen-Darm-Trakt und das Gehirn mit neuronalen Prozessen werden über Nacht restrukturiert. Während wir schlafen, wirkt Melatonin unter anderem gegen Brustkrebs, indem das Hormon das Wachstum der Krebszellen drosselt und die Bildung von Metastasen eindämmt. Allerdings muss auf diesem Gebiet noch weiter geforscht werden. Ohne ausreichende Regenerationsmöglichkeiten würden wir mit Vollgas durchs Leben sausen. Der Körper würde das nur eine begrenzte Zeit schaffen – und wir würden schneller altern als nötig.

*häufigsten Ursachen eines GH-Abfalls zu arbei-
ten. Übergewicht und eine hohe glykämische
Belastung bremsen die Abgabe des Wachstums-
hormons. Deshalb gehört eine Ernährungsumstellung auf kohlenhydratärmere Kost dazu.
Meiden Sie Dauerstress, achten Sie auf ausreichend Schlaf und Entspannungsübungen. Auch
andere hormonelle Kofaktoren müssen in die
Betrachtung mit einbezogen und behandelt werden. Nur so kann ein gesunder, komplikations-
armer bis -freier GH-Anstieg ermöglicht werden.*

DHEA: die Mutter der Hormone

Dieses Hormon ist das Ausgangsprodukt der
Sexualhormone, wirkt aber gleichzeitig auch als
eigenständiges Hormon. Es kann zum Beispiel
die Durchblutung verbessern, indem es dafür
sorgt, dass sich die Gefäße weiten. Über sogenannte Ionenkanäle wirkt es auf die Stimmung,
die Nervenfunktionen, die Stressreaktion und
aufs Gedächtnis. Das macht es zur Mutter der
Hormone. Es ist so etwas wie das Sparprogramm
des Körpers, das den Organismus vor unnötiger
Energieverschwendung schützt und gleichzeitig als Vorläuferhormon ein Reservedepot für
männliche und weibliche Geschlechtshormone
darstellt. DHEA (die Abkürzung von Dehydro-
eplandrosteron) wird vor allem in den Nebennieren und bei Frauen auch in den Eierstöcken
gebildet. Kommt es insbesondere in den mittleren Lebensjahren zu einem Abfall der von der
Nebennierenrinde ausgehenden (= adrenalen)
Produktion von DHEA, spricht man von einer
„Adrenopause". Im Gegensatz zur klassischen
Nebennierenrindeninsuffizienz unterscheidet
sich die Adrenopause dahingehend, dass trotz
abfallendem DHEA der Kortisolspiegel im Blut
unverändert bleibt. Da DHEA Vorläufer sowohl
des Testosterons als auch der Östrogene ist, betrifft es Männer und Frauen. Die Folgen: Die Betroffenen werden chronisch müde, weniger belastbar, manchmal sogar depressiv und leiden

unter reduzierter Libido. Auch körperlich zeigen
sich Folgen eines DHEA-Mangels. Der Fettanteil, insbesondere am Bauch, steigt, während
die Muskelmasse abnimmt. Auch die Knochen-
stärke und die Immunabwehr werden reduziert,
die Haut verliert an Festigkeit.

Meine Erfahrung:
*Schon in der Mitte des Lebens hat der Mensch
nur noch halb so viel DHEA wie in jungen Jahren;
im Alter sind nur noch zehn Prozent vorhanden.
Da Menschen mit vergleichsweise hohen Werten
nachweislich länger leben, ist es naheliegend,
auf die Wirkung des DHEA als Jungbrunnen
zu setzen. Doch auch dieses Hormon darf nicht
einfach pauschal verteilt werden. Denn DHEA
wird von Männern und Frauen unterschiedlich
aufgenommen. Bei Männern kann es den Östro-
genspiegel in unerwünschte Höhen treiben (was
zum Beispiel dick macht), während es Frauen
hilft, die Lust auf Sex zu steigern. Dabei kommt
es auf eine sehr genaue Dosierung an, die vom
individuellen Hormonspiegel abhängt. Denn es
kann passieren, dass die Lust auf Sex zwar zurückkehrt, aber mit Haarausfall, Körperbehaa-
rung oder unreiner Haut einhergeht.*

Patientengeschichte

Allein und überfordert: Mit einer DHEA-Substition kehrt die Lebensfreude zurück

Kürzlich kam eine 50-jährige Patientin zu
mir, die ich schon seit vielen Jahren kenne.
Sie war völlig verzweifelt und wusste nicht
mehr weiter. Sie sagte einfach: „Ich kann
nicht mehr." Ihre Mutter war nach einer Hirn-
blutung schwerstkrank und musste von
ihrer Tochter versorgt werden, der Vater war
vor zwei Monaten gestorben. Das Verhältnis

zu ihrem Ehemann war ausgesprochen angespannt. Die 21-jährige Tochter war bereits ausgezogen und führte ihr eigenes Leben. Meine Patientin fühlte sich allein gelassen und überfordert, konnte nicht mehr schlafen, hatte keine Lust mehr an Treffen mit Freunden und wollte „einfach nur Ruhe haben". Dieses Gefühl war ihr deutlich ins Gesicht geschrieben. Sie sah müde aus, ihre Haut wirkte trocken und fahl, ihre Körperhaltung entsprach in ihrer vornübergebeugten Haltung einer erheblich vorgealterten Frau. Es war nachvollziehbar, dass ihr diese Lebensumstände die Lust am Leben genommen hatten. Dennoch arbeiteten wir zunächst nicht auf mentaler Schiene, sondern führten eine körperliche Diagnostik durch. Unter anderem bestimmten wir laborchemisch auch DHEA. Da dieser Wert weit unter dem Altersdurchschnitt lag, begannen wir eine DHEA-Substitution.

Exakt 74 Tage später saß eine lächelnde, attraktive Frau vor mir. An ihrer Lebenssituation hatte sich nichts geändert. Sie berichtete jedoch, dass sie bereits nach einer Woche mindestens sechs Stunden am Stück schlafen konnte. Die täglichen Anforderungen bereiteten ihr keine Last mehr. Ihr Verhältnis zu ihrem Mann hatte sich insofern etwas verbessert, als dass sie von sich aus seine Nähe suchte und nach sehr langer Zeit wieder Sex mit ihm hatte. Ihr Hautbild hatte sich noch nicht wesentlich gebessert, aber sie hatte ein glückliches Strahlen im Gesicht. Und das alles nach nur 74 Tagen.

Kortisol: Hormon des Lebens

Dieses Hormon spielt in jedem Lebensalter eine Rolle. Es war in grauer Vorzeit überlebenswichtig. Denn wenn der Steinzeitmensch in Gefahr geriet, musste er blitzschnell handeln – entweder mit Kampf oder mit Flucht. Beides erforderte enorme Energien, schließlich ging es ums Überleben. Im Zusammenspiel mit Adrenalin und Noradrenalin kann Kortisol diese Energie innerhalb von Sekunden zur Verfügung stellen. Im Gegensatz zu Adrenalin bleibt Kortisol aber eine Weile im Körper, bevor es sich wieder abbaut. Im Alltag produziert der Körper in der zweiten Hälfte der Nacht Kortisol, damit wir aufwachen und unser Tagespensum erledigen können. Das Hormon hemmt Entzündungen, beeinflusst den Blutzuckerspiegel, reguliert den Stoffwechsel und treibt uns zu großen Taten – allerdings nur so lange, wie wir den Stress gut bewältigen und anschließend wieder entspannen können. Werden alltägliche Herausforderungen zur Dauerbelastung, sinkt der Kortisolspiegel. Es entsteht das Gefühl „Ich kann nicht mehr". Negativer Dauerstress wird zunehmend bedrohlich für die Gesundheit. Da ist es kein Wunder, wenn wir feststellen: Stress macht alt. Der beste Weg, um gesund zu bleiben, ist ein ausgeglichenes Verhältnis zwischen An- und Entspannung.

Meine Erfahrung:

Kortisol ist ein Hormon, dessen therapeutischer Nutzen sehr vielen Menschen das Leben mindestens erleichtert, oft genug, zum Beispiel im Rahmen von allergischen Reaktionen, sogar rettet. Allerdings bleibt die Gabe von Kortisol der Schulmedizin mit klaren Indikationen vorbehalten, da die Einnahme dieses Hormons schwerwiegende Nebenwirkungen haben kann (beispielsweise Osteoporose, Stammfettsucht und Vollmondgesicht, Bluthochdruck, ausgedünnte Haut). Mein Bestreben und mein Ziel ist es, die körpereigene Kortisolproduktion über Vorläuferhormone und über die Ernährung (Phytohormone) zu stimulieren (siehe Seite 110/111).

Östrogene: die weiblichen Hormone

Östrogene sind Hormone der Weiblichkeit. Sie gehören zu den Steroidhormonen, werden in beinahe jeder Zelle gebildet und dienen in erster Linie der Fortpflanzung. Dennoch sind sie nicht den Frauen vorbehalten, auch Männer produzieren und benötigen Östrogene. Es gibt sie in drei Formen, als Östradiol, Östron und Östriol. Im mittleren Erwachsenenalter nimmt die Produktion der Östrogene nachweislich und vor allem spürbar ab. Zunächst kann es bei akutem Östrogenabfall zu Stimmungsschwankungen und depressiven Verstimmungen, Schlafstörungen und Gereiztheit kommen. Hitzewallungen und unverhältnismäßige Schweißausbrüche machen vielen Frauen zu schaffen. Bei chronischem Östrogenmangel kommen körperliche Auswirkungen dazu – wie Osteoporose, Gefäßablagerungen, diffuser Haarausfall, trockene Haut und auch ein trockenes Vaginalmilieu. Auch nachlassende Gedächtnisleistungen werden häufig beschrieben. Eine Behandlung in Form einer Hormonersatztherapie wird heute sehr individuell durchgeführt. Es stehen Östrogene zur Verfügung, die über die Haut in Form von Gelen, Pflastern oder Sprays aufgenommen werden anstatt wie früher als Tabletten. Das heißt, dass die synthetischen Hormone ohne Umweg über die Leber in den Körper gelangen. Damit lassen sich die Risiken einer Hormonersatztherapie, zum Beispiel eine Thrombose, zumindest etwas reduzieren. Dennoch ist die Hormonersatztherapie auch in dieser Darreichungsformen nicht unbedenklich und sollte immer genau abgewogen werden.

Meine Erfahrung:

Manchmal ist eine Hormonersatztherapie unumgänglich, vor allem wenn es in viel zu frühen Jahren zu einem Östrogenabfall kommt. Da eine Behandlung mit Hormonen immer nur eine vorübergehende Lösung sein kann, sollten alle Beteiligten über Alternativen nachdenken. Meine Patientinnen berichten immer wieder, dass Frauenärztinnen ihnen nur sagen: „Da müssen Sie durch. Das ist der normale Weg." Aus meiner Sicht machen es sich viele meiner gynäkologischen Kollegen damit etwas zu leicht. Dank zahlreicher Möglichkeiten müssen wir es heute nicht mehr hinnehmen, dass der Mensch nach den fortpflanzungsfähigen Jahren ausgedient hat. Die gute Nachricht lautet: Wir leben in einem goldenen Zeitalter, in dem wir das Wissen und die Möglichkeiten haben, unter anderem über Phytohormone – in diesem Zusammenhang „Phytoöstrogene" – weiterhin die positiven Auswirkungen der Östrogene zu nutzen.

Phytohormone sind nichts anderes als sekundäre Pflanzenstoffe, vor allem Isoflavone, die ähnlich wirken wie die körpereigenen Sexualhormone. Damit können sie an Östrogenrezeptoren andocken und eine östrogene Wirkung entfalten. Die wichtigsten Informationen dazu finden Sie auf Seite 110.

Androgene: die „vermännlichenden" Hormone

Androgene werden hauptsächlich in den Nebennierenrinden und in den Geschlechtsdrüsen (vor allem in den Hoden, aber auch in den Eierstöcken) gebildet. In deutlich geringeren Mengen werden sie auch in der Leber, im Fettgewebe und im Gehirn produziert. Der wichtigste Vertreter der Androgene ist das Testosteron. Aber auch für die Bildung der Östrogene sind Androgene Vorläufersubstanzen. Androgene sind in erster Linie für die Ausbildung männlicher Geschlechtsmerkmale zuständig. Zudem steuern Androgene das sexuelle Verlangen bei Männern und bei Frauen. Während die Wechseljahre bei Frauen früher einsetzen und der Hormonspiegel in einem bestimmten Zeitrahmen deutlich spürbar sinkt, verläuft dieser Prozess bei Männern langsamer. Auch Männer leiden unter nächtlichem Schwitzen, Antriebslosigkeit, depressiven Verstimmungen und/oder Schlafstörungen. Das Bauchfett wird bei gleicher Ernährung mehr, die Muskulatur baut ab und das Bindegewebe verliert seine Festigkeit. Wenn Männer das Gefühl haben, dass ihr Testosteronspiegel zu niedrig ist, können sie ihn vom Arzt bestimmen lassen. Bestätigt sich die Vermutung, kommen häufig Hormonersatzpräparate zum Einsatz. Doch bevor man sich zu diesem Schritt entscheidet, lassen sich männliche Geschlechtshormone auch auf natürliche Weise „züchten". Das heißt: Übergewicht (erwiesenermaßen vor allem das Bauchfett) abbauen und Sport – insbesondere Kraftsport zum Muskelaufbau – betreiben. Denn Muskeln erhöhen den Testosteronspiegel.

Meine Erfahrung:
Früher habe ich eine Testosteronsubstitution kategorisch abgelehnt, da zu den Nebenwirkungen unter anderem Hodenkrebs zählt. Mittlerweile sehe ich den überwiegenden Nutzen des männlichsten aller Hormone und vor allem die positiven Auswirkungen im Verhältnis zum Leidensdruck meiner männlichen Patienten. Dennoch ist auch die Testosteronsubstitution nach wie vor kritisch zu betrachten und nur nach entsprechender Diagnostik und sorgfältiger Abwägung und Aufklärung zu empfehlen. In vielen Fällen kann eine Veränderung des Lebensstils nämlich ähnlich gut helfen, wie das folgende Beispiel zeigt:

Patientengeschichte

Es geht auch ohne Chemie: Muskelaufbau und Eiweiß statt Testosteronspritzen

Ein 67-jähriger Patient ließ alle drei Monate sein Testosteron bestimmen. Da seine Werte immer unter der Grenze lagen, erhielt er von seinem Urologen jedes Mal eine Testosteronspritze. Er kam zu mir, weil er sein Gewicht reduzieren wollte. Er hatte nicht übermäßig viel Fett an Armen und Beinen, war aber „stolzer" Besitzer eines ausgesprochen dicken Bauchs. Der war nicht weich, wie sich Fett üblicherweise anfühlt, sondern durchaus stramm. Dieses Phänomen tritt immer dann auf, wenn es sich vornehmlich um Eingeweidefett (viszerales Fett) handelt, wie es bei Männern oft der Fall ist. Wir starteten ein Fettreduktionsprogramm mit Muskelaufbautraining und einer Ernährungsumstellung mit eiweißreicher Kost und 5:2-Fasten (siehe Seite 45).

Nach vier Monaten, im zweiten Zyklus seiner dreimonatlichen Testosteronspritzen beim Urologen, kam mein Patient sichtlich erfreut in meine Sprechstunde. Er hatte zwar sein Zielgewicht noch nicht erreicht, aber der Bauch war schon deutlich kleiner geworden. Und sein Hormonspiegel hatte sich deutlich verbessert. Zum ersten Mal in den letzten Jahren hatte ihm der Urologe keine Testosteronspritze gegeben. Der Wert lag nicht nur im Normbereich, sondern am oberen Grenzwert. Weder subjektiv noch laborchemisch: Eine Substitution war nicht mehr nötig.

Progesteron: das Zyklushormon
Es ist noch gar nicht lange her, dass Progesteron, auch Gelbkörperhormon genannt, lediglich als das Zyklus- und Schwangerschaftshormon galt. Es sollte die Gebärmutter auf eine Schwangerschaft vorbereiten und die Fortpflanzung sichern. Betrachten wir Progesteron biochemisch, wird sofort ersichtlich, dass es

einen hohen Stellenwert für den ganzen Körper hat. Aus Cholesterin wird zunächst ein Hormon namens „Pregnenolon" gebildet. Pregnenolon ist Vorläufersubstanz für DHEA (siehe Seite 104) und Progesteron. Progesteron wiederum wird durch verschiedene Umbauprozesse zu Aldosteron (Mineralkortikoid) und zu Kortisol. Damit ist unbestritten ein ausreichend hoher Progesteronspiegel nicht allein im Hinblick auf eine Schwangerschaft, sondern vollkommen unabhängig davon auch für das Funktionieren des Körpers wichtig. Seine Konzentration nimmt leider im mittleren Erwachsenenalter stark ab. Das kann zu Ödemen, Spannungsgefühlen in der Brust, Gereiztheit oder Schlafstörungen führen. Wer sich keiner Hormonersatztherapie unterziehen möchte, kann mit sogenanntem natürlichem Progesteron nachhelfen, das aus Extrakten der Jamswurzel als Kapseln oder Creme angeboten wird. Die Nebenwirkungen sind geringer als bei synthetischen Gestagenen. Allerdings wird das natürliche Progesteron schnell wieder abgebaut und wirkt deshalb häufig weniger effektiv und eher kurzfristig gegen Beschwerden.

Meine Erfahrung:

Das weniger bekannte Vorläuferhormon des Progesterons, das Pregnenolon, ist mein Ansatzpunkt. Pregnenolon ist nicht nur das erste Steroidhormon, das im Körper gebildet wird, es ist zudem eine Vorläufersubstanz anderer Hormone und hat zusätzlich eigene Funktionen im Körper. In zahlreichen Studien konnte seine Funktion als Neurosteroidhormon nachgewiesen werden. Gefühle wie Ängstlichkeit oder Panikattacken konnten positiv beeinflusst werden. Und auch Gedächtnisleistungen verbesserten sich dadurch nachweislich. Mittlerweile liegen auch Studien vor, die Hinweise erbracht haben, dass es das Risiko einer Alzheimer-Demenz reduzieren kann.

Serotonin: der Botenstoff fürs Glück

Dieses Hormon wird häufig „Glückshormon" genannt. Seit den Achtzigerjahren beruhen viele Antidepressiva auf einer sogenannten Serotonin-Wiederaufnahme-Hemmung. Das heißt, dass bestimmte Substanzen in den Medikamenten die Serotonintransporter blockieren und das Serotonin deshalb höher konzentriert in der Gewebeflüssigkeit des Gehirns bleibt. Dieser künstlich hergestellte hohe Glückshormonspiegel sorgt dafür, dass jemand sich wohler fühlt, antriebstärker, weniger ängstlich und weniger zwanghaft wird. Normalerweise nehmen wir ausreichend Tryptophan mit der Nahrung auf. Es kommt unter anderem in Milchprodukten, Eiern, Sojabohnen, Walnüssen, Kakao, Cashewkernen und Bananen vor. Dennoch reicht es nicht, tryptophanreiche Kost zu sich zu nehmen, um genug Serotonin zu produzieren. Denn es gibt begünstigende und blockierende Faktoren. Beteiligt an der Bildung des Serotonins sind unter anderem B-Vitamine (beispielsweise B_3 und B_6) und Hormone wie Östrogen und Progesteron. Entsprechend können ein Vitamin-B-Mangel sowie ein Östrogenabfall (Wechseljahre) zu einem Serotoninabfall führen. Chronischer Stress, Entzündungsprozesse im Körper, ein hoher Kortisolspiegel, Medikamente zur Blutdrucksenkung, Alkohol, Drogen und Nikotin blockieren die Serotoninproduktion ebenfalls. Auch die übermäßige Zufuhr einiger anderer Aminosäuren (Tyrosin, Phenylalanin, Valin, Leucin und Isoleucin) kann zu einer Verdrängung des Tryptophans von den Transportsystemen führen, was mit einem Serotoninabfall einhergeht.

Serotonin wird sowohl im Gehirn als auch in der Peripherie, also außerhalb des Gehirns, im Körper über unterschiedliche Enzyme (TPH1 und TPH2) gebildet. Das ist wichtig zu wissen, denn wenn der Arzt den Serotoninspiegel im Blutserum misst und niedrige Werte feststellt, muss das nicht unbedingt bedeuten, dass auch im Gehirn ein Serotonindefizit besteht. Der Wert, der im Blut gemessen wird, muss immer im Zusammenhang mit den Symptomen gesehen werden. Hat der Patient Schlafstörungen (Serotonin ist eine Vorläufersubstanz von Melatonin), fällt es ihm schwer sich aufzuraffen, leidet er unter depressiven Verstimmungen oder treten neuerdings Ängste auf, ohne dass es eine Ursache dafür gibt? Dann spricht das für einen Serotoninmangel im Gehirn und in der Peripherie. Weitere typische Zeichen sind ein beinahe zwanghafter Drang, kohlenhydratreich zu essen, und als Folge fortschreitendes Übergewicht.

Meine Erfahrung:

Antidepressiva sind gut und richtig und haben durchaus ihren Stellenwert in der Medizin und in der Behandlung von depressiven Patienten. Es gibt allerdings noch weitere Aspekte: Wer Antidepressiva nimmt, bildet weniger Serotonin. Das führt auf längere Zeit zu Nebenwirkungen wie Schwindel, Kopfschmerzen, Müdigkeit, Verstopfung oder Libidoverlust, wie es auch in Beipackzetteln steht. Diese Nebenwirkungen lassen sich durch Einnahme einer Vorstufe des Serotonins, namentlich 5-Hydroxytryptophan (5-HTP), verhindern. 5-HTP steigert die körpereigene Serotoninproduktion sowohl im Gehirn (5-HTP überwindet die Blut-Hirn-Schranke) als auch in der Peripherie. Das lässt sich mit Messdaten und mit dem Empfinden der Patienten nachweisen. Natürlich geschieht das nicht in wenigen Tagen, sondern kann einige Wochen dauern. Nach meiner Erfahrung hat dies vielen Patienten geholfen, wieder in einen erholsamen Schlaf-wach-Rhythmus zu gelangen, ihre zuvor unkontrollierbaren Essgelüste in den Griff zu bekommen und wieder Lust am Leben zu entwickeln. Ein Hormon macht noch keinen glücklichen Menschen. Aber jeder Baustein, der dazu beitragen kann, die Lust am Leben, am eigenen Körper, an der Ernährung und an gesunder Bewegung zu steigern, ist willkommen. „Wer lachen kann, dort wo er hätte heulen können, bekommt wieder Lust zum Leben", hat der Kabarettist Werner Finck einmal gesagt.

Patientengeschichte

Mit 5-HTP-Substitution weniger Heißhunger auf Süßes und besserer Schlaf

Eine 40-jährige Migräne-Patientin stellte sich mit Schlafstörungen vor. Sie berichtete, schon „alles Mögliche" ausprobiert zu haben, und bat mich um Rat. Sie litt unter chronischem Stress; ihr Sohn hatte ADHS, was sie ständig forderte. Von ihrem Ehemann fühlte sie sich allein gelassen, da er sie in Erziehungsfragen nicht unterstützte. Trotz Medikamenten gegen Kopfschmerzen hatte sie ein- bis zweimal im Monat heftige Migräneattacken. Gegen Depressionen nahm sie Antidepressiva mit Serotonin-Wiederaufnahme-Hemmung. Um besser schlafen zu können, fragte sie nach Schlaftabletten. Da ich diese kategorisch ablehne, führte ich nach eingehender körperlicher und laborchemischer Untersuchung noch eine Serotonin-, DHEA- und Melatoninuntersuchung durch. In Anbetracht ihrer Beschwerden sah ich die Indikation für eine 5-HTP-Substitution. Drei Monate später konnte sie besser schlafen. Ihr Essverhalten hatte sich deutlich verbessert. Sie hatte ohne große Mühe vier Kilo abnehmen können. Das zwanghafte Verlangen nach Süßigkeiten hatte sich gelegt. Sie wollte wissen, ob es einen Zusammenhang zum 5-HTP geben könnte. Und ja, das konnte ich bestätigen.

PHYTOHORMONE: DIE PFLANZLICHE ALTERNATIVE

Wenn die natürliche Östrogenproduktion im Körper nachlässt, kommt es häufig zu Beschwerden wie Hitzewallungen und Schlafstörungen. Statt einer Hormonersatztherapie können auch Phytohormone gegen typische Wechseljahressymptome helfen.

Meistens zeigen sich die ersten Symptome bei Frauen im Alter zwischen 45 und 50 Jahren. Die Wechseljahre setzen ein. Das Wohlbefinden lässt nach, Hitzewallungen treten auf. Die Betroffenen fühlen sich weniger belastbar, sind schneller erschöpft, haben weniger Lust auf Sex und leiden unter Schlafstörungen. Man legt an Gewicht zu, obwohl man nicht mehr isst als vorher. Bei manchen kommen Antriebsmangel und depressive Verstimmungen dazu. Statistisch gesehen, steigt die Wahrscheinlichkeit, dass sich in diesem Alter Zivilisationskrankheiten bemerkbar machen.

BESCHWERDEN DEUTLICH REDUZIEREN

Wer in dieser Situation verzweifelt zum Arzt geht, bekommt leider viel zu oft eine Hormonersatztherapie mit den bekannten Risikofaktoren empfohlen. Frauen, die diese Form der Hormonbehandlung nicht wollen, hören dann: „Da müssen Sie durch. Das gehört dazu!" Lassen Sie sich aber nicht verunsichern. Viele dieser Beschwerden können mit Phytohormonen deutlich reduziert und damit auch die Alterung abgebremst werden. Diese rein pflanzlichen Hormone ähneln in ihrer Struktur und in ihrer Wirkung den menschlichen Hormonen, speziell den Östrogenen. Sie wirken nicht so stark wie künstlicher Hormonersatz, sorgen aber dafür, dass die natürliche Östrogenproduktion nicht so schnell zurückgeht. Phytoöstrogene sind sekundäre Pflanzenstoffe, zu denen unter anderem Isoflavone, Auxine, Coumestane und Lignane gehören, die typische Wechseljahresbeschwerden ausgleichen können. Folgende Phytohormone sind beim Menschen besonders gut wirksam. Sie können Sie als Nahrungsergänzungsmittel in Form von Tees, Tabletten, Pulvern, Ölen oder Kapseln kaufen.

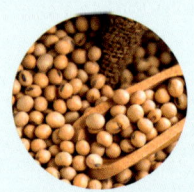

SOJA (PHYTOSOJA)

Die Hülsenfrucht enthält große Mengen an Isoflavonen, die östrogenartig und antioxidativ wirken. Die ebenfalls enthaltenen Saponine stärken vor allem das Immunsystem. Zusammen mit anderen sekundären Pflanzenstoffen binden sie aber auch Cholesterol, was den Cholesterinspiegel senkt. Soja gibt es als Nahrungsergänzungsmittel zu kaufen, aber auch Lebensmittel wie Tofu, Tempeh, Sojamilch, Sojaöl und Sojasaucen wirken östrogenartig.

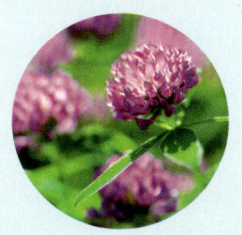

ROTKLEE (TRIFOLIUM PRATENSE)

Rotklee gilt als Multitalent unter den Phyto-hormonen. Die östrogene Wirkung der darin enthaltenen Isoflavone verringert Beschwer-den in der Menopause, ohne die bekannten Probleme hervorzurufen, die mit einer klas-sischen Östrogensubstitution verbunden sind. Außerdem gibt es Hinweise darauf, dass die Zufuhr der Isoflavone vor Osteo-porose schützen könnte.

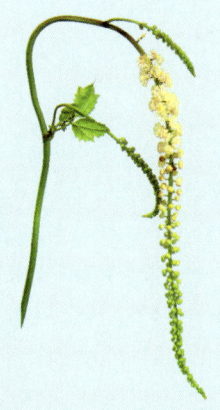

Traubensilberkerze (Cimicifuga racemosa)

Die Traubensilberkerze ist eine Heilpflanze mit langer Tradition. Ihre Inhaltsstoffe haben östro-genähnliche Eigenschaften und können leichte Beschwerden in den Wechseljahren (Hitzewallun-gen, nächtliche Schweißausbrüche) lindern. Auch auf neurovegetative Störungen hat die Pflanze eine positive Auswirkung.

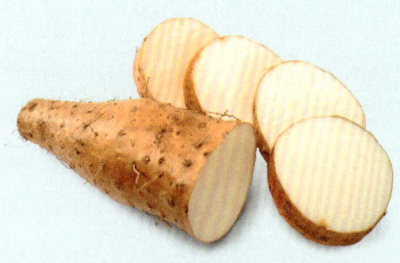

JAMSWURZEL (DIOSCOREA MACROSTACHYA)

Die Jamswurzel ist ein sehr altes Heilmit-tel, das bei uns noch wenig bekannt ist. Mit ihrer hormonellen Wirkung hilft die Wurzel gegen Wechseljahresbeschwerden und als Anti-Aging-Mittel für die Haut. Das prämens-truelle Syndrom und andere Menstruations-beschwerden werden durch die entkrampfende Wirkung gelindert. Die Pflanze muss gekocht werden, wenn Sie sie nicht als Extrakt kaufen.

LASSEN SIE SICH BERATEN

Bitte beachten Sie, dass Nahrungser-gänzungsmittel auch Nebenwirkungen und sogar gegenteilige (also negative) Wirkungen haben können. Vor Selbst-medikation kann ich daher nur warnen. Lassen Sie sich zur Wirkung, Dosierung und Anwendung umfassend aufklären. Am besten informieren Sie sich bei Ihrem Arzt, ob Nahrungsergänzungs-mittel in Ihrem Fall überhaupt nötig sind – und wenn ja, welche für Sie infrage kommen.

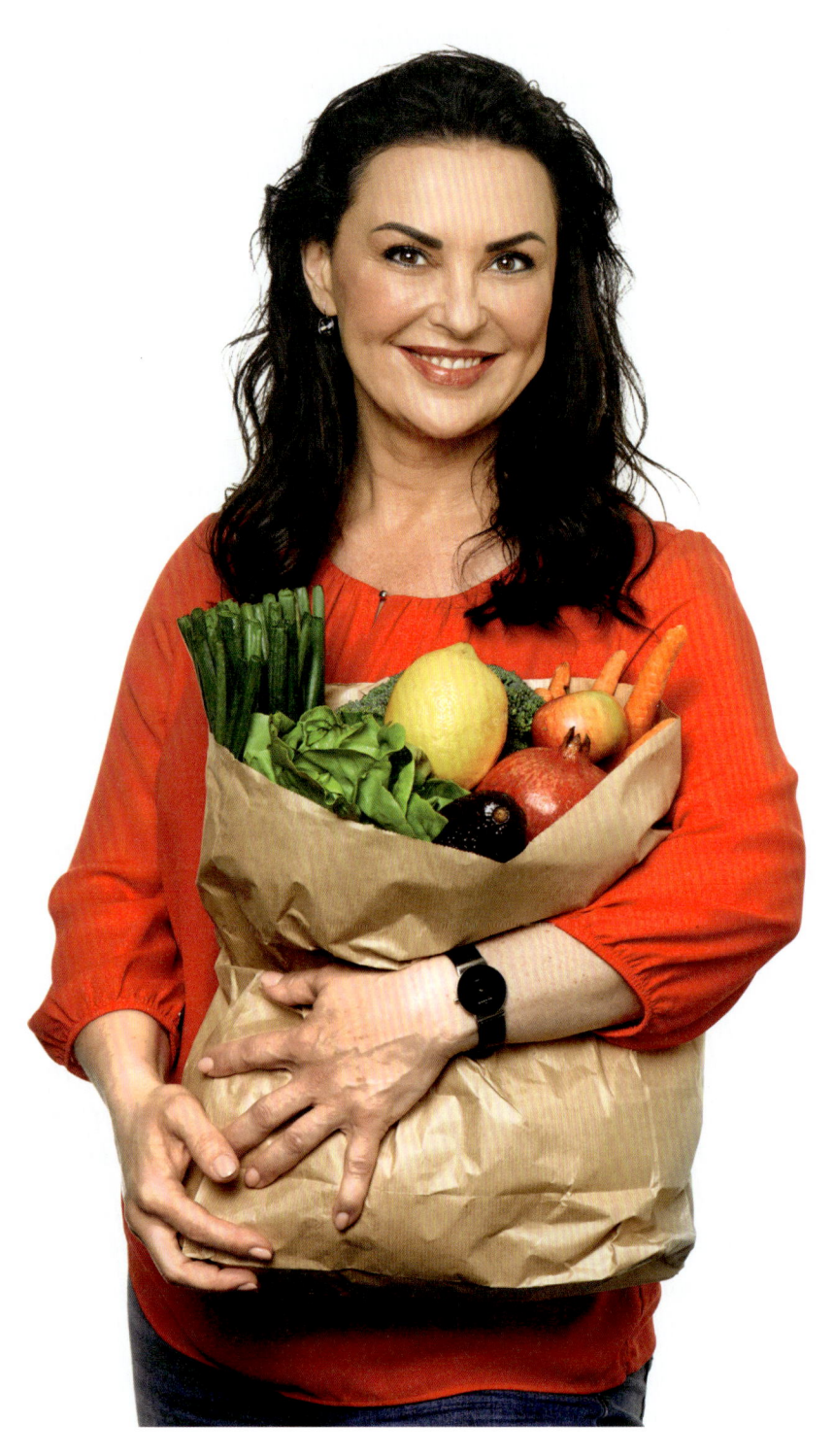

REZEPTE: ANTI-AGING AUS DER KÜCHE

Die Ernährung spielt beim Älterwerden eine wichtige Rolle. Damit Sie wissen, wie Sie gute Anti-Aging-Lebensmittel möglichst oft auf den Teller bringen können, stelle ich Ihnen auf den folgenden Seiten lauter alltagstaugliche Rezepte vor: Vom Frühstück bis zum Abendessen, hier ist für jeden etwas dabei. Die gute Nachricht: Für eine Ernährungsumstellung ist es zum Glück nie zu spät.

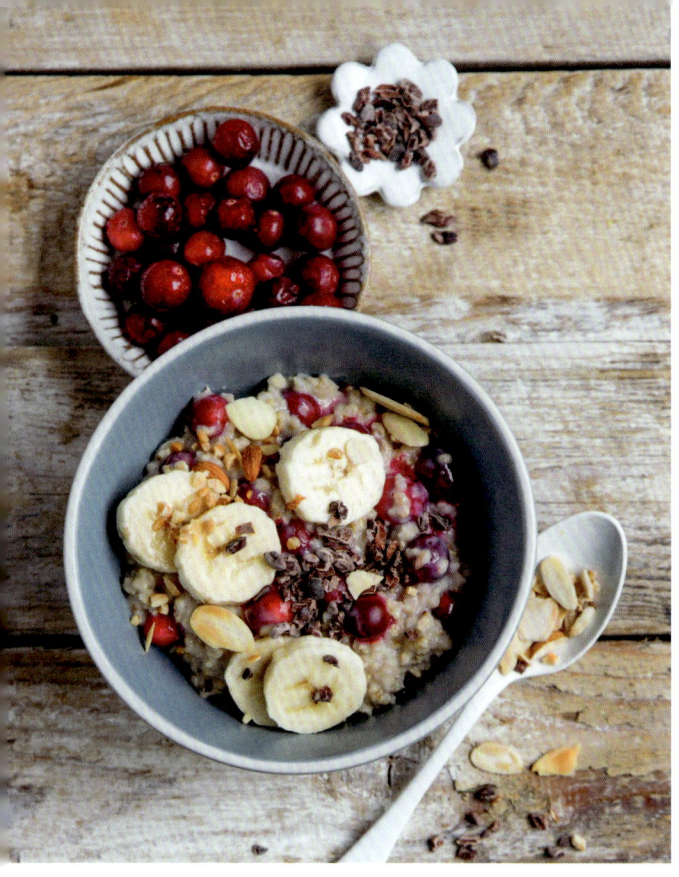

MANDEL-OATMEAL MIT CRANBERRYS

Für 2 Personen | Zubereitung: 20 Min.

100 g zarte Haferflocken | 1 Zimtstange |
300 ml ungesüßter Mandel- oder Sojadrink |
125 g Cranberrys (frisch oder tiefgekühlt) |
30 g Mandeln | 1 Banane | 1 EL Zitronensaft |
2 TL flüssiger Honig | 2 TL Kakao-Nibs

Geballte Nährstoffpower für die Zellen

1 Die Haferflocken und Zimtstange mit dem Mandel- oder Sojadrink in einem Topf aufkochen. Danach mit geschlossenem Deckel bei milder Hitze etwa 10 Minuten köcheln lassen, dabei zwischendurch umrühren.

2 Inzwischen die frischen Cranberrys verlesen, waschen und trocken tupfen (gefrorene Beeren antauen lassen). Die Cranberrys nach 10 Minuten Garzeit unter den Haferflockenbrei mischen und alles noch etwa 5 Minuten köcheln lassen.

3 Währenddessen die Mandeln grob hacken und in einer Pfanne ohne Fett bei mittlerer Hitze hell rösten. Herausnehmen und abkühlen lassen. Die Banane schälen und quer halbieren. Eine Hälfte in grobe Stücke schneiden, mit dem Zitronensaft beträufeln und mit einer Gabel zerdrücken. Die zweite Bananenhälfte in dünne Scheiben schneiden.

4 Zum Servieren den Porridge vom Herd nehmen, die Zimtstange wieder entfernen. Dann Bananenpüree, Honig und Mandeln gleichmäßig untermischen. Den Porridge auf Schalen verteilen. Mit den Bananenscheiben belegen und mit je 1 TL Kakao-Nibs bestreuen.

Tipp: Von Oktober bis Dezember sind frische Cranberrys im Angebot. Die kleinen roten Beeren sind Kraftpakete für die Gesundheit. Sie enthalten viele Antioxidantien, die sogenannte freie Radikale frühzeitig abfangen und unschädlich machen können. Sie helfen auch bei der Infektionsprophylaxe, vor allem bei Harnwegsinfekten. Sie schützen die Schleimhaut, sodass sich Bakterien nicht leicht festsetzen können.

Pro Portion: 370 kcal, 12 g EW, 16 g F, 57 g KH, 10 g BST

CHIAMÜSLI
MIT ANANAS

Für 2 Personen | Zubereitung: 30 Min. |
Einweichen: 12 Std. (über Nacht)

1½ EL Chiasamen | 125 ml Kokoswasser |
30 g Mandeln | 1 EL natives Kokosöl |
3 EL kernige Haferflocken | 1½ EL Kokosraspel |
2 TL Kokosblütenzucker | 250 g Ananas |
250 g Sojajoghurt | 1 frische Dattel

Guten-Morgen-Kick fürs Immunsystem

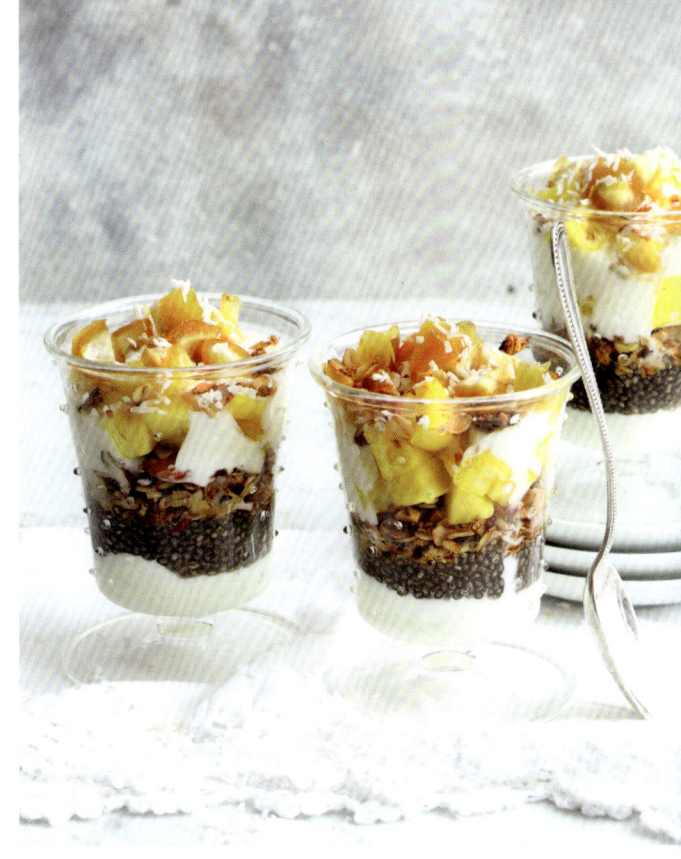

1 Am Vorabend die Chiasamen in einer kleinen Schüssel mit dem Kokoswasser verrühren. Etwa 10 Minuten quellen lassen, dann nochmals umrühren und zugedeckt 12 Stunden, am besten über Nacht, im Kühlschrank quellen lassen. (Wenn es einmal schnell gehen muss, können Sie die Chiasamen auch nur 10 Minuten quellen lassen und nicht über Nacht einweichen.)

2 Am nächsten Morgen die Mandeln fein hacken. Das Öl in einer Pfanne bei milder Hitze zerlassen. Dann Haferflocken, Mandeln, 1 EL Kokosraspel und den Kokosblütenzucker dazugeben und alles unter Wenden 3 bis 4 Minuten rösten. Anschließend die Masse aus der Pfanne nehmen, kurz abkühlen lassen und bei Bedarf etwas zerbröckeln.

3 Die Ananas schälen, den Strunk entfernen und das Fruchtfleisch in feine Würfel schnei-

den. Den gekühlten Chiapudding gut durchrühren. Dann abwechselnd mit Knuspermüsli, Ananas und Sojajoghurt in Gläser oder Schalen schichten. Die Dattel längs halbieren, entsteinen und in kleine Würfel schneiden. Mit den übrigen Kokosraspeln auf das Müsli streuen.

Tipp: Wer Ananas gern und häufig isst, der tut nicht nur seinem Immunsystem etwas Gutes, sondern hält auch den Organismus von innen jung. Als Multitalent gilt das Enzym Bromelain, das vor allem in der frischen Frucht steckt. Nachgesagt werden ihm entzündungshemmende und blutdruckregulierende Eigenschaften. Außerdem hilft das Enzym beim Stressabbau, indem es das Hormon Prostaglandin reguliert.

Pro Portion: 500 kcal, 15 g EW, 28 g F, 40 g KH, 15 g BST

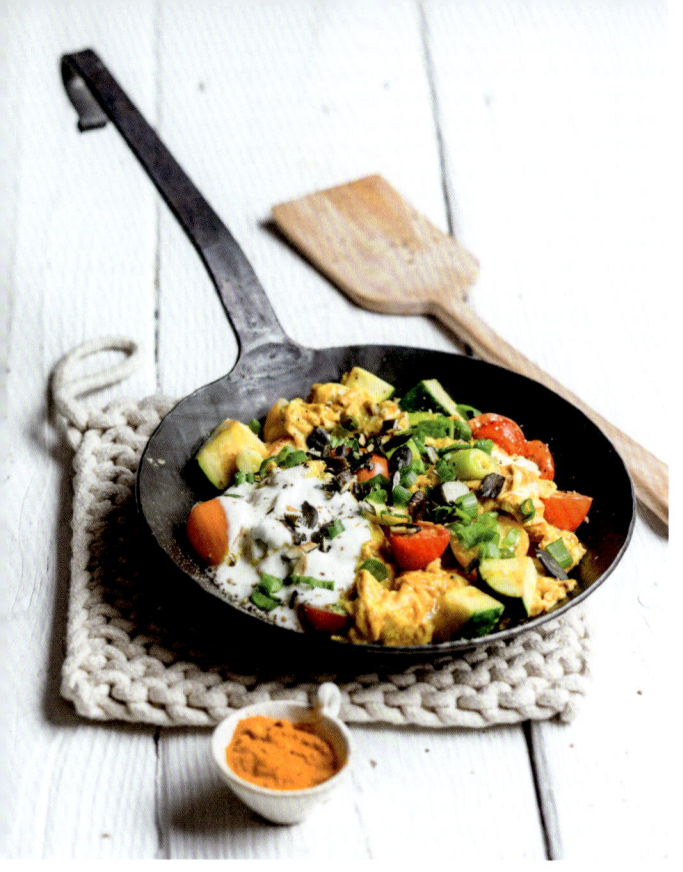

TOMATEN-RÜHREI MIT ZUCCHINI

Für 2 Personen | Zubereitung: 20 Min.

125 g Zucchini | 100 g Frühlingszwiebeln | 100 g Cocktailtomaten | 1 EL Kürbiskerne | 4 Eier (Größe M) | 3 EL Milch (3,5 % Fett) | Salz | Pfeffer aus der Mühle | ½ TL gemahlene Kurkuma | 2 EL Olivenöl | 4 EL griech. Joghurt (10 % Fett)

Buntes Energie- und Nährstoffpaket

1 Die Zucchini putzen, waschen und in etwa 1 cm große Würfel schneiden. Die Frühlingszwiebeln putzen, waschen, das Weiße und Hellgrüne schräg in etwa 1 cm breite Stücke schneiden, das Dunkelgrüne in dünne Ringe schneiden. Die Tomaten waschen und halbieren.

2 Die Kürbiskerne in einer Pfanne ohne Fett rösten, bis sie aufplatzen. Herausnehmen, abkühlen lassen und grob hacken. Die Eier mit der Milch, Salz, Pfeffer und Kurkuma verquirlen.

3 Das Öl in einer beschichteten Pfanne erhitzen, die Zucchini und die weißen und hellgrünen Frühlingszwiebeln darin 2 bis 3 Minuten bei mittlerer Hitze andünsten. Die Eiermasse dazugeben und kurz stocken lassen.

4 Anschließend die Tomaten und die Hälfte der dunkelgrünen Frühlingszwiebeln hinzufügen.

Die Eiermasse mit einem Pfannenwender von außen nach innen schieben, bis sie leicht gestockt und noch glänzend ist.

5 Das Rührei mit je 2 EL Joghurt auf Tellern anrichten, mit den übrigen dunklen Frühlingszwiebelringen und den Kürbiskernen bestreuen und Pfeffer grob darüber mahlen. Sofort servieren.

> **Tipp:** Die These, wonach Eier den Cholesterinspiegel erhöhen, ist längst widerlegt. Eier liefern jede Menge Vitamine und Mineralstoffe. Zudem stecken sie voller Carotinoide mit Anti-Aging-Wirkung. Als Antioxidantien können diese nämlich freie Radikale neutralisieren, die unter anderem für die Kollagenschäden der Haut verantwortlich sind.

Pro Portion: 380 kcal, 20 g EW, 27 g F, 11 g KH, 3 g BST

HÜHNERSUPPE MIT ROTEM REIS

Für 6 Personen | Zubereitung: 45 Min. |
Garen: 2 Std.

1 Bio-Hähnchen (ca. 1,4 kg) | 1 Zwiebel |
1 Knoblauchzehe | 1 kleine rote Chilischote |
20 g Ingwer | 2 TL schwarze Pfefferkörner |
1 Lorbeerblatt | 3 Wacholderbeeren | Salz |
1 Bund Suppengrün | 160 g roter Camargue-
Reis | 2 Möhren | 200 g Knollensellerie |
1 Stange Lauch (ca. 200 g) | 200 g Zucchini |
Pfeffer aus der Mühle | 2 EL gehackte Peter-
silie

Löffel für Löffel gesunder Genuss

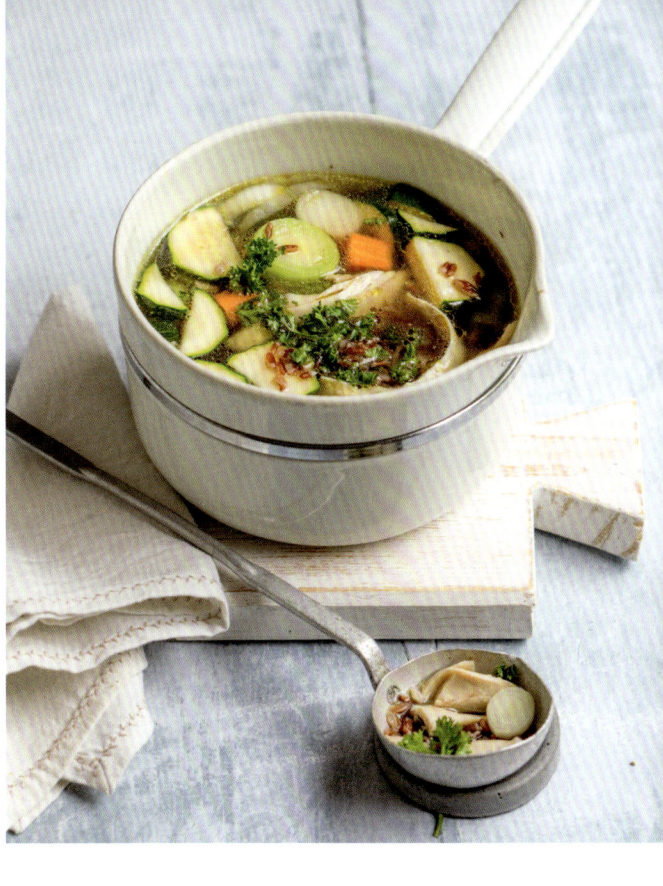

1 Das Hähnchen innen und außen gründlich waschen und trocken tupfen. Zwiebel und
Knoblauch ungeschält halbieren. Die Chili längs
halbieren, entkernen und waschen. Den Ingwer
schälen und in Scheiben schneiden.

2 Hähnchen, Zwiebel, Knoblauch, Chili, Ingwer,
Pfefferkörner, Lorbeer und Wacholder in einem
großen Topf mit 2 ½ bis 2 ¾ l kaltem Wasser
aufsetzen, das Huhn sollte vollständig bedeckt
sein. Alles langsam aufkochen, entstehenden
Schaum wiederholt abschöpfen. Sobald der
Schaum komplett entfernt ist, 1 TL Salz dazugeben und die Suppe mit geschlossenem Deckel
bei milder Hitze 2 Stunden köcheln lassen.

3 Inzwischen das Suppengrün putzen, waschen
und grob schneiden, nach etwa 1 Stunde zur
Suppe geben. Den Reis in kochendem, leicht
gesalzenem Wasser mit geschlossenem Deckel

bei milder Hitze etwa 30 Minuten weich garen,
dann in ein Sieb abgießen und abtropfen lassen.

4 Gemüse je nach Sorte putzen beziehungsweise waschen oder schälen. Möhren und Sellerie etwa 1 cm groß würfeln. Lauch schräg in etwa
1 cm breite Scheiben schneiden. Zucchini längs
halbieren und in Scheiben schneiden. Das Huhn
aus der Brühe nehmen und etwas abkühlen
lassen. Die Brühe durch ein Sieb gießen, etwa
2 ¼ l erneut aufkochen und Möhren, Sellerie und
Lauch darin etwa 10 Minuten bissfest garen.
Nach etwa 5 Minuten Zucchini dazugeben.

5 Inzwischen das Fleisch von den Knochen
lösen, Haut und Fett entfernen. Das Fleisch in
mundgerechte Stücke schneiden und mit dem
Reis in der Suppe kurz erwärmen. Mit Salz und
Pfeffer abschmecken. Die Suppe auf tiefe Teller
verteilen und mit Petersilie bestreut servieren.

Pro Portion: 490 kcal, 42 g EW, 23 g F, 25 g KH, 5 g BST

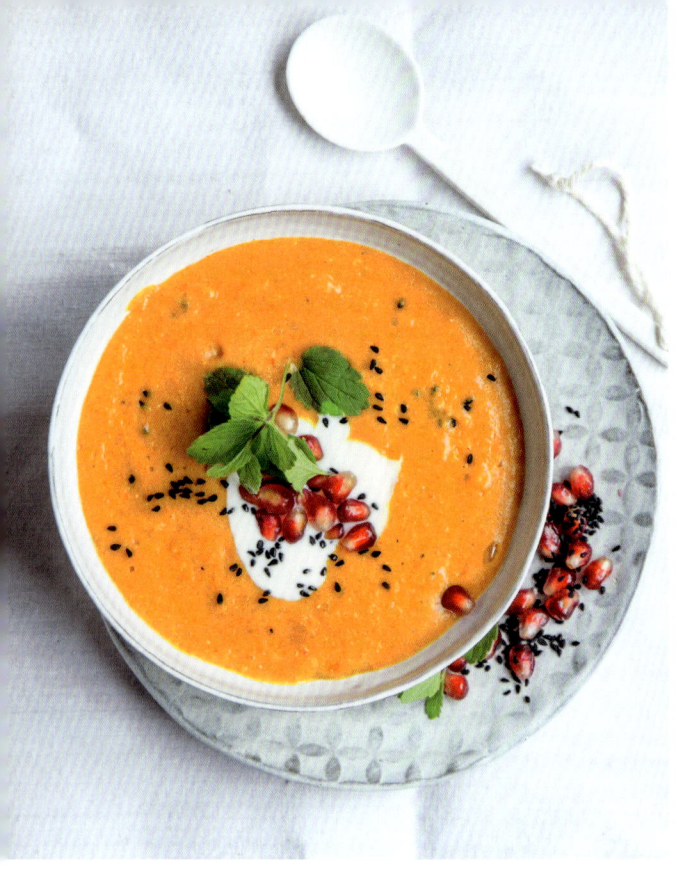

ORIENTALISCHE LINSENSUPPE

Für 2 Personen | Zubereitung: 30 Min. |
Garen: 12 Min.

1 rote Paprikaschote | 200 g vorwiegend
festkochende Kartoffeln | 1 rote Zwiebel |
1 Knoblauchzehe | 1 EL Olivenöl | ½ TL ge-
mahlene Kurkuma | 150 g rote Linsen |
2 TL Harissa-Paste | ¾ l Gemüsebrühe |
½ Granatapfel | 2 Stiele Minze | 100 g griech.
Joghurt (10 % Fett) | Salz | Pfeffer aus der
Mühle | ½ TL ganzer Schwarzkümmel

Kraftspender mit wertvollem Eiweiß

1 Den Backofengrill einschalten. Die Paprika-
schote längs vierteln, entkernen, waschen und
mit der Haut nach oben auf ein Backblech
legen. Unter dem heißen Backofengrill auf der
obersten Schiene 8 bis 12 Minuten rösten, bis
die Haut schwarze Blasen wirft. Aus dem Ofen
nehmen und mit einem feuchten Küchentuch
etwa 5 Minuten abdecken, dann die Paprika
häuten und grob in Stücke schneiden.

2 Inzwischen die Kartoffeln schälen, waschen
und würfeln. Zwiebel und Knoblauch schälen
und fein würfeln, in einem Topf im heißen Öl
bei mittlerer Hitze glasig dünsten. Die Kurkuma
darüberstäuben und kurz mitrösten. Anschließend die Paprikastücke, Kartoffelwürfel, Linsen
und Harissa in den Topf geben und die Brühe
dazugießen. Alles aufkochen und mit geschlossenem Deckel bei milder Hitze etwa 25 Minuten
köcheln lassen.

3 Währenddessen die Granatapfelkerne mit
einem Löffel herauslösen, die weißen Häutchen
entfernen. Die Minze waschen, trocken schütteln und die Blätter abzupfen. 4 schöne Blätter zum Garnieren beiseitelegen, den Rest fein
hacken und mit dem Joghurt verrühren.

4 Die Linsensuppe im Topf mit dem Stabmixer
fein pürieren und mit Salz und Pfeffer abschmecken. In Schalen oder tiefen Teller anrichten. Mit
1 Klecks Minzejoghurt, Granatapfelkernen und
Schwarzkümmelsamen bestreuen. Mit den beiseitegelegten Minzeblättern garnieren.

Tipp: Linsen enthalten hochwertiges
Eiweiß, das den Zellaufbau fördert.
Gleichzeitig regen sie die Kollagenbil-
dung an und sorgen für straffe Haut.

Pro Portion: 580 kcal, 25 g EW, 19 g F, 67 g KH, 17 g BST

LAUCHSUPPE MIT WILDLACHS

Für 2 Personen | Zubereitung: 45 Min.

300 g Topinambur (ersatzweise vorwiegend festkochende Kartoffeln) | 200 g Lauch | 1 EL Rapskernöl | ½ l Gemüsebrühe | 150 g Wildlachsfilet | 1 EL Olivenöl | Salz | Pfeffer aus der Mühle | 1 Bund Brunnenkresse (ca. 100 g; ersatzweise junger Spinat) | 100 g Sojasahne | 2 TL gehackte Pistazienkerne

Grüne Quelle für Omega-3-Fettsäuren

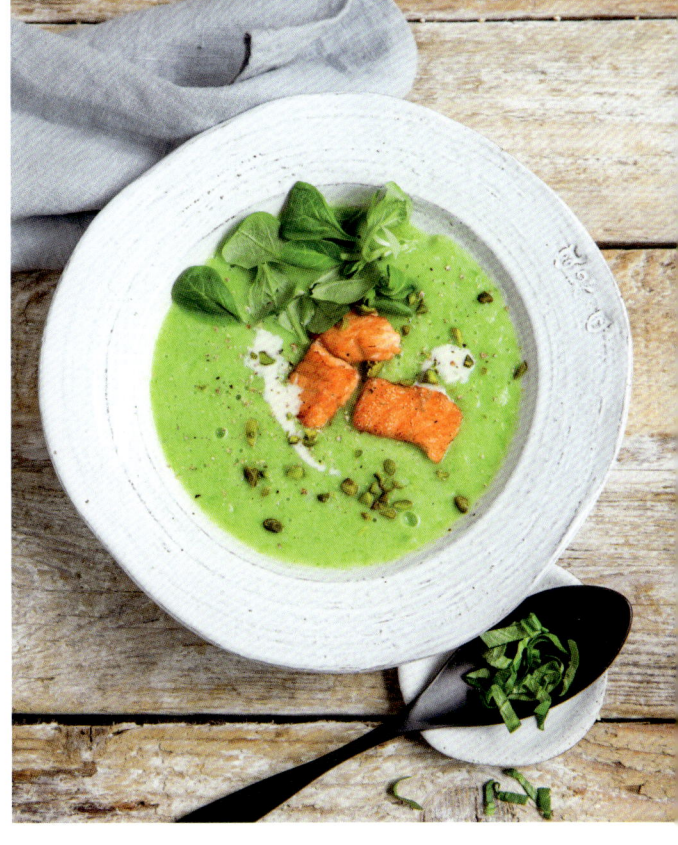

1 Die Topinambur schälen, waschen und grob würfeln. Den Lauch putzen, waschen, längs halbieren und quer in Scheiben schneiden. Das Rapskernöl in einem Topf erhitzen und Topinambur und Lauch darin bei mittlerer Hitze etwa 3 Minuten andünsten, dabei ab und zu umrühren. Mit der Brühe ablöschen, alles aufkochen und mit geschlossenem Deckel bei milder Hitze etwa 20 Minuten garen.

2 Inzwischen das Lachsfilet waschen, trocken tupfen und 2 bis 3 cm groß würfeln. Das Olivenöl in einer kleinen Pfanne erhitzen und die Lachswürfel darin bei mittlerer Hitze rundum etwa 5 Minuten braten, salzen und pfeffern. Danach den Lachs aus der Pfanne nehmen und abgedeckt beiseitestellen.

3 Die Brunnenkresse waschen und trocken schütteln. 1 Handvoll Brunnenkresse zum Gar-

nieren beiseitelegen. Übrige Blätter samt Stängeln grob hacken, zur Suppe geben und alles bei milder Hitze noch etwa 3 Minuten garen.

4 Die Sojasahne hinzufügen, alles im Topf mit dem Stabmixer feinschaumig pürieren, mit Salz und Pfeffer abschmecken. Mit den Lachswürfeln in Schalen oder tiefen Tellern anrichten, mit der beiseitegelegten Brunnenkresse garnieren und mit den Pistazien bestreuen. Sofort servieren.

> **Tipp:** Die Lauchsuppe an sich ist vegan, da sie mit Gemüsebrühe und Sojasahne gekocht wird. Vegetarier oder Veganer lassen den Lachs einfach weg oder braten stattdessen feine Topinamburscheiben als Einlage.

Pro Portion: 490 kcal, 24 g EW, 33 g F, 14 g KH, 11 g BST

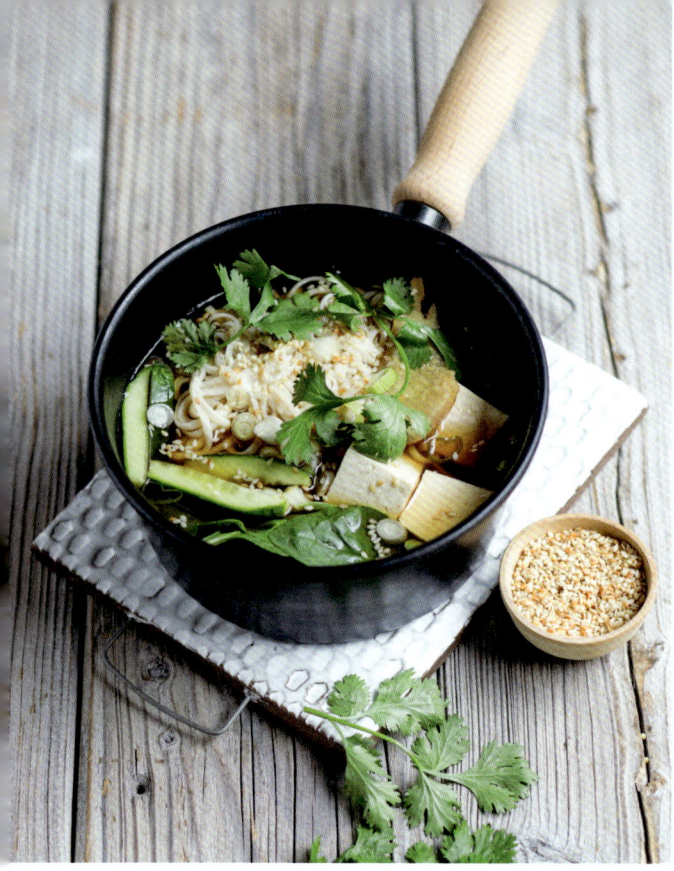

TOFU-MISO-SUPPE MIT SOBANUDELN

Für 2 Personen | Zubereitung: 25 Min.

100 g Sobanudeln (aus Buchweizen und Süßkartoffeln; aus dem Bioladen) | 1 TL geröstetes Sesamöl | ½ EL helle Sesamsamen | 2 Frühlingszwiebeln | 1 Mini-Salatgurke | 50 g Blattspinat | 100 g Tofu | 10 g Ingwer | 625 ml Gemüsebrühe | 1 TL Instant-Wakame-Algen | 1½ EL Shiro-Miso-Paste (aus dem Asienladen) | einige Korianderblätter zum Garnieren

Powerfood aus Asien

1 Die Nudeln nach Packungsanweisung garen. In ein Sieb abgießen, gut abtropfen lassen und mit dem Sesamöl mischen. Den Sesam in einer beschichteten Pfanne ohne Fett goldbraun anrösten. Herausnehmen und abkühlen lassen.

2 Frühlingszwiebeln putzen, waschen, weiße und hellgrüne Teile in feine Ringe schneiden. Gurke waschen und in etwa 3 cm lange Stifte schneiden. Spinat verlesen, waschen und trocken schütteln, dabei grobe Stiele entfernen. Tofu in etwa 2 cm große Würfel schneiden. Ingwer schälen und in Scheiben schneiden.

3 Die Brühe in einem Topf aufkochen. Ingwer und Algen darin etwa 2 Minuten köcheln lassen. Die Miso-Paste mit 5 EL Wasser glatt rühren, zur Brühe geben und alles noch etwa 5 Minuten garen. Dann Frühlingszwiebeln und Gurkenstifte zur Suppe geben und alles einmal aufkochen.

4 Zum Servieren den Koriander waschen und trocken schütteln. Sobanudeln, Tofu und Spinat auf Schalen oder tiefe Teller verteilen und die heiße Suppe darübergießen. Mit dem gerösteten Sesam und den Korianderblättern bestreuen.

Tipp: Bei den Bewohnern der japanischen Insel Okinawa, der Insel der Hundertjährigen, isst man ein Schälchen Miso-Suppe als Auftakt zu jeder Mahlzeit. Die würzige, fermentierte Paste besteht hauptsächlich aus Sojabohnen. Der Anti-Aging-Effekt: Die Suppe vorweg füllt den Magen auf leichte Art und senkt die Ausschüttung des Heißhungerhormons Ghrelin. So isst man vom Hauptgericht stets weniger und steigert das Wohlbefinden.

Pro Portion: 570 kcal, 13 g EW, 18 g F, 73 g KH, 11 g BST

BULGURSALAT MIT BROKKOLI

Für 2 Personen | Zubereitung: 35 Min.

1 rote Zwiebel | 4 EL Olivenöl | 100 g Bulgur |
200 ml Gemüsebrühe | 200 g Blumenkohl |
200 g Brokkoli | Salz | 30 g Walnusskerne |
½ EL helle Sesamsamen | 2 EL Zitronensaft |
1 EL Tahin (Sesammus) | 2 TL Honig | Pfeffer
aus der Mühle | ½ Bund Petersilie | ½ Bund
Schnittlauch | 100 g Joghurt natur (3,5 % Fett)

Orientalischer Sattmacher

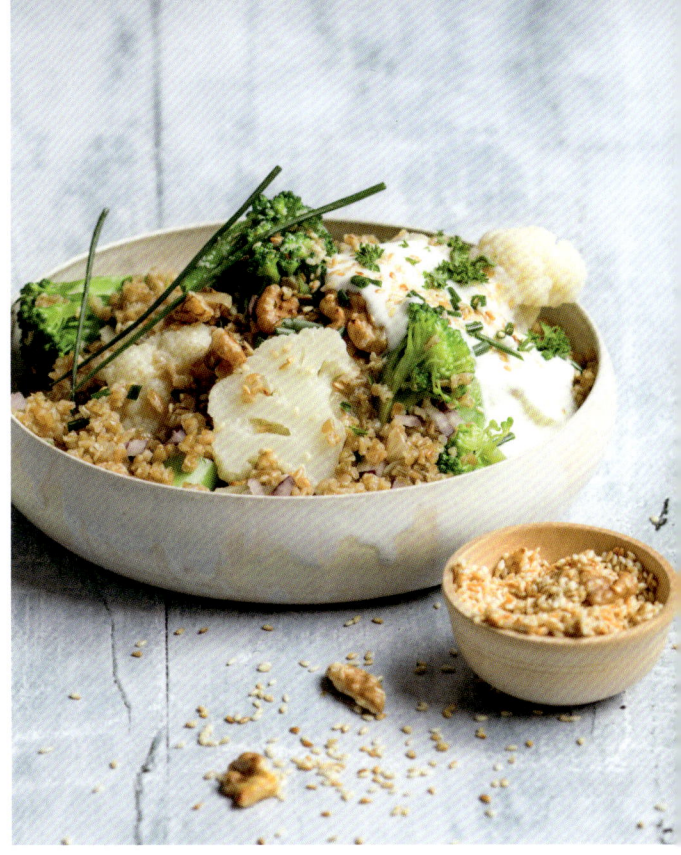

1 Die Zwiebel schälen und fein würfeln, in einem Topf in 2 EL Öl bei mittlerer Hitze glasig dünsten. Den Bulgur dazugeben und 2 bis 3 Minuten mitdünsten. Die Brühe dazugießen, alles einmal aufkochen und den Topf vom Herd ziehen. Den Bulgur mit geschlossenem Deckel etwa 20 Minuten quellen lassen, dann offen lauwarm abkühlen lassen.

2 Inzwischen Blumenkohl und Brokkoli putzen, waschen und in Röschen teilen, Brokkolistiele schälen und würfeln. Blumenkohl in kochendem Salzwasser 5 bis 6 Minuten bissfest garen, nach etwa 3 Minuten Garzeit den Brokkoli dazugeben und mitgaren. Das Gemüse in ein Sieb abgießen, kalt abschrecken und abtropfen lassen.

3 Die Walnüsse grob hacken und in einer kleinen Pfanne ohne Fett hellbraun anrösten. Herausnehmen und auf einem Teller abkühlen lassen. Anschließend die Sesamsamen in der Pfanne ohne Fett hell rösten, herausnehmen und beiseitestellen.

4 Für das Dressing den Zitronensaft, 2 EL Wasser, Tahin, das übrige Öl und den Honig in einer Salatschüssel kräftig verrühren. Mit Salz und Pfeffer kräftig würzen. Erst den Bulgur, dann Blumenkohl, Brokkoli und Walnüsse dazugeben und alles gründlich mischen.

5 Die Petersilie und den Schnittlauch waschen und trocken schütteln, die Petersilienblätter abzupfen und grob hacken, den Schnittlauch in feine Röllchen schneiden. Zwei Drittel der Kräuter unter den Salat heben.

6 Den Salat auf Tellern anrichten und je 1 Klecks Joghurt daraufgeben. Mit den übrigen Kräutern und dem Sesam bestreut servieren.

Pro Portion: 680 kcal, 18 g EW, 41 g F, 51 g KH, 14 g BST

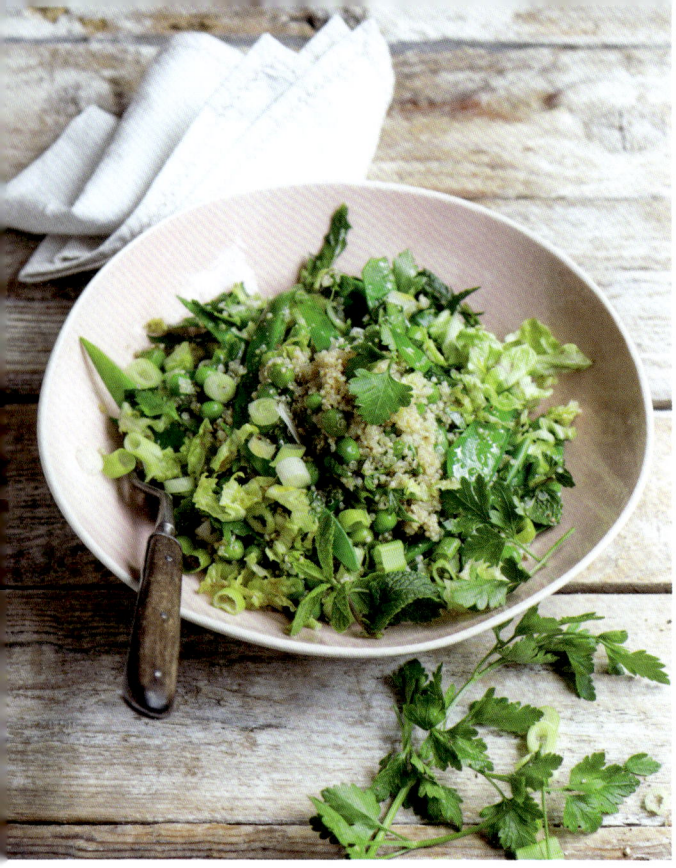

GRÜNER QUINOASALAT

Für 2 Personen | Zubereitung: 30 Min.

125 g Quinoa | 300 ml Gemüsebrühe | 100 g Zuckerschoten | 100 g gepalte Erbsen (ca. 300 g Erbsen in der Schote; ersatzweise tiefgekühlte Erbsen) | Salz | 3 Frühlingszwiebeln | 1 Mini-Romanasalat | ½ Bund Petersilie | 4 Stiele Minze | 1 EL Rotweinessig | 1 EL Zitronensaft | Pfeffer aus der Mühle | frisch geriebene Muskatnuss | 3 EL Traubenkernöl (ersatzweise Walnussöl)

Volle Eiweißpower für gute Laune

1 Die Quinoa in einem Sieb heiß abbrausen und abtropfen lassen. Mit der Brühe in einem Topf aufkochen und mit geschlossenem Deckel bei mittlerer Hitze etwa 20 Minuten garen. Dann vom Herd nehmen und offen abkühlen lassen.

2 Inzwischen die Zuckerschoten verlesen, waschen und je nach Größe diagonal halbieren. Mit den Erbsen in kochendem Salzwasser 1 bis 2 Minuten blanchieren, in ein Sieb abgießen, kalt abschrecken und abtropfen lassen.

3 Die Frühlingszwiebeln putzen, waschen und in feine Ringe schneiden. Den Salat putzen, waschen, längs halbieren, den Strunk entfernen und die Hälften in etwa 1 cm breite Streifen schneiden. Die Petersilie und Minze waschen, trocken schütteln, die Blätter abzupfen und fein hacken.

4 Essig und Zitronensaft mit Salz, Pfeffer, 1 Msp. Muskatnuss und dem Traubenkernöl in einer Salatschüssel verrühren. Die Quinoa mit der Vinaigrette verrühren, dann Frühlingszwiebeln, Zuckerschoten, Erbsen, Romanasalat und Kräuter unterheben. Den Salat nochmals abschmecken und sofort servieren.

Tipp: Die winzigen Körner der Quinoa sind echte Nährstoffpakete. Sie enthalten pro 100 Gramm rund 12 Gramm Eiweiß – doppelt so viel wie Reis. Außerdem liefert das glutenfreie Pseudogetreide alle essenziellen Aminosäuren, darunter auch den lebensnotwendigen Proteinbaustein Tryptophan. Dieser wird im Gehirn zur Herstellung des Glückshormons Serotonin benötigt.

Pro Portion: 480 kcal, 13 g EW, 22 g F, 52 g KH, 10 g BST

WASSERMELONEN-FETA-SALAT

Für 2 Personen | Zubereitung: 25 Min.

500 g Wassermelone | 300 g Salatgurken | 3 Frühlingszwiebeln | 75 g Feldsalat | 3 EL Granatapfelessig (siehe Tipp; ersatzweise Himbeeressig) | Salz | Pfeffer aus der Mühle | 2 EL Olivenöl | 1 EL Sonnenblumenkerne | 100 g Feta (Schafkäse; 45 % Fett i. Tr.)

Frisch und reich an Antioxidantien

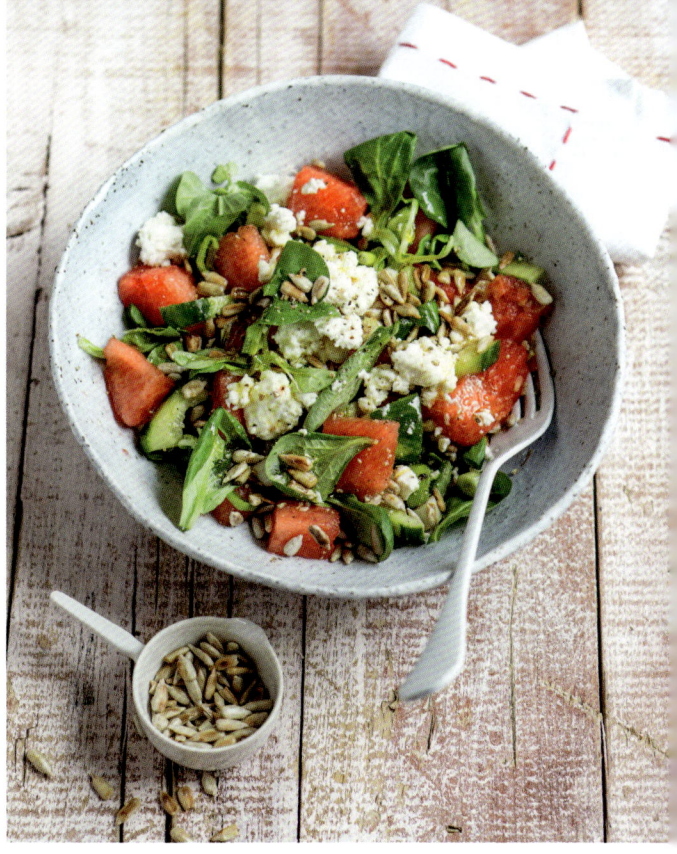

1 Die Melone schälen, entkernen und in etwa 1 cm große Würfel schneiden. Die Gurken waschen, streifig schälen, längs vierteln und die Gurkenviertel in knapp 1 cm breite Stücke schneiden. Die Frühlingszwiebeln putzen, waschen und in feine Ringe schneiden. Den Feldsalat verlesen, waschen und trocken schleudern.

2 Den Essig mit Salz, Pfeffer und Öl in einer Salatschüssel gründlich verrühren. Melone, Gurken und Frühlingszwiebeln unter das Dressing mischen und den Salat etwa 10 Minuten durchziehen lassen.

3 Inzwischen die Sonnenblumenkerne in einer kleinen Pfanne ohne Fett bei mittlerer Hitze goldbraun rösten. Vom Herd nehmen und abkühlen lassen. Den Feta zerbröseln.

4 Zum Servieren den Feldsalat unter die übrigen Salatzutaten heben und den Salat auf Tellern anrichten. Mit den Sonnenblumenkernen und dem Feta bestreuen.

Tipp: Granatapfelessig lässt sich auch ganz leicht selbst machen: Dazu 1 Granatapfel halbieren und die Kerne mit einem Löffel herauslösen, weiße Häutchen entfernen. Die Kerne in einem Topf mit ¼ l Weißweinessig und ½ EL flüssigem Honig einmal aufkochen. In eine sterilisierte Flasche (ca. ¼ l Inhalt) füllen. Je nach gewünschter Intensität den Essig nach 2 bis 3 Tagen abseihen, um die Kerne zu entfernen. Der fertige Essig hält sich gekühlt etwa 6 Monate.

Pro Portion: 410 kcal, 13 g EW, 24 g F, 32 g KH, 4 g BST

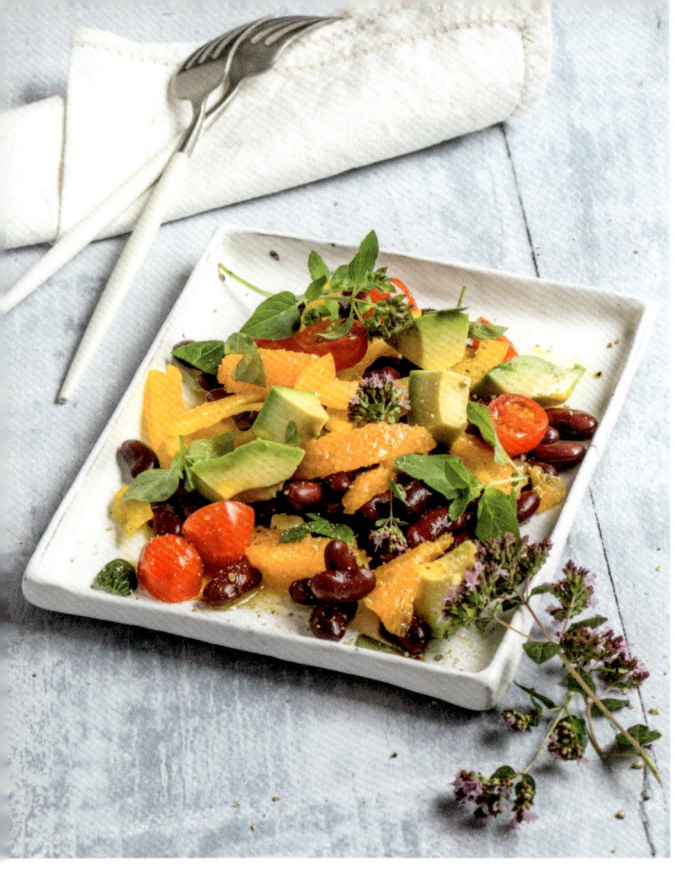

ROTE-BOHNEN-ORANGEN-SALAT

Für 2 Personen | Zubereitung: 25 Min.

1 Dose Kidneybohnen (250 g Abtropfgewicht) | 1 gelbe Spitzpaprikaschote | 125 g Cocktailtomaten | 1 kleine Avocado | 1 Orange | 2 EL Rotweinessig | Salz | Pfeffer aus der Mühle | ½ TL rosenscharfes Paprikapulver | ½ TL abgeriebene Bio-Zitronenschale | 3 EL Olivenöl | 1 kleine Knoblauchzehe | 3 Zweige Oregano

Frischer Vital-Mix mit Anti-Aging-Faktor

1 Die Bohnen in einem Sieb abbrausen und gut abtropfen lassen. Die Spitzpaprika längs halbieren, entkernen und waschen, die Hälften quer in feine Streifen schneiden. Die Tomaten waschen und halbieren. Die Avocado halbieren, entkernen, schälen und in 1 bis 2 cm große Stücke schneiden.

2 Von der Orange oben und unten waagrecht einen Deckel abschneiden und die Schale so dick schälen, dass die weiße Haut mit entfernt wird. Die Filets mit einem Messer zwischen den Trennhäuten herausschneiden, dabei die Orangenreste auspressen und den Saft auffangen.

3 In einer Salatschüssel den aufgefangenen Orangensaft mit Essig, Salz, Pfeffer, Paprikapulver, Zitronenschale und Öl gründlich verrühren. Die Knoblauchzehe schälen, sehr fein würfeln und unterrühren.

4 Den Oregano waschen, trocken schütteln, die Blätter abzupfen und hacken. Mit Bohnen, Paprika, Tomaten, Avocado und Orangenfilets in die Vinaigrette geben, alles vorsichtig mischen und den Salat mit Salz und Pfeffer abschmecken. Zum Servieren auf Tellern anrichten.

Tipp: Rote Kidneybohnen sind ein stärke- und proteinreicher Sattmacher und eine Quelle für Ballaststoffe, Folsäure und Magnesium. Außerdem sollen die Hülsenfrüchte starke Anti-Aging-Eigenschaften haben, weil sie Zellschäden durch freie Radikale begrenzen. Verantwortlich dafür ist ihr hoher Anteil an sekundären Pflanzenfarbstoffen (Flavonoide), die Haut, Gewebe und Organe schützen.

Pro Portion: 400 kcal, 7 g EW, 27 g F, 26 g KH, 11 g BST

RUCOLASALAT MIT KÜRBIS

Für 2 Personen | Zubereitung: 25 Min.

½ kleiner Hokkaidokürbis (ca. 300 g) |
20 g Ingwer | 1 Knoblauchzehe | 2 Schalotten |
2 EL Kürbiskerne | 3 EL Olivenöl | 100 ml Ge-
müsebrühe | Salz | ½ TL Pul Biber (scharfe
Paprikaflocken) | 80 g Rucola | 2 Tomaten |
2 EL Zitronensaft

Kurbelt den Stoffwechsel an

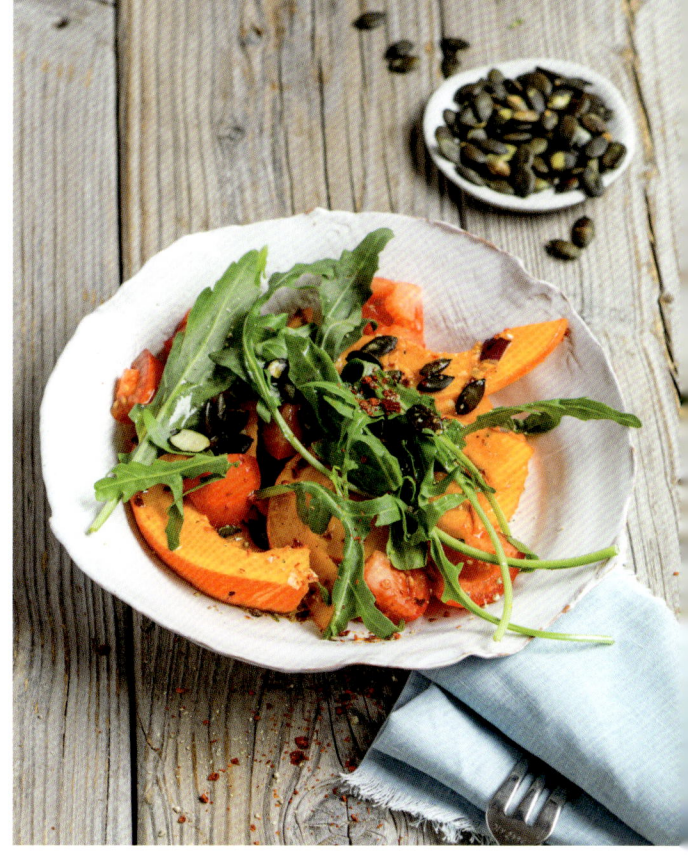

1 Den Kürbis entkernen, waschen und in dünne Spalten schneiden. Ingwer und Knoblauch
schälen und fein würfeln. Die Schalotten schälen und längs in Spalten schneiden.

2 Die Kürbiskerne in einer Pfanne ohne Fett
bei mittlerer Hitze anrösten, bis sie aufplatzen.
Herausnehmen und abkühlen lassen.

3 In einer großen Pfanne 2 EL Öl erhitzen und
die Kürbisspalten darin bei milder Hitze etwa
3 Minuten anbraten. Ingwer, Knoblauch und
Schalotten hinzufügen und 1 bis 2 Minuten mitbraten. Die Brühe dazugießen, alles mit Salz
und etwas Pul Biber würzen und mit geschlossenem Deckel 3 bis 5 Minuten bissfest dünsten.

4 Die Kürbismischung aus der Pfanne nehmen
und lauwarm abkühlen lassen, den Kürbissud
ebenfalls abkühlen lassen. Inzwischen Ruco-

la verlesen, waschen und trocken schleudern,
dabei grobe Stiele entfernen. Tomaten waschen
und etwa 1 cm groß würfeln, dabei Kerne und
Stielansätze entfernen. Rucola und Tomaten-
würfel vorsichtig unter die Kürbismischung
heben und den Salat auf Tellern anrichten.

5 Den Kürbissud mit Zitronensaft, übrigem Öl,
Salz und Pul Biber mischen und über den Salat
träufeln. Mit den Kürbiskernen bestreuen.

> **Tipp:** Rucola schmeckt intensiv und
> enthält reichlich Bitterstoffe und Senf-
> öle (Glucosinolate). Beide verleihen dem
> grünen Kraut heilsame Wirkung. Denn
> sie fördern Verdauung und Gallenfluss,
> regen die Nierentätigkeit an und stärken
> so das Immunsystem insgesamt.

Pro Portion: 280 kcal, 7 g EW, 21 g F, 11 g KH, 5 g BST

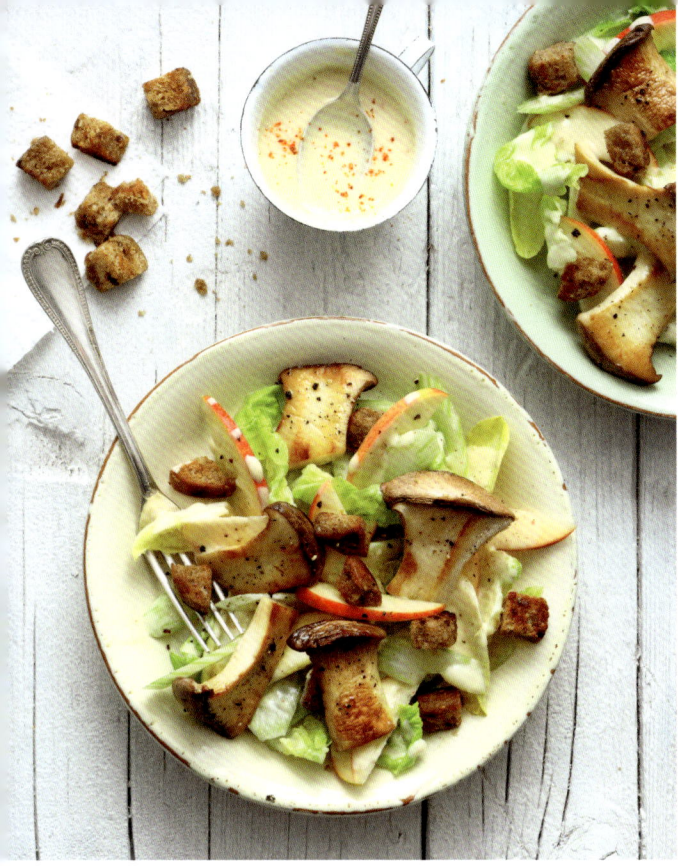

PILZSALAT MIT TOFUDRESSING

Für 2 Personen | Zubereitung: 30 Min.

100 g Roggenvollkornbrot | 1½ EL Olivenöl | 1 Mini-Romanasalat | 1 kleiner Chicorée | 75 g Staudensellerie | 1 Apfel | ½ EL Zitronensaft | Saft von ½ Orange | 100 g Seidentofu | 1 EL Apfelessig | 2 EL Rapskernöl | Salz | Piment d'Espelette (ersatzweise Cayennepfeffer) | 100 g kleine Kräuterseitlinge | Pfeffer aus der Mühle

Eiweißpower mit Vitamin D für die Knochen

1 Das Brot 1 bis 2 cm groß würfeln. In einer beschichteten Pfanne 1 EL Olivenöl erhitzen und die Brotwürfel darin bei mittlerer Hitze etwa 5 Minuten knusprig rösten. Herausnehmen und auf Küchenpapier abtropfen lassen.

2 Romana und Chicorée putzen, waschen und – bis auf die Blattspitzen – quer in 2 bis 3 cm breite Streifen schneiden. Den Sellerie putzen, waschen und schräg in sehr feine Scheiben schneiden. Den Apfel waschen, vierteln und entkernen. Die Viertel längs in dünne Scheiben schneiden und sofort mit Zitronensaft beträufeln, damit sie sich nicht bräunlich verfärben.

3 Für das Dressing den Orangensaft in einem kleinen Topf bei starker Hitze etwa auf die Hälfte einkochen lassen. In einem hohen Rührbecher etwas abkühlen lassen. Dann Seidentofu, Essig und Rapskernöl dazugeben und alles mit dem Stabmixer cremig pürieren. Das Dressing mit Salz und 1 Prise Piment d'Espelette würzen. Romana, Chicorée, Sellerie und Apfel auf Teller verteilen und mit dem Dressing beträufeln.

4 Die Kräuterseitlinge putzen, falls nötig, trocken abreiben und längs halbieren. Das übrige Olivenöl in einer großen Pfanne erhitzen und die Pilze darin bei starker Hitze 4 bis 5 Minuten goldbraun braten. Mit Salz und Pfeffer würzen und auf den Salat setzen. Zum Servieren den Salat mit den Croûtons bestreuen.

Tipp: Soja enthält Isoflavone, Phytoöstrogene, die dem menschlichen Östrogen ähneln. Wer maßvoll Sojabohnen, Tofu und Co. in den Speiseplan einbaut, kann die Hormonwirkung nutzen.

Pro Portion: 370 kcal, 11 g EW, 18 g F, 37 g KH, 9 g BST

SCHARFER TOFU-SPARGEL-WOK

Für 2 Personen | Zubereitung: 35 Min.

10 g Ingwer | 1 Knoblauchzehe | 1 rote Chilischote | ½ Bio-Limette | 4 EL Sojasauce (z. B. Tamari) | 1 EL geröstetes Sesamöl | 300 g Tofu | 300 g grüner Spargel | 125 g Zuckerschoten | 3 Frühlingszwiebeln | 100 g Soja- oder Mungobohnensprossen | 2 EL Rapskernöl | ½ Bund Koriandergrün

Vitaminreiches Vielerlei für straffe Haut

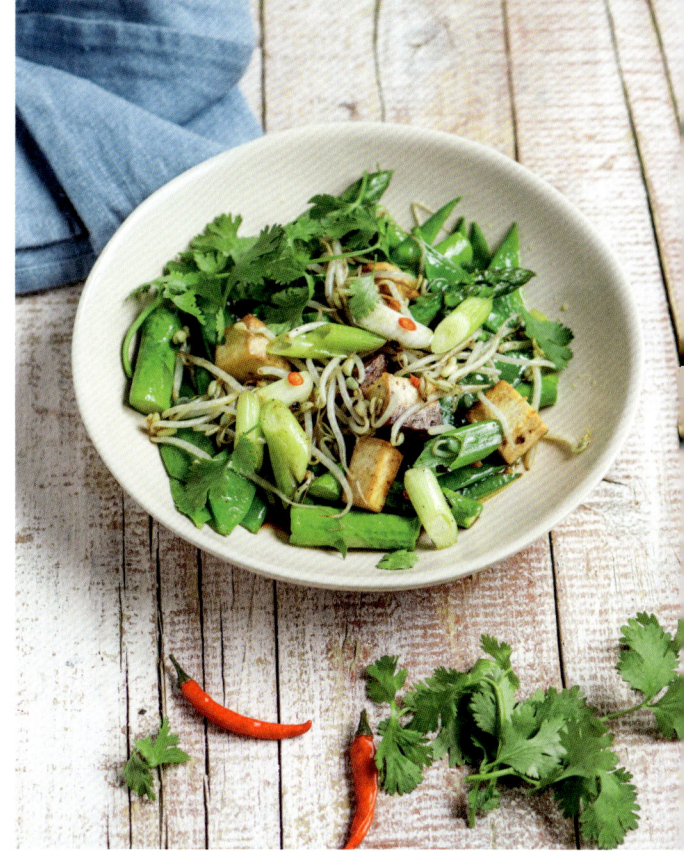

1 Den Ingwer und Knoblauch schälen und fein würfeln. Die Chilischote längs halbieren, waschen und mit den Kernen fein würfeln. Die Limette heiß waschen, abtrocknen, 1 TL Schale fein abreiben, 2 EL Limettensaft auspressen.

2 Ingwer, Knoblauch, Chili und Limettensaft mit der Sojasauce und dem Sesamöl mischen. Den Tofu trocken tupfen und in etwa 1½ cm große Würfel schneiden. Mit der Marinade mischen und beiseitestellen.

3 Inzwischen den Spargel waschen, im unteren Drittel schälen und die holzigen Enden abschneiden. Die Stangen schräg in etwa 3 cm lange Stücke schneiden. Die Zuckerschoten verlesen, waschen und je nach Größe diagonal halbieren. Frühlingszwiebeln putzen, waschen und schräg in 2 bis 3 cm breite Stücke schneiden.

4 Die Sprossen in einem Sieb abbrausen und gut abtropfen lassen.

5 In einem Wok (oder einer großen Pfanne) das Rapskernöl erhitzen. Den Tofu aus der Marinade nehmen und im Wok bei mittlerer Hitze 4 bis 5 Minuten unter Rühren braten. Herausnehmen und warm halten. Den Spargel im Wok etwa 5 Minuten bissfest braten, dabei ab und zu wenden. Zuletzt die Zuckerschoten und die Frühlingszwiebeln hinzufügen und 1 bis 2 Minuten unter Rühren mitbraten.

6 Die Marinade und 100 ml Wasser untermischen und alles aufkochen. Die Sprossen, die Limettenschale und den Tofu untermischen, kurz ziehen lassen. Das Koriandergrün waschen, trocken schütteln, die Blätter abzupfen und zum Servieren unterheben. Dazu passt Vollkornreis.

Pro Portion: 480 kcal, 33 g EW, 26 g F, 22 g KH, 10 g BST

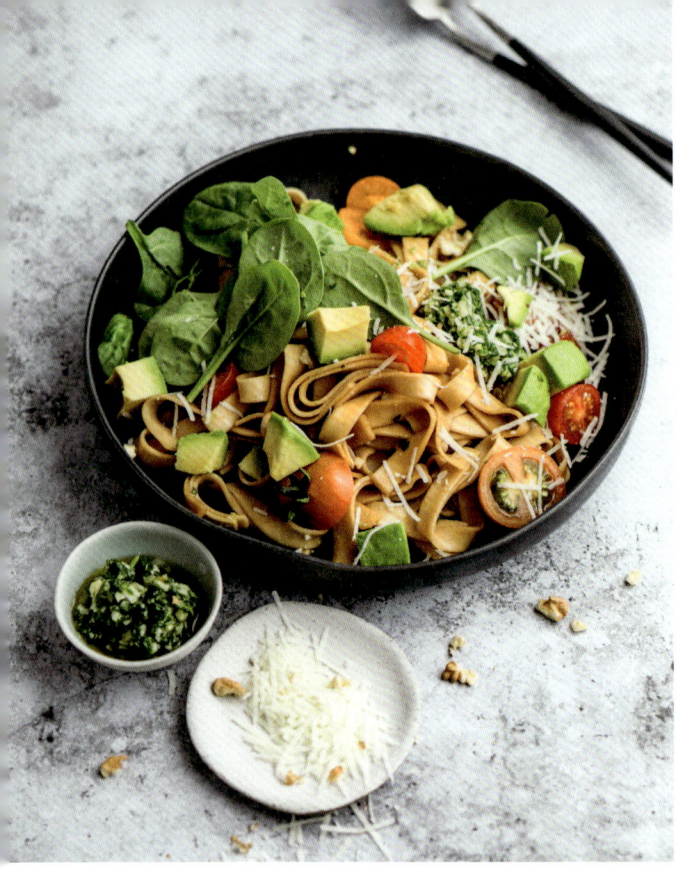

AVOCADO-PASTA MIT SPINATPESTO

Für 2 Personen | Zubereitung: 30 Min.

100 g junger Spinat | 1 Schalotte | 1 Knoblauch-
zehe | 30 g Walnusskerne | 50 g Pecorino |
100 g Speisequark (20 % Fett i. Tr.) | 2 EL Oli-
venöl | Salz | Pfeffer aus der Mühle | ½ TL fein
abgeriebene Bio-Zitronenschale | 150 g Voll-
korn-Tagliatelle | 1 kleine reife Avocado |
1 EL Zitronensaft | 250 g gelbe und rote Cock-
tailtomaten

Energiegeladenes Fitmacher-Food

1 Den Spinat verlesen, waschen und trocken schleudern, dabei grobe Stiele entfernen. Schalotte und Knoblauch schälen und grob würfeln. Die Walnüsse hacken. Den Pecorino fein reiben.

2 Für das Pesto 50 g Spinat, Schalotte, Knoblauch, Nüsse und 20 g Pecorino im Blitzhacker fein zerkleinern. Quark und Öl kurz untermixen. Das Pesto mit Salz, Pfeffer und Zitronenschale würzen und abgedeckt ziehen lassen.

3 Die Nudeln in kochendem Salzwasser nach Packungsanweisung bissfest garen. Inzwischen die Avocado halbieren, entkernen, schälen und etwa 1 cm groß würfeln. Sofort mit Zitronensaft beträufeln, damit sie sich nicht bräunlich verfärbt. Die Tomaten waschen und halbieren.

4 Die Nudeln in ein Sieb abgießen und abtropfen lassen, dabei 50 ml Nudelkochwasser auffangen. Die Nudeln im heißen Topf mit 4 EL Pesto, den Tomaten und dem übrigen Spinat vorsichtig mischen. Bei Bedarf etwas Nudelkochwasser unterrühren. Zum Servieren auf Tellern anrichten, die Avocadowürfel daraufsetzen und mit dem übrigen Käse bestreuen. Das restliche Pesto separat dazu reichen.

Tipp: Die gesündesten Nudeln sind Vollkornnudeln aus dem ganzen Korn, mit Schalenteilen und Keimling. Dank ihrer komplexen langkettigen Kohlenhydrate sättigen sie gut, denn der Insulinausstoß ist nach dem Essen wesentlich geringer als nach dem Verzehr weißer Pasta. Auch halten Vollkornnudeln die Verdauung in Schwung und helfen so, das Risiko für Diabetes zu reduzieren.

Pro Portion: 770 kcal, 32 g EW, 43 g F, 56 g KH, 16 g BST

KÜCHLEIN MIT PAPRIKAGEMÜSE

Für 2 Personen | Zubereitung: 40 Min.

400 g mehligkochende Kartoffeln | 100 g Topinambur (ersatzweise Knollensellerie) | Salz | ½ EL gehackte Thymianblätter | 1 Eigelb | 1 EL Dinkelmehl (Type 630) | 1 EL Butter | Pfeffer aus der Mühle | 250 g grüne Bohnen | 1 rote Paprikaschote | 1 Zwiebel | 1 Knoblauchzehe | 2 EL Olivenöl | ½ EL geräuchertes Paprikapulver | 1 TL rosenscharfes Paprikapulver | 100 ml Gemüsebrühe

Sattmacher dank vieler Ballaststoffe

1 Den Backofen auf 100 °C vorheizen. Kartoffeln und Topinambur waschen, Topinambur schälen und mit den ungeschälten Kartoffeln in Salzwasser mit geschlossenem Deckel etwa 25 Minuten garen. Dann abgießen und auf einem Backblech im Ofen auf der mittleren Schiene 10 Minuten ausdampfen lassen. Herausnehmen. Die Kartoffeln noch warm pellen und in eine große Schüssel durchpressen, Topinambur mit dem Stabmixer pürieren und zu den Kartoffeln geben. Thymian, Eigelb, Mehl, Butter, Salz und Pfeffer untermischen. Aus der Masse 8 Küchlein formen, zugedeckt beiseitestellen.

2 Bohnen putzen, waschen und schräg halbieren. In kochendem Salzwasser 10 bis 12 Minuten blanchieren. In ein Sieb abgießen, kalt abschrecken und gut abtropfen lassen. Paprika längs vierteln, entkernen, waschen und in etwa 2 cm große Stücke schneiden. Zwiebel schälen, halbieren und in feine Streifen schneiden. Knoblauch schälen und in Scheiben schneiden.

3 Die Zwiebel in einem großen Topf in 1 EL Öl bei mittlerer Hitze 5 Minuten andünsten. Den Knoblauch dazugeben und kurz mitdünsten. Beide Paprikapulver darüberstäuben und unter Rühren kurz andünsten. Die Paprikastücke hinzufügen, die Brühe dazugießen und alles mit geschlossenem Deckel bei milder Hitze noch etwa 20 Minuten garen.

4 Inzwischen die Küchlein in einer großen beschichteten Pfanne im übrigen Öl portionsweise bei mittlerer Hitze auf beiden Seiten 4 bis 6 Minuten braten. Herausnehmen und auf Küchenpapier abtropfen lassen. Zum Servieren die Bohnen unter das Gemüse mischen und 5 Minuten mitgaren, salzen und pfeffern, mit den Küchlein anrichten.

Pro Portion: 460 kcal, 12 g EW, 22 g F, 44 g KH, 14 g BST

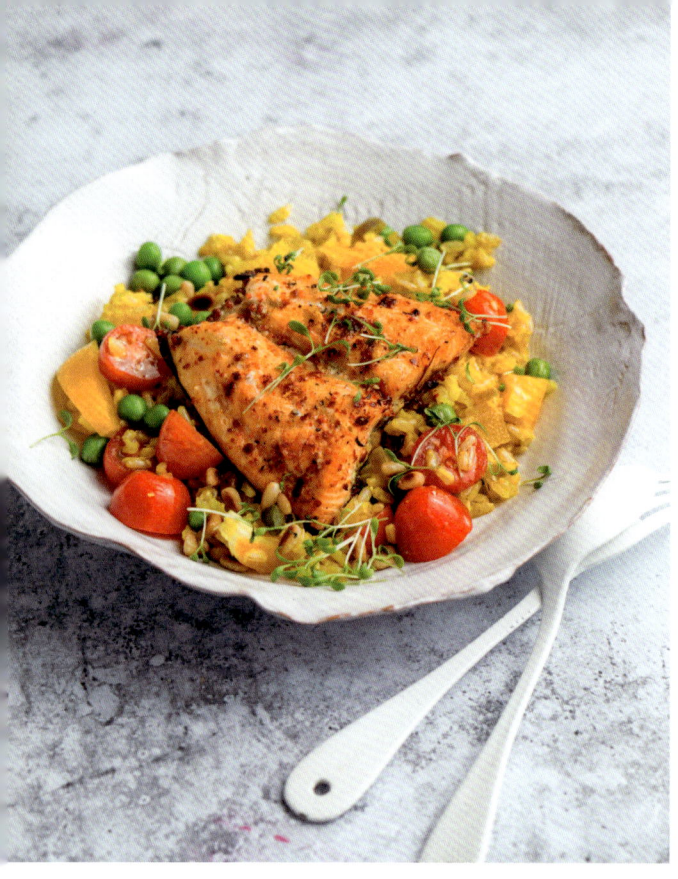

WILDLACHS MIT GEMÜSEREIS

Für 2 Personen | Zubereitung: 45 Min. | Garen: 15 Min.

2 Schalotten | 1 Knoblauchzehe | 4 EL Oliven-öl | 1 EL Pistazienkerne | 1 EL Pinienkerne | 125 g Vollkornbasmatireis | 300 ml Gemüse-brühe | 1 Döschen gemahlener Safran (ca. 0,1 g) | 300 g Wildlachsfilet | ½ TL ab-geriebene Bio-Zitronenschale | ½ TL Piment d'Espelette (ersatzweise Cayennepfeffer) | Salz | Pfeffer aus der Mühle | 1 kleine gelbe Paprikaschote | 100 g tiefgekühlte Erbsen | 100 g Cocktailtomaten | ½ Beet Kresse

Gesundes Dream-Team für Herz und Gefäße

1 Den Backofen auf 200 °C vorheizen. Die Schalotten und Knoblauchzehe schälen und fein würfeln. 2 EL Öl in einem Topf erhitzen und die Schalotten darin bei mittlerer Hitze glasig dünsten. Knoblauch, Pistazien- und Pinien-kerne sowie Reis dazugeben und alles 1 bis 2 Minuten mitdünsten. Die Brühe dazugießen, alles aufkochen und den Safran einrühren. Den Reis mit geschlossenem Deckel bei milder Hitze 30 bis 40 Minuten (nach Packungsanweisung) ausquellen lassen.

2 Inzwischen den Lachs waschen, trocken tup-fen und halbieren. Das übrige Öl mit Zitronen-schale, Piment d'Espelette, Salz und Pfeffer verrühren und die Fischstücke mit dem Gewürz-zöl rundum bestreichen. In eine kleine ofenfeste Form (ca. 15 x 20 cm) legen und im Ofen auf der zweiten Schiene von unten etwa 15 Minuten braten.

3 Währenddessen die Paprika vierteln, entker-nen, waschen und in 1 bis 2 cm große Stücke schneiden. Erbsen antauen lassen. Tomaten waschen und halbieren oder vierteln.

4 Paprika und Erbsen etwa 5 Minuten vor Ende der Garzeit unter den Reis mischen. Mit Salz und Pfeffer würzen und die Tomaten vorsichtig unterheben. Die Kresse vom Beet schneiden, waschen, trocken tupfen und über den Gemü-sereis streuen. Mit dem Fisch servieren.

> **Tipp:** Greifen Sie zu fetten Kaltwasser-fischen wie Wildlachs, Makrele und Hering! Sie bilden – anders als Fische aus Aquakultur – die mehrfach ungesät-tigten Omega-3-Fettsäuren aus Algen, die zu ihrer natürlichen Nahrung zählen.

Pro Portion: 830 kcal, 42 g EW, 45 g F, 59 g KH, 8 g BST

TINTENFISCHE MIT ARTISCHOCKEN

Für 2 Personen | Zubereitung: 45 Min.

3 EL Zitronensaft | 5 junge Artischocken (à ca. 100 g) | 300 g Tintenfischtuben (küchenfertig; ohne Haut) | 1 junge Zucchini (ca. 200 g) | 1 weiße Zwiebel | 2 Knoblauchzehen | 40 g getrocknete Tomaten (in Öl) | 50 g schwarze Oliven | 150 g weiße Bohnen (aus der Dose) | 5 EL Olivenöl | Salz | Pfeffer aus der Mühle | 2 EL gehackter Thymian | 50 ml Gemüsebrühe | einige Basilikumblätter zum Garnieren

Mit zellschützenden Anti-Aging-Mineralien

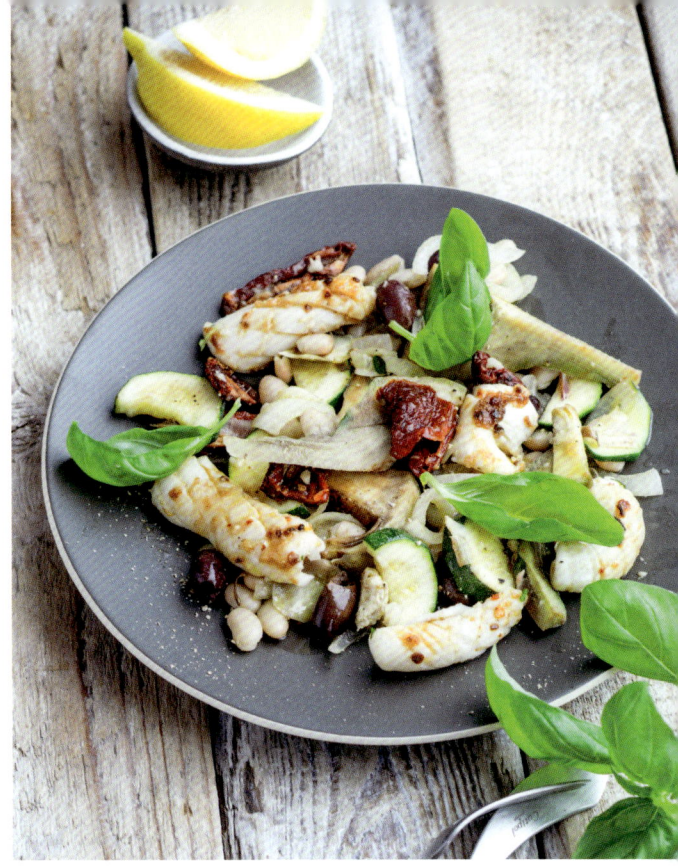

1 In einer Schüssel ½ l kaltes Wasser mit 2 EL Zitronensaft mischen. Die Artischocken putzen, dabei die äußeren harten Blätter entfernen. Das obere Drittel der Artischocken abschneiden, die Stiele bis auf etwa 3 cm kürzen und bis zum Boden dünn schälen. Die Artischocken längs vierteln und sofort in das Zitronenwasser legen, damit sie sich nicht bräunlich verfärben.

2 Die Tintenfischtuben innen und außen gut waschen, dann längs halbieren und in 2 bis 3 cm breite Streifen schneiden. Mit dem übrigen Zitronensaft mischen. Zucchini putzen, waschen, längs halbieren und quer in etwa ½ cm breite Scheiben schneiden. Zwiebel schälen, halbieren und in feine Halbringe schneiden. Knoblauch schälen und in dünne Scheiben schneiden. Die Tomaten und Oliven abtropfen lassen, Tomaten in grobe Stücke schneiden. Bohnen in einem Sieb abbrausen und abtropfen lassen.

3 Die Artischocken abtropfen lassen und in einer großen beschichteten Pfanne in 2 EL Öl bei mittlerer Hitze 3 bis 4 Minuten braten, salzen und pfeffern. Thymian dazugeben und gut untermischen, die Artischocken herausnehmen und beiseitestellen.

4 Die Zwiebel in der Pfanne in weiteren 2 EL Öl glasig dünsten. Knoblauch und Zucchini dazugeben, unter Wenden bei mittlerer Hitze etwa 3 Minuten braten. Tomaten, Oliven, Artischocken, Bohnen und Brühe hinzufügen, salzen und pfeffern. Mit geschlossenem Deckel bei milder Hitze etwa 5 Minuten dünsten.

5 Tintenfische in einer Pfanne im übrigen Öl bei starker Hitze etwa 1 Minute braten, samt Sud unter das Gemüse heben und alles auf Tellern anrichten. Mit Basilikum garniert sofort servieren. Dazu passt Vollkornbaguette oder -pasta.

Pro Portion: 660 kcal, 41 g EW, 33 g F, 31 g KH, 33 g BST

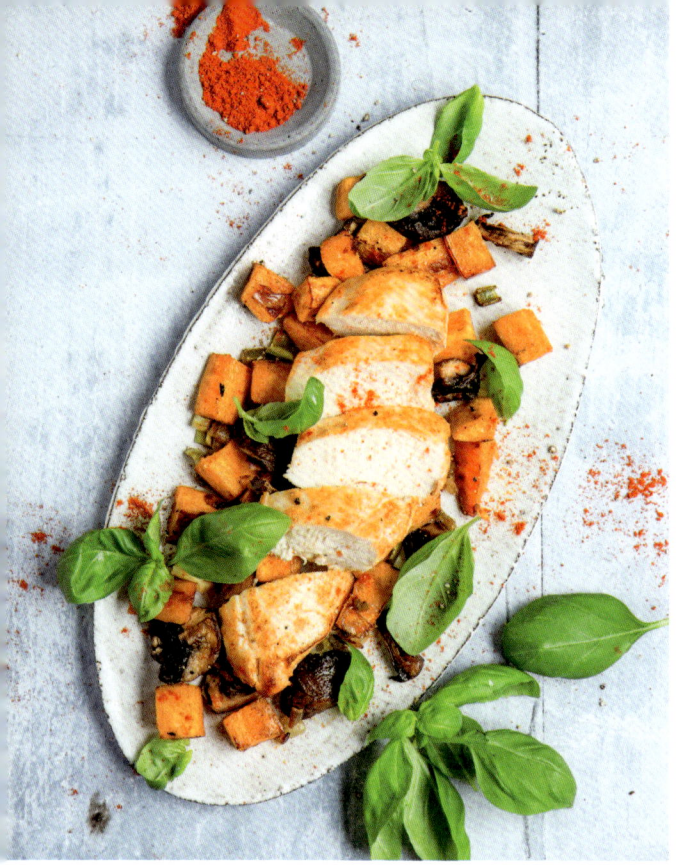

HÄHNCHEN AUF SÜSSKARTOFFELN

Für 2 Personen | Zubereitung: 45 Min.

2 Hähnchenbrustfilets (à ca. 180 g) | 4 EL Olivenöl | ½ TL edelsüßes Paprikapulver | 1 TL abgeriebene Bio-Zitronenschale | Salz | 600 g Süßkartoffeln | 100 g Staudensellerie | 1 rote Zwiebel | 4 Zweige Thymian | Salz | Pfeffer aus der Mühle | 100 g Champignons | 3 Stiele Basilikum

Superfood mit Hautpflegevitaminen A und E

1 Die Hähnchenfilets waschen und trocken tupfen. 2 EL Öl in einem Schälchen mit Paprikapulver, Zitronenschale und etwas Salz verrühren. Das Fleisch rundum mit dem Zitronenöl bestreichen und abgedeckt bei Raumtemperatur etwa 10 Minuten marinieren.

2 Inzwischen den Backofen auf 200 °C vorheizen. Süßkartoffeln schälen, waschen und etwa 1½ cm groß würfeln. Sellerie putzen, waschen und in feine Scheiben schneiden. Zwiebel schälen und fein würfeln. Thymian waschen, trocken tupfen und die Blätter abzupfen.

3 Das übrige Öl in einer ofenfesten Pfanne oder im Bräter erhitzen und Süßkartoffeln, Sellerie, Zwiebel und Thymian darin 3 bis 4 Minuten anbraten, salzen und pfeffern. Dann im Ofen auf der zweiten Schiene von unten etwa 25 Minuten garen, dabei zwischendurch wenden.

4 Währenddessen die Pilze putzen, falls nötig, trocken abreiben und je nach Größe halbieren oder vierteln. Eine große beschichtete Pfanne erhitzen, die Hähnchenfilets darin bei mittlerer Hitze auf jeder Seite etwa 3 Minuten hellbraun anbraten. Vom Herd nehmen.

5 Nach etwa 10 Minuten Garzeit die Süßkartoffeln aus dem Ofen nehmen. Die Pilze untermischen, die Hähnchenfilets auf das Gemüse legen und das Ganze im Ofen noch etwa 15 Minuten fertig garen. Herausnehmen und vor dem Servieren kurz abkühlen lassen.

6 Das Basilikum waschen, trocken schütteln, die Blätter abzupfen und zum Servieren unter das Gemüse mischen. Dazu schmeckt Polenta oder Vollkornbaguette.

Pro Portion: 750 kcal, 51 g EW, 23 g F, 76 g KH, 13 g BST

ENTENPFANNE MIT SPITZKOHL

Für 2 Personen | Zubereitung: 40 Min.

1 Entenbrustfilet (ca. 375 g) | 4 EL Sojasauce (z. B. Tamari) | 2 TL flüssiger Honig | Pfeffer aus der Mühle | 1 Zwiebel | 20 g Ingwer | 1 Knoblauchzehe | 300 g Spitzkohl | 2 Stangen junger Lauch (ca. 300 g) | 4 EL Olivenöl | 150 ml Hühnerbrühe | 1 TL Johannisbrotkernmehl | ½ Bund Koriandergrün

Mit Vitamin B$_1$ für gute Nerven und Energie

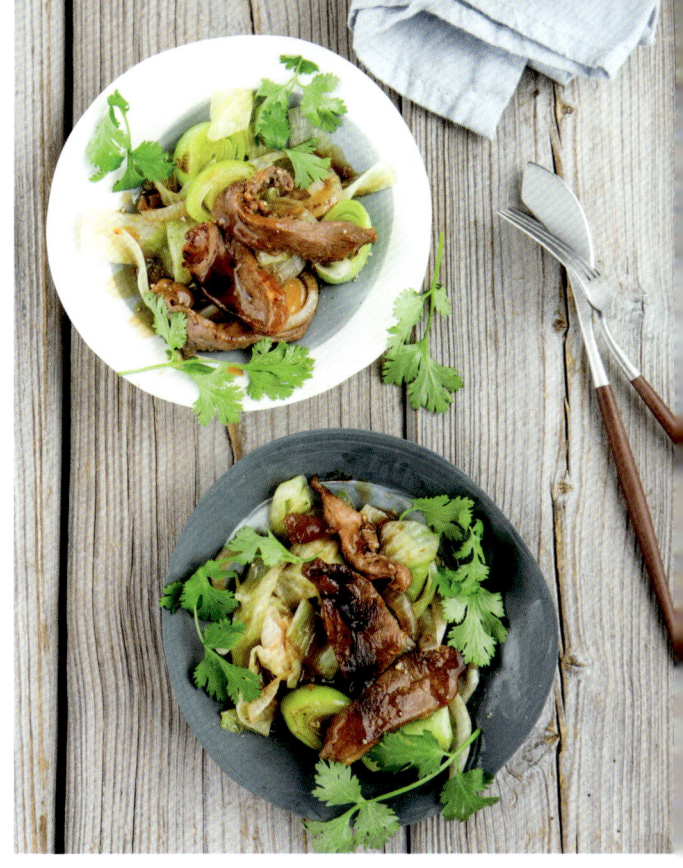

1 Von dem Entenbrustfilet die Haut vorsichtig abziehen. Das Fleisch waschen, trocken tupfen und quer in dünne Scheiben schneiden. Die Sojasauce mit Honig und Pfeffer in einer Schüssel verrühren, das Fleisch darin wenden und etwa 10 Minuten ziehen lassen.

2 Inzwischen die Zwiebel schälen, halbieren und in dünne Halbringe schneiden. Ingwer und Knoblauch schälen und fein würfeln. Den Spitzkohl putzen, waschen, den harten Strunk entfernen und den Kohl in 1 bis 2 cm breite Streifen schneiden. Den Lauch putzen, waschen und schräg in etwa 2 cm breite Scheiben schneiden.

3 Im Wok oder in einer großen Pfanne 2 EL Öl erhitzen. Das Entenfleisch aus der Marinade nehmen (diese aufheben!), abtropfen lassen und in der Pfanne in zwei Portionen rundum bei mittlerer bis starker Hitze unter Wenden etwa 3 Minuten anbraten. Herausnehmen und abgedeckt beiseitestellen.

4 Dann Zwiebel, Ingwer und Knoblauch in der Pfanne im übrigen Öl etwa 1 Minute anbraten. Kohl und Lauch dazugeben, etwa 3 Minuten mitbraten. Alles mit der Brühe ablöschen und das Fleisch wieder dazugeben. Die Marinade und das Johannisbrotkernmehl unterrühren. Alles einmal aufkochen, dann 2 bis 3 Minuten köcheln lassen, bis die Sauce sämig bindet.

5 Zum Servieren das Koriandergrün waschen, trocken schütteln und die Blätter abzupfen. Die Entenpfanne auf Tellern anrichten und mit den Korianderblättern bestreuen. Dazu passt Vollkornbasmatireis.

Pro Portion: 620 kcal, 52 g EW, 35 g F, 18 g KH, 11 g BST

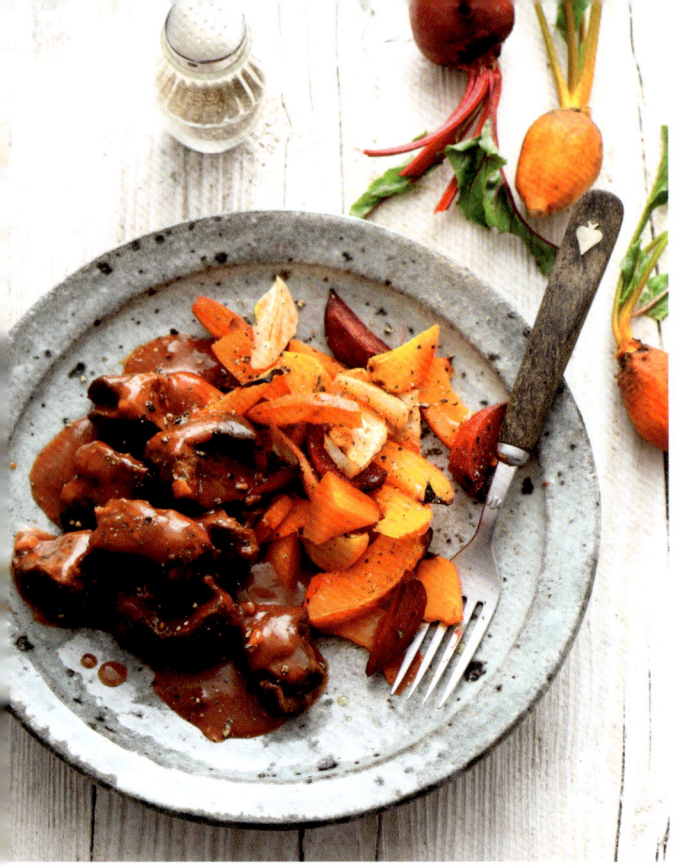

WILDRAGOUT MIT OFENGEMÜSE

Für 2 Personen | Zubereitung: 20 Min. |
Garen: 2 Std. 30 Min.

600 g Hirsch- oder Rehgulasch (aus der
Keule) | Salz | Pfeffer aus der Mühle |
6 EL Rapskernöl | 3 getrocknete Shiitake-
Pilze | 100 ml Rotwein | 2 Lorbeerblätter |
2 Pimentkörner | 1 Knollensellerie (ca. 500 g) |
2 Ringelbeten (ca. 500 g) | ½ Hokkaido-
kürbis (ca. 500 g) | 50 ml Orangensaft |
3 EL Tomatenmark | etwas Worcestershire-
sauce | 100 g Crème fraîche

Gesunde Fette für ein starkes Immunsystem

1 Den Backofen auf 100 °C vorheizen. Das
Fleisch von Sehnen befreien und mit 1 TL Salz,
etwas Pfeffer und 2 EL Öl einreiben. Pilze fein
hacken. Den Wein in einem ofenfesten Topf
aufkochen, Lorbeer, Piment, Pilze und Fleisch
dazugeben. Mit geschlossenem Deckel im Ofen
auf der mittleren Schiene etwa 2 Stunden garen.

2 Währenddessen Sellerie und Ringelbeten
putzen und schälen. Den Kürbis waschen und
entkernen. Alle Gemüsesorten in schmale Spalten schneiden. Das übrige Öl mit dem Orangensaft verrühren und das Gemüse darin wenden,
mit Salz und Pfeffer würzen.

3 Das fertige Ragout aus dem Ofen nehmen,
die Ofentemperatur auf 200 °C erhöhen. Ein
Backblech mit Backpapier belegen, das Gemüse
darauf verteilen und im Ofen auf der mittleren
Schiene etwa 30 Minuten garen.

4 Inzwischen das Fleisch aus dem Fond nehmen, Gewürze entfernen. Einige Selleriestücke
aus dem Ofen nehmen, mit Fond und Tomatenmark mit dem Stabmixer cremig pürieren.
Sauce mit Worcestershiresauce, Salz, Pfeffer
und Crème fraîche abschmecken. Das Fleisch
in der Sauce nochmals kurz erwärmen. Ragout
und Ofengemüse auf Tellern anrichten und nach
Belieben noch etwas Pfeffer darübermahlen.

Tipp: Wild enthält mehr gesunde
Fette und mehr Eiweiß als Fleisch aus
Massentierhaltung, außerdem beson-
ders viel Eisen. Das Gemüse bildet eine
Sättigungsbeilage mit einem mäßigen
Kohlenhydratgehalt und vielen Ballast-
stoffen. Das lässt den Blutzuckerspiegel
nur moderat ansteigen.

Pro Portion: 510 kcal, 37 g EW, 27 g F, 24 g KH, 9 g BST

TRAUBENDESSERT MIT GRANATAPFEL

Für 2 Personen | Zubereitung: 25 Min.

1 kleiner Granatapfel | 1 EL Zitronensaft |
1 EL flüssiger Honig | ¼ TL gemahlener Zimt |
150 g blaue Weintrauben | 1 EL Pistazienkerne |
20 g Zartbitterschokolade (mind. 70 % Kakao-
anteil) | 200 g griech. Joghurt (10 % Fett) |
2 EL Mineralwasser mit Kohlensäure

Rote Antioxidantien für Naschkatzen

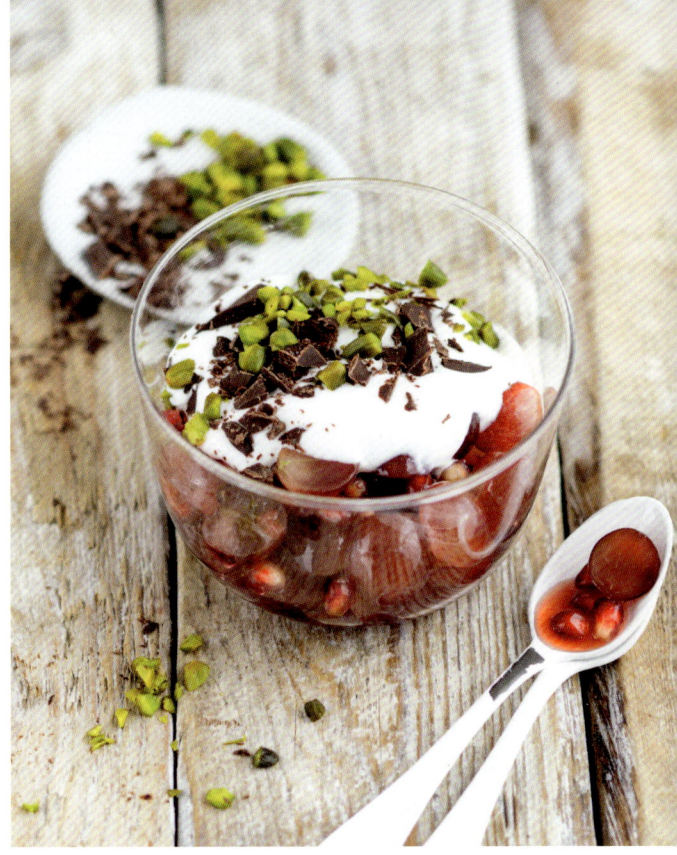

1 Den Granatapfel mit einem scharfen Messer quer halbieren. Aus einer Hälfte mit einer großen Zitruspresse den Saft auspressen. Die andere Hälfte mit der angeschnittenen Seite über eine Schüssel halten und die Kerne mit einem Löffel herauslösen, dabei weiße Häutchen entfernen. Den Granatapfelsaft mit Zitronensaft, Honig und Zimt verrühren.

2 Die Trauben waschen, halbieren und nach Belieben entkernen. Mit der Granatapfelsauce und den Granatapfelkernen mischen. Die Pistazienkerne und die Schokolade getrennt grob hacken.

3 Den Joghurt mit dem Mineralwasser glatt verrühren. Den Obstsalat in Schalen anrichten, den Joghurt darauf verteilen. Mit den Pistazien und der Schokolade bestreut servieren.

Tipp: Schon in der Antike galt der Granatapfel als Symbol für Fruchtbarkeit, Schönheit und ewiges Leben. Und das zu Recht. Denn die Frucht mit den rubinroten Samen strotzt vor Polyphenolen. Diese sekundären Pflanzenstoffe wirken antioxidativ, schützen unsere Zellen also vor schädlichen Sauerstoffradikalen. So stärken sie die körpereigenen Abwehrkräfte, senken das Risiko für chronische Entzündungen im Körper und verlangsamen den Alterungsprozess der Zellen. Weiteres Plus: Im Granatapfel stecken jede Menge Vitamine, allen voran Vitamin C, ebenfalls ein wichtiger Radikalfänger, Vitamin K für die Knochen und Vitamin B_5 für den Stoffwechsel.

Pro Portion: 340 kcal, 6 g EW, 14 g F, 43 g KH, 5 g BST

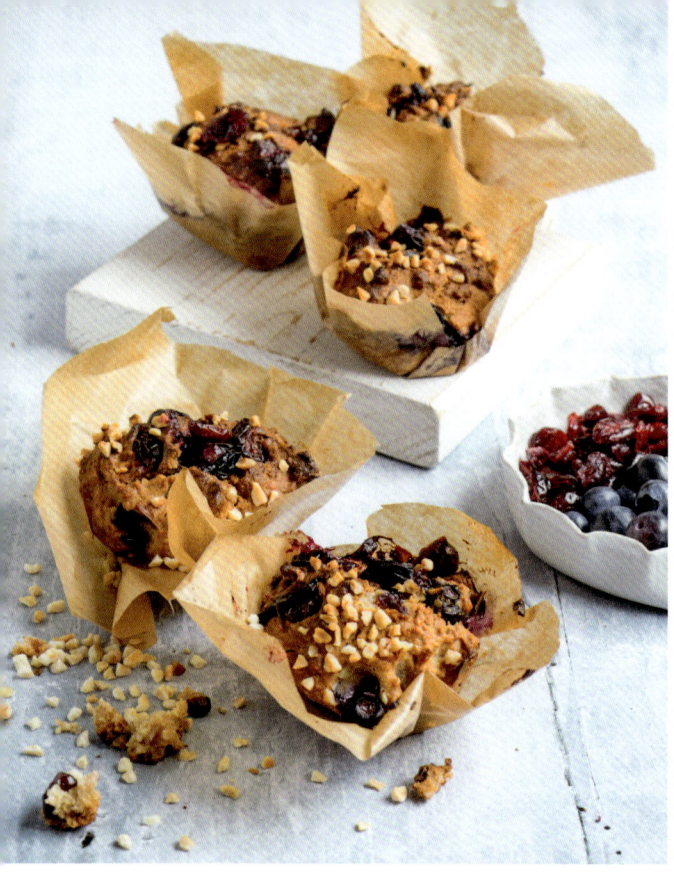

DINKELMUFFINS MIT BEEREN

Für 1 12er-Muffinblech | Zubereitung:
25 Min. | Backen: 28 Minuten

50 g zarte Haferflocken | 50 g getrocknete
Cranberrys | 125 g Blaubeeren | 175 g Dinkel-
vollkornmehl | 2 TL Weinsteinbackpulver |
75 g gemahlene Mandeln | 1 TL abgeriebene
Bio-Zitronenschale | ½ TL gemahlener Zimt |
100 g flüssiger Honig | 2 Eier (Größe M) |
100 g Rapskernöl | 150 g Joghurt (3,5 % Fett) |
30 g gehackte Mandeln | Öl für die Form oder
Muffin-Papierbackförmchen

Energiepakete aus der Backstube

1 Die Haferflocken in einer kleinen Pfanne ohne
Fett bei mittlerer Hitze hellbraun rösten, herausnehmen und auf einem Teller abkühlen lassen.
Die Cranberrys hacken. Die Blaubeeren verlesen,
waschen und trocken tupfen.

2 Den Backofen auf 180 °C vorheizen. Das Muf-
finblech einfetten oder Papierbackförmchen in
die Mulden setzen. Für den Teig das Mehl mit
Backpulver, gemahlenen Mandeln, Zitronenschale und Zimt in einer Rührschüssel mischen.
Honig, Eier, Öl und Joghurt dazugeben.

3 Die Zutaten mit den Quirlen des Handrühr-
geräts erst auf niedriger, dann auf höchster
Stufe in etwa 2 Minuten zu einem glatten Teig
verarbeiten. Zuletzt Cranberrys, Blaubeeren und
Haferflocken unterheben. Den Teig in die Mulden der Form füllen und glatt streichen.

4 Die Muffins mit den gehackten Mandeln bestreuen und im Ofen auf der mittleren Schiene
25 bis 28 Minuten backen. Herausnehmen und
etwa 10 Minuten abkühlen lassen, dann aus der
Form lösen und auf einem Kuchengitter vollständig abkühlen lassen.

Tipp: Auf der Liste der Anti-Aging-
Lebensmittel dürfen Mandeln nicht
fehlen. Sie sind reich an pflanzlichen
Proteinen, die nicht nur gegen Heißhunger helfen, sondern auch beim Muskelaufbau – das strafft die Haut von innen.
Außerdem steckt jede Menge Vitamin E
in den Kernen. Das hält das Gehirn fit,
schützt vor UV-Strahlung und bewahrt
Fettsäuren vor aggressiven Molekülen.

Pro Stück: 260 kcal, 6 g EW, 15 g F, 23 g KH, 3 g BST

TIRAMISU MELONE MIT SEIDENTOFU

Für 8 Personen | Zubereitung: 30 Min. |
Backen: 10 Min. | Kühlen: 6 Std.

**4 Eier (Größe M) | Salz | 40 g feiner brauner
Zucker | 40 g Dinkelmehl (Type 1050) |
40 g Mandelmehl (aus dem Bioladen) |
½ TL Backpulver | 400 g Seidentofu | 1 Melone
(z. B. Charentais; ca. 400 g Fruchtfleisch) |
abgeriebene Schale von ½ Bio-Zitrone |
½ TL Vanillepulver | 200 ml Soja-Schlagcreme |
1 Päckchen Sahnefestiger | 20 g Puderzucker |
100 ml kalter Espresso | 2 TL Kakaopulver**

Powerdessert für die Hormonbalance

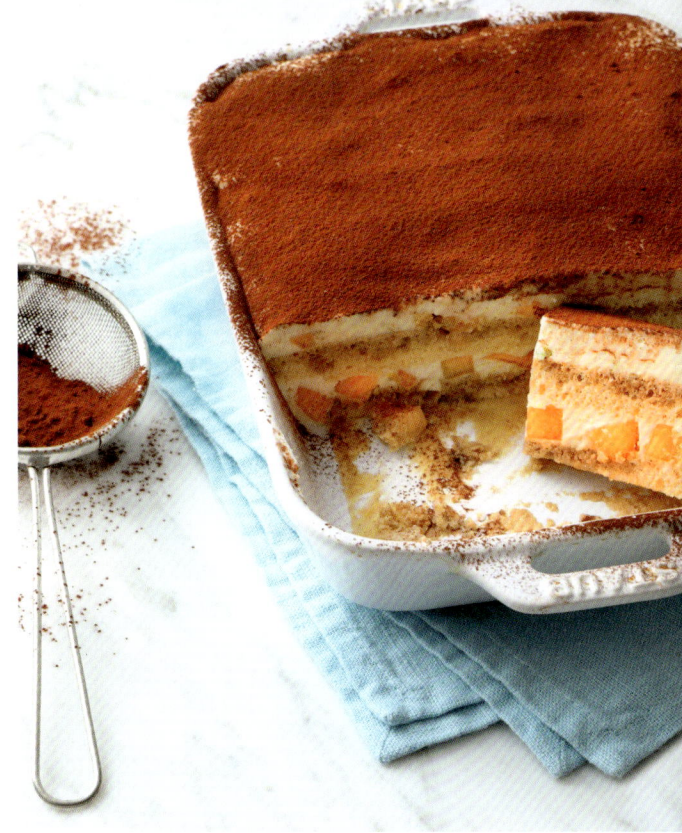

1 Den Backofen auf 200 °C vorheizen. Ein Backblech mit Backpapier belegen. Die Eier trennen, die Eiweiße mit 1 Prise Salz und 2 EL Wasser zu steifem Schnee schlagen. Den Zucker sieben und nach und nach unter weiterem Schlagen einrieseln lassen. Zuletzt die Eigelbe mit einem Teigschaber vorsichtig unterheben.

2 Beide Mehlsorten mit dem Backpulver auf die Eiermasse sieben und vorsichtig unterheben. Die Masse auf dem Backpapier zu einem Rechteck (ca. 16 × 25 cm) verstreichen und den Biskuit im Ofen auf der mittleren Schiene 8 bis 10 Minuten backen. Herausnehmen, abkühlen lassen und waagerecht in 2 Platten schneiden.

3 Den Seidentofu in einem Sieb abtropfen lassen. Die Melone halbieren und entkernen, das Fruchtfleisch schälen und in Stücke schneiden. 50 g Fruchtfleisch in einem hohen Rührbecher mit dem Stabmixer fein pürieren. Zitronenschale und Vanillepulver unterrühren, dann den Seidentofu mit dem Melonenpüree glatt rühren. Die Soja-Schlagcreme mit Sahnefestiger und Puderzucker steif schlagen und unter die Seidentofucreme ziehen.

4 Eine Biskuitplatte in eine passende rechteckige Form legen und mit der Hälfte des Espressos beträufeln. Die Hälfte der Melonenstücke daraufschichten. Die Hälfte der Tofucreme darauf verteilen und mit der zweiten Biskuitplatte abdecken. Den übrigen Espresso darüberträufeln, die restlichen Melonenstücke und die übrige Tofucreme daraufschichten.

5 Das Tiramisu zugedeckt im Kühlschrank mindestens 6 Stunden ziehen lassen, am besten über Nacht. Zum Servieren das Tiramisu mit dem Kakaopulver großzügig bestäuben.

Pro Portion: 230 kcal, 9 g EW, 11 g F, 23 g KH, 2 g BST

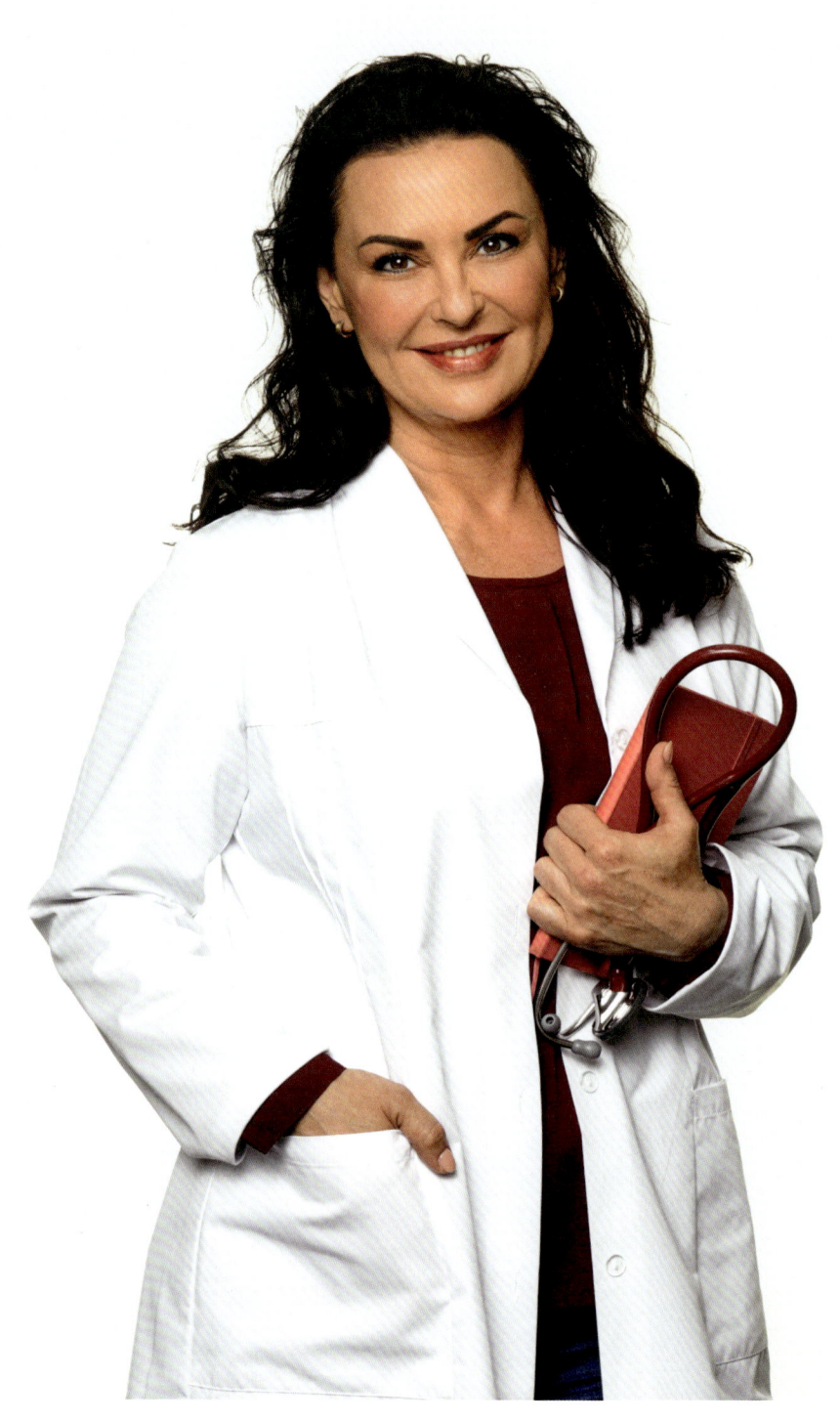

KRANKHEITEN UND BESCHWERDEN

Mit dem Alter drohen immer mehr Krankheiten, die auf natürlichem Verschleiß beruhen und sich oft nicht verhindern lassen. Doch ein Großteil der typischen Alterserkrankungen wird durch einen schlechten Lebensstil beschleunigt und durch einen gesunden verzögert. Ob Bluthochdruck, Diabetes oder Arthrose: Wer zeitig gegensteuert, hat gute Chancen.

ALTERSDEPRESSIONEN: DAS STILLE LEID

Altersdepressionen treffen immer mehr Menschen. Die Symptome sind ähnlich wie bei Jüngeren, doch meist schwerer zu erkennen, denn die Betroffenen sprechen bei ihrem Arzt selten darüber und berichten eher von anderen Beschwerden.

Immer mehr Menschen leiden unter ausgeprägten depressiven Verstimmungen; ältere sind dabei besonders betroffen. Nach einer Schätzung der Weltgesundheitsorganisation (WHO) haben etwas mehr als fünf Prozent der Bevölkerung Depressionen; in den letzten zehn Jahren ist die Zahl der Erkrankten weltweit um gut 18 Prozent gestiegen. Das wird unter anderem auf die längere Lebenserwartung zurückgeführt. Vor allem zwischen 55 und 74 Jahren ist die Zahl der Betroffenen überdurchschnittlich hoch.

Kein Antrieb, keine Freude am Leben

Die Symptome eines Patienten mit einer Altersdepression sind nicht anders als die von jungen Menschen. Antriebslosigkeit, mangelnde Freude, Schlafstörungen und der Rückzug aus dem sozialen Leben gehören zu den typischen Anzeichen. Anders als jüngere Patienten benennen ältere dies aber selten. Stattdessen klagen sie über körperliche Beschwerden wie Schwindel, Kopf- und Rückenschmerzen oder Herzrhythmusstörungen. Ärzte machen dann zahlreiche Untersuchungen, die in Anbetracht des Alters der Patienten naheliegend sind, um organische Erkrankungen auszuschließen. Diese bringen jedoch meist keinen wegweisenden Befund und der Patient wird mit den Worten „Es ist alles in Ordnung. Machen Sie sich keine Sorgen" nach Hause geschickt.

Wenn wesentliche Aufgaben fehlen

Die Ursachen für Altersdepressionen sind vielfältig. Häufig treten sie im Rentenalter auf, wenn die Berufstätigkeit wegfällt und damit eine wesentliche Aufgabe fehlt. Auch der Auszug der erwachsenen Kinder aus dem Elternhaus kann ein Einschnitt im Leben sein, der die psychische Erkrankung auslöst. Beides sind Zeitpunkte, an denen Menschen ihre eigene Wertigkeit nicht mehr über die Verantwortung definieren, die bis dahin im Vordergrund ihres Lebens stand. Das kann ein schmerzlicher Verlust sein. Es fehlen entsprechende Aufgaben. Auch der Tod des Partners oder der von Familienmitgliedern, Freunden und Bekannten sind schlimme Ereignisse.

Therapeutische Hilfe ist notwendig

Zum besseren Verständnis sollte jeder wissen: Depression ist etwas anderes als Traurigkeit, wie sie die meisten Menschen kennen. Während jeder hin und wieder mal vorübergehend traurig ist, ist eine Depression fast immer chronisch. Sie taucht nicht plötzlich auf, weil eine bestimmte Altersgrenze überschritten wurde, sondern macht sich in Schüben bemerkbar. Bei Patienten, die mindestens sechs Monate lang typische Symptome zeigen, kann man unter diagnostischen Kriterien von einer Depression ausgehen. Bei fortgeschrittener Altersdepression ist es oft unerlässlich, sich psychotherapeutische Hilfe zu holen. Aber muss es so weit kommen? Allein das Wissen um diese Erkrankung, die trotz zunehmender Information über die Wichtigkeit und Macht der Psyche immer noch tabuisiert wird, ist schon ein Meilenstein in der Prophylaxe der Erkrankung.

Definition über Aufgaben

Eine mögliche Altersdepression lässt sich nicht vorhersagen. Allerdings gibt es eine Reihe von Möglichkeiten, der Entwicklung durch eigenes Zutun vorzubeugen. An erster Stelle steht dabei das Selbstwertgefühl. Jede Altersgruppe definiert sich anders. Schüler werden zum Beispiel (leider oft aus gesellschaftlichem Druck heraus) an ihren schulischen Leistungen gemessen. Berufstätige schöpfen ihr Selbstbewusstsein aus ihrem Job, Eltern (vor allem Mütter, seltener Väter) über die Erziehung ihrer Kinder. Wenn diese Aufgaben entfallen, entsteht für manchen eine große Leere.

Die eigenen Stärken erkennen

Das ist sehr schade, denn wir sind mehr als unsere Aufgaben. Unsere Persönlichkeit ist das, was uns ausmacht. Alle Erfahrungen, sowohl die guten als auch die schlechten und mühsamen, haben uns zu dem Menschen gemacht, der wir sind. Nehmen Sie sich die Zeit, sich einmal mit Ihrer Persönlichkeit, mit Ihren Erfahrungen und Ihren Stärken zu beschäftigen. Setzen Sie sich zum Beispiel hin und schreiben Sie auf, was Sie gut können. Das wird Ihnen anfangs vielleicht Mühe bereiten, aber Sie werden schnell entdecken, was in Ihnen steckt.

Immer in Bewegung bleiben

Auch bei Depressionen spielt der Lebensstil eine große Rolle. Hören Sie nicht auf, sich zu bewegen. Mit jeder Form der Bewegung tragen Sie dazu bei, mindestens dem Muskelabbau entgegenzuwirken. Bewegung sorgt für eine verstärkte Durchblutung – das ist nicht nur für das Herz-Kreislauf-System wichtig. Auch das Gehirn wird besser mit Sauerstoff versorgt, was dazu führt, dass man sich wohler fühlt. Sportliche Betätigung hat bei Depressiven einen ähnlichen Effekt wie die Einnahme von Antidepressiva. Körperliche Aktivitäten führen zu einer Vergrößerung des Hippocampus und regen körpereigene Botenstoffe an, die stimmungsaufhellende Effekte haben. Ebenfalls wichtig: Pflegen Sie Freundschaften und Bekanntschaften. Studien konnten zeigen, dass das Risiko für Gehirnleistungsstörungen bei Menschen geringer ist, die bis ins hohe Alter soziale Kontakte haben, mit denen sie gemeinsam etwas unternehmen. Bestimmt haben Sie längst festgestellt, dass all diese Maßnahmen in jungen Jahren beinahe selbstverständlich sind. Warum sollten Sie an Wichtigkeit verlieren?

SO HELFEN ANGEHÖRIGE

Bei sehr schweren Depressionen im Alter können sich die Erkrankten meist nicht mehr selbst helfen. Dann ist es wichtig, dass Angehörige sich um sie kümmern und einen Termin beim Arzt machen; eventuell kommt ein Aufenthalt im Krankenhaus oder in einer Tagesklinik infrage, die auf ältere Patienten spezialisiert ist. Für die Angehörigen gilt: Wenden Sie sich nicht ab. Bieten Sie Unterstützung an, ohne sich selbst zu überfordern. Bleiben Sie geduldig. Wenn die Betroffenen richtig behandelt werden, können nach dunklen Tagen auch wieder helle kommen.

ARTERIOSKLEROSE:
WENN DIE GEFÄSSE VERKALKEN

Jeder Zweite stirbt in Deutschland an Herz-Kreislauf-Erkrankungen. Eine Arteriosklerose ist der Vorläufer davon. Sie entwickelt sich meist unbemerkt über viele Jahre und bringt die Gefäßwände zunehmend in Gefahr. Gegen die Verkalkung der Blutbahnen lässt sich vorbeugen.

Der Mensch ist so alt wie seine Gefäße. Diese Erkenntnis trifft immer noch zu. Auch wenn wir nicht sehen und in den meisten Fällen nicht spüren können, wie unser Körper von innen altert, schreitet der Prozess unaufhörlich voran. Wenn sich die Gefäße verengen und nicht mehr richtig funktionieren, hat das Folgen für den ganzen Organismus, denn über die Blutbahnen ist alles miteinander verbunden. Das hat auch seine guten Seiten. Wenn es gelingt, die eigenen Gefäße lange gesund zu halten, profitiert der gesamte Körper davon. Arteriosklerose ist eine weitverbreitete typische Alterserkrankung. In Deutschland leiden etwa sechs Millionen Menschen daran. Bei den über 65-Jährigen ist jeder Fünfte betroffen. werden. Der Organismus ist mit allem, was er braucht, bestens versorgt. Doch das klappt leider nicht ewig. Mit den Jahren werden die Blutgefäße immer enger. Zusätzlich verfestigen sie sich, werden steifer und erschweren dem durchfließenden Blut den Weg durch das verzweigte Versorgungssystem des Körpers.

Blutgefäße werden immer enger

Was passiert mit den Blutgefäßen beim Älterwerden? Wenn der Arzt von Arteriosklerose spricht, meint er die umgangssprachlich als Arterienverkalkung bekannte Erkrankung. Dabei handelt es sich um eine langsam, aber ständig fortschreitende Verschlechterung des Zustands der Arterien. Das sind die Schlagadern, die das Blut, das in der Lunge mit Sauerstoff angereichert wird, zu den Organen transportieren. Funktioniert dieses System optimal, sorgt das Herz dafür, dass jede Minute etwa fünf Liter Blut durch den Körper gepumpt werden.

Herzinfarkt und Schlaganfall

An den Innenseiten der Gefäßwände lagern sich Kalk, Blutfette und Bindegewebe (sogenannte Plaques) ab. Das wird häufig mit einem Schlauch verglichen, der als Wasserleitung zum Einsatz kommt. Das Wasser kann prima hindurchfließen, solange der Schlauch von innen sauber und frei ist. Setzt sich aber mit der Zeit Kalk fest, wird es erst eng, bis irgendwann gar nichts mehr durchläuft. Bei der Arteriosklerose ist das im Prinzip ähnlich, aber viel komplexer, denn bei der Schädigung spielen viele verschiedene Faktoren zusammen. Im Extremfall verwandeln sich die Aderwände in kraterähnliche Landschaften, deren Durchmesser sich immer weiter verengt – bis Herz, Muskeln, Gewebe und das Gehirn bedroht sind. Wenn sich die Ablagerungen vergrößern, können Entzündungen entstehen. Platzen die Plaques auf (Ruptur), können daraus Blutgerinnsel werden, die Gefäße verschließen oder erst einmal vom Blutstrom mitgenommen werden, sich woanders festsetzen und dort ein Gefäß verstopfen. Die Folgen hängen davon ab, an welchen Stellen die Verstopfungen auftreten, also welche Arterien betroffen sind. Schlimmstenfalls trifft es das Herz in Form von Herzinfarkt oder Schlaganfall.

Im Alter erhöhtes Risiko

Als Ursache für Arteriosklerose kommen meist mehrere Faktoren zusammen: Infolge eines hohen Cholesterinspiegels lagern sich Fette vermehrt an den Gefäßinnenwänden ab. Diabetes verstärkt den Prozess. Bluthochdruck belastet die Arterien übermäßig stark. Beide Erkrankungen sind oft mit Übergewicht verbunden. Auch Stress zählt zu den Ursachen, denn er führt zu Bluthochdruck. Bei Rauchern wird die Durchblutung zusätzlich verschlechtert, da Nikotin die Gefäße verengt. Da all diese Zivilisationskrankheiten mit den Lebensjahren zunehmen, erhöht sich das Arterioskleroserisiko im Alter. Nicht zu vergessen: Die Gene können ebenfalls eine Rolle spielen.

Medikamente oder Operation

Der Arzt kann eine Arteriosklerose mit verschiedenen Methoden diagnostizieren. Zum einen achtet er auf Folgeerkrankungen, zum anderen geben Blut- und Urintests, das Abhören mit dem Stethoskop, ein Belastungs-EKG oder Hinweise der Patienten Auskunft über mögliche Verkalkungen. Mit bildgebenden Verfahren lässt sich das Ausmaß der Verengungen bestimmen. Wenn Änderungen des Lebensstils nicht ausreichen oder nicht möglich sind, wird Arteriosklerose mit Medikamenten behandelt. Es gibt zwar keine Medizin speziell gegen Gefäßablagerungen, doch blutverdünnende Mittel oder Mittel gegen Risikoerkrankungen können helfen. In schweren Fällen lässt sich eine Operation (Stent, Bypass) nicht vermeiden. Die Wahl der Behandlungsmethode hängt von der Art und vom Ausmaß der Verkalkungen ab.

Das können Sie selbst tun

Die beste Selbsthilfe ist auch bei Arteriosklerose ein gesunder Lebensstil, der möglichst viele Risikofaktoren mindert. Er kann die Krankheit zwar nicht „heilen", doch das Fortschreiten aufhalten. Eine ausgewogene, zuckerarme Ernährung mit viel Gemüse, Ausdauertraining, Muskelaufbau, Bewegung im Alltag, ein guter Umgang mit Stress, nicht rauchen und Übergewicht abbauen sind wirkungsvolle Maßnahmen zur Vorbeugung und zur Unterstützung der Behandlung.

ANZEICHEN FÜR ARTERIOSKLEROSE

Bei diesen Beschwerden sollten Sie unbedingt zum Arzt gehen:

» Erste Anzeichen für Durchblutungsstörungen können verkrampfte Waden, ein Stechen in den Knöcheln oder Schmerzen in den Beinen sein. Typisches Zeichen: Die Patienten müssen beim Gehen immer wieder stehen bleiben.

» Wird die Haut an den Unterschenkeln, Füßen oder Zehen kalt, weiß und gefühllos, liegt möglicherweise bereits ein Verschluss vor.

» Linksseitige Schmerzen in der Brust und Engegefühle weisen darauf hin, dass die Herzkranzgefäße verengt sein können.

» Sehstörungen und Schwindel können erste Symptome von Durchblutungsstörungen der Arterien sein, die zum Gehirn führen.

ARTHROSE:
WENN DIE GELENKE WEHTUN

Beim Älterwerden verschleißt der Knorpel zwischen den Knochen. Das Gelenk entzündet sich, schwillt an und schmerzt, bis sich die Betroffenen kaum noch bewegen können. Zum Glück lässt sich in den meisten Fällen vorbeugen. Je früher, desto besser.

Autsch! Bei jedem Schritt tut das Knie weh. Die Hüfte schmerzt beim Aufstehen. Die Schulter will nicht mehr so wie früher. Kurzum: Bewegen macht einfach keinen Spaß mehr. Mit den Gelenken steht es nicht zum Besten. Millionen Deutsche haben Arthrose. Dabei gelten nicht alle als krank. Denn auch wenn das Röntgenbild eindeutige Symptome zeigt, muss es nicht unbedingt zu Schmerzen kommen. Erst wenn aus dem normalen Verschleiß eine Entzündung wird, ist eine Krankheit entstanden, die behandelt werden muss. Je älter wir werden, desto größer ist das Risiko. Kein Wunder also, dass die Anzahl der Arthrosefälle tendenziell steigt. Ab 60 Jahren trifft es etwa die Hälfte der Frauen und ein Drittel der Männer. Was passiert dabei in den Gelenken?

Knorpelschaden mit Knochenveränderung

Ob in den Schultern, in den Kniegelenken, in der Hüfte, in den Fingern und Daumen, an den Ellenbogen oder an den Zehen – überall, wo Knochen auf Knochen stößt, besteht die Gefahr, dass Bewegung sie zerstören würde, wenn es keinen Schutz gäbe. Die Natur hat entsprechend vorgesorgt. Damit die Knochen in den Gelenken nicht knirschend aneinanderreiben, befindet sich Knorpel dazwischen, der wie ein Stoßdämpfer wirkt. Die Enden der Knochen sind

mit diesem Gelenkknorpel überzogen. Nach außen wird das Gelenk von der Gelenkkapsel umgeben, die es schützt und über die Gelenkinnenhaut mit Gelenkflüssigkeit versorgt. Ist der Knorpel beschädigt, kann sich der darunterliegende Knochen verändern. Diese Veränderungen sind der entscheidende Hinweis auf eine beginnende Arthrose. Ohne Knochenschaden spricht der Arzt nur vom Knorpelschaden, aber noch nicht von Arthrose. Per Definition ist eine Arthrose demnach ein Knorpelschaden mit Knochenveränderung.

Natürlicher Verschleiß durchs Älterwerden

Das Fatale daran: Die Gelenkerkrankung beginnt schon lange, bevor sie sich mit Schmerzen bemerkbar macht. Wir spüren also erst einmal nichts davon, während die schützende Schicht langsam, aber sicher immer dünner wird, bis sie fast aufgerieben ist. Arthrose ist eine typische Alterserkrankung, die auf Verschleiß beruht. Etwa die Hälfte aller Betroffenen bekommen sie „einfach so", also nur deshalb, weil sie älter werden oder weil sie ihre Gelenke mit Übergewicht unnötig stark belasten. Die schmerzhafte Erkrankung trifft aber nicht nur Ältere, sondern auch ehemalige Leistungssportler, die ihren Körpern in jungen Jahren übermäßig viel abverlangt haben. Unfälle, Fehlstellungen, Schon-

Gesundes Gelenk:

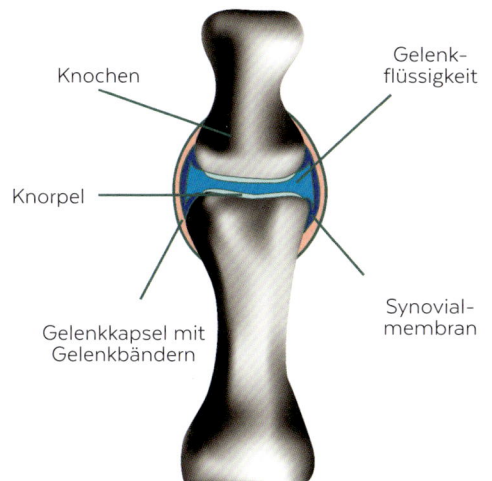

Knochen

Gelenk-
flüssigkeit

Knorpel

Gelenkkapsel mit
Gelenkbändern

Synovial-
membran

Arthrose:

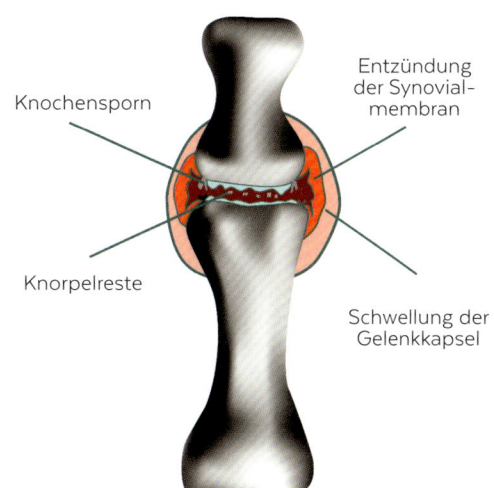

Knochensporn

Entzündung
der Synovial-
membran

Knorpelreste

Schwellung der
Gelenkkapsel

haltungen und Verletzungen können ebenfalls die Ursache sein. In diesem Bereich beträgt der Anteil etwa 30 Prozent.

Schonung macht es auf Dauer schlimmer

Bei den restlichen 20 Prozent beschädigen angeborene Fehlstellungen den Knorpel so stark, dass die Betroffenen sich später (oder bei starken Verformungen auch schon früh) nur noch unter Schmerzen bewegen können. Das bleibt nicht ohne Folgen. Um Schmerzen zu vermeiden, bewegt man sich erst einmal weniger – nach dem Motto „Ich schone meine Gelenke mal lieber". Dadurch reduziert sich der Schmerz tatsächlich am Anfang (was nicht bewegt wird, tut auch nicht weh), doch die Konsequenzen sind verhängnisvoll: Schonung macht die Sache auf Dauer noch schlimmer. Bei Gelenkschmerzen sollten Sie auf jeden Fall zum Arzt gehen. Denn für die Behandlung ist es sehr wichtig, dass ein Arzt die Arthrose diagnostiziert. Die Schmerzen können nämlich bei anderen Erkrankungen wie Sehnenreizungen oder

Problemen mit den Muskeln ähnlich sein. Eine Arthrose ist nicht heilbar, aber gegen den altersbedingten Knorpelverschleiß lässt sich vorbeugend und auch nach der Diagnose einiges tun. Da sollten Sie nichts unversucht lassen, bevor Sie sich für eine Operation mit künstlichem Gelenkersatz entscheiden.

Bewegung ist Nahrung für die Knorpel

Zur Schmerzlinderung und um das Fortschreiten aufzuhalten, gibt es viele Methoden. Eine sogenannte multimodale Therapie und gezielte Physiotherapie sind in vielen Fällen hilfreich. An erster Stelle steht dabei die Bewegung, die sehr genau dosiert sein muss. Denn auch wenn eine Arthrose durch Bewegung entsteht, gilt Bewegung gleichzeitig als wirkungsvollste Therapie ohne Risiken und Nebenwirkungen. Das liegt daran, dass Bewegung das Gelenk „füttert" und es damit stark macht. Der Knorpel zwischen den Knochen ist trainierbar. Bewegung macht ihn fester und widerstandsfähiger, denn dabei wird er ausgepresst und verliert sein Volumen, sodass er sich in der nächsten Ruhephase nach der Bewegung wieder vollsaugen kann wie ein Schwamm. Außerdem stärkt Bewegung die Muskulatur, die wiederum die Gelenke stabilisiert. Sport darf das Gelenk nicht überlasten, aber auch nicht unterfordern. Deshalb sind Sportarten wie Schwimmen oder Radfahren besonders gut geeignet.

Ansonsten gibt es für jedes Gelenk gezielte Übungen, die die Beweglichkeit fördern, die Durchblutung (und damit auch die Versorgung mit Nährstoffen) verbessern, ohne das Gelenk durch Überlastung zu schädigen. Solche Übungen finden Sie im Internet und in Büchern zur Selbstbehandlung von Arthrose. Sie können sich auch in einer Praxis für Physiotherapie beraten lassen.

Ernährung macht die Gelenke stark

Eine gelenkfreundliche Ernährungsweise zeichnet sich dadurch aus, dass zwei Ziele im Mittelpunkt stehen: Gesundes Essen soll dazu führen, dass Übergewicht abgebaut wird und Entzündungen im Körper eingedämmt werden. Denn bei der Zerstörung der Gelenke sind immer entzündliche Reaktionen im Spiel. Antientzündlich wirken insbesondere Gemüse und hochwertige Omega-3-Fettsäuren aus fetten

HABE ICH ARTHROSE? TYPISCHE HINWEISE

Ob Sie eine Arthrose haben, kann der Arzt mit bildgebenden Verfahren feststellen. Für Sie selbst können folgende Symptome typische Hinweise sein:

» Die Intensität der Schmerzen steigt langsam. Der Prozess zieht sich in vielen Fällen über zehn bis 30 Jahre hin. In der Zeit gibt es oft Phasen über mehrere Wochen, in denen gar nichts wehtut. Das ist leider kein Zeichen für eine Heilung; es gehört zum Verlauf. Die Schmerzen kehren zurück, werden stärker und halten später länger an.

» Je nach Gelenk können auch anhaltende Schonhaltungen, das Gefühl, ein „wackeliges" Gelenk zu haben, Knacken und Knirschen mit Schmerzen und häufig verspannte Muskeln und Sehnen auf Arthrose hindeuten. Entzündungen, Schwellungen oder Fehlstellungen, die sich verstärken, sind zusätzliche mögliche Hinweise.

» In der Zeit einer beginnenden Arthrose treten die Schmerzen hin und wieder bei Belastungen auf, später regelmäßig, wenn die Gelenke stark beansprucht wurden.

» Typisch sind auch Beschwerden nach langem Sitzen oder morgens beim Aufstehen. Diese sogenannten Anlaufschmerzen gehen nach ein paar Minuten Bewegung von allein wieder weg. Deshalb besteht die Gefahr, dass die Betroffenen sie zunächst nicht ernst nehmen oder glauben, das Problem lasse sich mit Bewegung von allein beheben.

» Im späteren Stadium tun die Gelenke auch in Ruhephasen weh, was als Folge auch zu erheblichen Schlafstörungen führen kann.

Seefischen und speziellen Pflanzenölen. Mit langen Esspausen, wie sie bestimmte Formen des Fastens vorsehen, viel Obst und Gemüse zu wenig Fleisch und mit dem weitgehenden Verzicht auf Süßigkeiten und auf ungesunde Kohlenhydrate können Sie mit einer ausgewogenen Ernährung langsam, aber stetig Übergewicht abbauen (siehe ab Seite 174).

Alternative Methoden gegen die Schmerzen

Bei akuten Schmerzen gibt der Arzt meist erst einmal schmerzlindernde und entzündungshemmende Medikamente. Zusätzlich kommt noch eine ganze Reihe von anderen Behandlungsmaßnahmen infrage, die allerdings nicht bei jedem gleich wirken und deshalb häufig nicht von den Krankenkassen bezahlt werden. In diesen Fällen lohnt es sich oftmals, einfach auszuprobieren, was hilft und was nicht. Dazu gehören zum Beispiel Kälte- und Wärmebehandlungen, Schröpfen, Akupunktur, Akupressur, Wickel, Faszientraining, Stoßwellen-, Ultraschall-, Magnetfeld- oder Elektrotherapien.

Patientengeschichte

Schonende Bewegung statt Knieoperation

Einer meiner Patienten war verzweifelt. Nachdem er schon länger mit Knieschmerzen zu kämpfen hatte, war nun eine Arthrose im rechten Kniegelenk diagnostiziert worden. Zuerst hatte er „Spritzen ins Bein" bekommen, jetzt riet sein Orthopäde zum Gelenkersatz. Der 65-Jährige hatte große Angst vor einer Operation, wollte sie aber machen lassen, weil er hoffte, danach bald wieder Sport treiben zu können. Ich empfahl ihm, es erst einmal mit Krankengymnastik und gelenkschonenden Bewegungsübungen zu versuchen. Tatsächlich wurden die Schmerzen dadurch weniger. Der Patient fand sich damit ab, dass Sport treiben von nun an für ihn nicht mehr Abfahrtsski und Tennis bedeutete, sondern Radfahren und Schwimmen. Am Anfang fiel ihm das nicht leicht, denn er war ein leidenschaftlicher Sportler. Doch mit der Zeit gewöhnte er sich daran und er kommt bis heute gut damit zurecht.

Operation mit Risiken und Nebenwirkungen

„Mein Orthopäde hat mir eine Operation empfohlen. Soll ich die wirklich machen lassen?" Diese Frage wird mir in der Praxis häufig gestellt. Leider (oder zum Glück) gibt es darauf keine einheitliche Antwort, denn, wie so oft, kommt es auf den Einzelfall an. Ein neues Gelenk kann ein Segen sein. Wenn die Operation gelingt, der Gelenkersatz perfekt passt, die Schmerzen verschwinden und danach keine Komplikationen auftreten, ist ein künstliches Gelenk eine gute Lösung – und weitverbreitet. Mehr als vier Millionen Menschen in Deutschland haben bereits ein künstliches Gelenk.

Jeder Eingriff birgt ein Risiko

Den größten Anteil machen dabei Hüftgelenke aus, von denen jedes Jahr etwa 230 000 eingesetzt werden. Diese Operationen führen in der Regel zu sehr guten Ergebnissen. Bei den Kniegelenken sind es etwas weniger (etwa 180 000), in den Schultern kommt Gelenkersatz mit etwa 24 000 Operationen noch seltener zum Einsatz. Trotz moderner Operationsmethoden und verbesserter Technik sollte man über eine Operation aber erst nachdenken, wenn alle konservativen und alternativen Methoden wirklich ausgereizt sind. Es empfiehlt sich, immer eine zweite Meinung einzuholen. Denn jeder Eingriff birgt ein Risiko, das genau abgewogen werden sollte.

AUGEN WERDEN DURCH
OPERATIONEN WIEDER JUNG

Der graue Star macht sich bei den meisten Menschen etwa ab 60 Jahren bemerkbar. Doch die Augenerkrankung hat ihren Schrecken verloren, denn dank moderner Operationsmethoden kann die Sehkraft der Jugend zurückkehren. Lesen Sie hier, was Sie Ihren Augen sonst noch Gutes tun können.

In den meisten Fällen ist die Begeisterung groß: „Ich kann wieder sehen wie früher", erzählen meine Patienten, wenn sie einen kurzen Eingriff überstanden haben, bei dem getrübte Linsen durch Kunstlinsen ersetzt wurden – und sich idealerweise auch andere Sehfehler ausgleichen ließen. Ohne diese Operation, die zu den erfolgreichsten überhaupt zählt, lässt sich gegen die natürlichen Alterungsprozesse der Augen kaum etwas tun. Irgendwann trifft der gefürchtete graue Star (medizinisch: Katarakt) fast jeden; mit 60 Jahren zeigen sich die ersten Anzeichen. Im höheren Alter ist das Sehvermögen dann deutlich eingeschränkt. Damit es nicht so weit kommt, sollte jeder rechtzeitig zum Augenarzt gehen. Das ist die beste Vorsorge, denn der Arzt kann den grauen Star und andere Erkrankungen im Auge schon lange erkennen, bevor die Patienten selbst Symptome bemerken.

Diese Symptome sind typisch

Drei Anzeichen weisen auf den grauen Star hin: Ein erstes typisches Symptom ist besondere Lichtempfindlichkeit. Die Betroffenen haben häufiger das Gefühl, geblendet zu werden als früher. Dazu kommt, dass sie weniger scharf sehen, Kontraste schlechter wahrnehmen und weniger Farben erkennen. Sie haben das Gefühl, durch einen Schleier zu blicken. Verschlechtert sich die Sehstärke bei Kurzsichtigen im Alter und stärkere Brillengläser können das nicht mehr richtig ausgleichen, ist das ebenfalls ein Hinweis. Wenn die Betroffenen solche Anzeichen bei sich erkennen, ist die Erkrankung

DAS MÖGEN DIE AUGEN

„Möhren sind gut für die Augen": An diesem Spruch ist tatsächlich etwas dran, denn das rote Gemüse liefert – ebenso wie Paprika – nicht nur wichtige Vitamine, sondern auch Lutein, einen Stoff, der die Netzhaut schützt. Das gilt ebenso für grünes Kohlgemüse. Gutes „Augenfutter" sind auch Blaubeeren, die nicht nur mit Vitaminen punkten, sondern auch gegen müde Augen helfen. Ansonsten gilt: Was für den Körper gesund ist, tut auch den Augen gut. Bewegung fördert die Durchblutung und davon profitieren auch die Augen. Allerdings kann eine Kurzsichtigkeit oder altersbedingte Weitsichtigkeit nicht durch viel Sport und gesunde Ernährung verbessert oder gar geheilt werden.

meist schon weit fortgeschritten. Der Hintergrund: In der Augenlinse befinden sich Eiweiße, die langsam „auslaufen" und damit den klaren Blick trüben. Der Augenarzt spricht von einer Linseneintrübung.

Ab 40 regelmäßig zur Kontrolle

Die Krankheit trifft verstärkt Diabetiker, unterernährte Menschen und Patienten, die Kortison einnehmen. Möglicherweise erhöhen zu viel Sonnenlicht und Tabakkonsum das Risiko. Operationen, Entzündungen oder Verletzungen am Auge können ebenfalls eine Rolle spielen. Was die Patienten erst spät an den typischen Symptomen erkennen können, sieht der Augenarzt schon viel früher. Deshalb sollte jeder bereits ab dem 40. Lebensjahr regelmäßig einmal im Jahr zur Kontrolle gehen. Denn auch andere Erkrankungen, wie zum Beispiel der grüne Star (Glaukom), der mit dem grauen Star nichts zu tun hat, müssen frühzeitig erkannt werden, um die Behandlungschancen zu erhöhen.

Operation als einzig wirksame Therapie

Bisher gibt es keine Medikamente, die die Eintrübung beim grauen Star verhindern. Am Anfang gelingt es in vielen Fällen noch, die Sehschwäche mit entsprechenden Kontaktlinsen oder Brillen auszugleichen. Danach ist eine Operation die einzig wirksame Therapie. Wann der beste Zeitpunkt dafür ist, lässt sich nicht allgemein sagen, denn es hängt davon ab, wie stark das Alltagsleben der Patienten beeinträchtigt wird. Obgleich die Operation nur ein kurzer Eingriff ist, der in der Regel ambulant durchgeführt wird, ist sie doch mit Risiken und möglichen Komplikationen verbunden. Daher empfehle ich jedem, sich vorher über die Qualifikation des Operateurs zu informieren. Bei dem Eingriff wird die eingetrübte echte Linse durch eine Kunstlinse ersetzt. Mitunter werden auch andere Fehlsichtigkeiten korrigiert. Bestenfalls

können die Patienten wieder so gut sehen wie früher. In neun von zehn Fällen verbessert sich die Sehkraft – allerdings gibt es dafür keine Garantie.

MEDIKAMENTE GEGEN DIE ALTERSBEDINGTE MAKULADEGENERATION

Anders als der graue Star lässt sich die altersbedingte Makuladegeneration (AMD) nicht durch eine Operation beheben. Diese Beschädigung der Netzhaut wird nur aufgehalten, wenn sie rechtzeitig behandelt wird. Die Ursache sind absterbende Zellen, die normalerweise scharfes und farbiges Sehen ermöglichen. Zu erkennen ist die Augenerkrankung anfangs daran, dass die Betroffenen verzerrt oder verschwommen sehen. Später wird die Sehbeeinträchtigung stärker oder die Patienten erblinden. Die weniger schwerwiegende Form ist die trockene Makuladegeneration, die in 85 bis 90 Prozent der Fälle auftritt. Sie verläuft langsam und führt meist nicht so schnell zur Erblindung. In zehn bis 15 Prozent der Fälle wird aus einer trockenen eine feuchte AMD. Sie können dagegen zwar nicht vorbeugen und leider auch nicht auf Heilung hoffen, doch ein Hinauszögern ist möglich. Wichtig ist, dass die Augenerkrankung rechtzeitig erkannt wird, denn dann lässt sich die feuchte Form mit Injektionen zumindest so behandeln, dass der Sehverlust verlangsamt oder gestoppt wird.

BLUTHOCHDRUCK:
DIE SCHLEICHENDE GEFAHR

Von den über 50-Jährigen trifft es hierzulande jeden Zweiten. Im Laufe des Lebens verengen sich die Blutgefäße, sodass gefährlicher Bluthochdruck entsteht. In den meisten Fällen lässt sich das aufhalten – mit regelmäßigen Messungen und einem gesunden Lebensstil.

Bluthochdruck (arterielle Hypertonie) ist eine heimtückische Erkrankung, weil sie schleichend daherkommt. Sie verursacht keine Schmerzen und macht sich oft erst bemerkbar, wenn es zu Komplikationen wie Nierenerkrankungen, Herzinfarkt oder Schlaganfall kommt. Deshalb ist es für Betroffene schwierig, die Erkrankung rechtzeitig zu erkennen. Insbesondere Menschen, die schon lange zu hohe Werte haben, können sich daran gewöhnen und werden erst hellhörig, wenn der Blutdruck wieder sinkt. Die Neigung zum Bluthochdruck steigt mit dem Alter. Allerdings können auch jüngere Menschen davon betroffen sein. Während zwischen dem 20. und 40. Lebensjahr jeder Zehnte unter Bluthochdruck leidet, ist es ab dem 50. Lebensjahr schon jeder Zweite. Wer regelmäßig seinen Blutdruck kon- trolliert, kann zum Glück rechtzeitig gegensteuern. Am besten klappt das mit einer gesunden Lebensweise. Wenn das nicht hilft, wird der Arzt Medikamente verschreiben.

Systolischer und diastolischer Wert
Druck ist nicht prinzipiell schlecht. Das Herz zieht sich zusammen und katapultiert dabei das Blut über die Aorta (Hauptschlagader) in den Körper. Dadurch entsteht in den Arterien ein erhöhter Druck, der den ersten oder oberen Wert des Blutdrucks widerspiegelt (systolischer Blutdruck). Danach entspannt sich das Herz und füllt sich wieder mit Blut. In dieser Erschlaffungsphase fällt der Druck aber nicht auf null, da der Kreislauf auch zwischen den Pumpstößen des Herzens aufrechterhalten werden muss. Dafür sorgen unter anderem die Arterien, deren Wände eine Muskelwand besitzen und normalerweise elastisch sind. Die Erschlaffungsphase wird durch den zweiten, unteren Wert, den diastolischen Blutdruck, dargestellt.

Schwankende Werte sind normal
Der Blutdruck ist nicht immer gleich, sondern unterliegt Schwankungen. So ist er frühmorgens höher als mittags. Am Abend steigt er erneut an und fällt über Nacht wieder ab. Körperliche und psychische Belastungen können ihn kurzfristig erhöhen. Das vegetative Nervensystem und Organe (zum Beispiel Nieren und Nebennieren) sind ebenso an der Regulierung beteiligt wie Hormone (zum Beispiel Schilddrüsenhormone) und Stoffwechselsysteme wie der Glukosestoffwechsel, der Fettstoffwechsel und der Harnsäurestoffwechsel. Wenn der Blutdruck hin und wieder ansteigt, ist das kein Problem. Für die Diagnose empfehle ich zwei Messungen über mindestens drei Tage – jeweils morgens im Bett und abends zwischen 17 und 21 Uhr. Die Alternative ist eine 24-Stunden-Messung, bei der Sie zusätzlich aufschreiben, was Sie wann gemacht haben. Fragen Sie Ihren Arzt danach.

Zeichen für Arteriosklerose

Bei etwa 90 Prozent der Bluthochdruck-Patienten ist keine unmittelbare Ursache zu erkennen. Hier sprechen Ärzte von einer primären Hypertonie. Bei zehn Prozent findet sich eine organische Ursache (sekundäre Hypertonie). Nicht selten kommt es vor, dass nur der obere systolische Wert erhöht ist. Dabei handelt es sich um eine Reaktion auf akute körperliche und mentale Anstrengungen. Passiert das häufiger oder ist es dauerhaft, kann dies ein Zeichen für Arteriosklerose sein (siehe Seite 142). Diese tritt vor allem im Alter häufiger auf, wenn man nicht vorbeugt.

Bluthochdruck ist vermeidbar

Bluthochdruck ist in den meisten Fällen vermeid- und behandelbar. Kardiologen sprechen gerne von „Lifestyle-Modifikation". Das heißt, dass sich der Druck mit einem gesunden Lebensstil senken lässt, und zwar nicht nur vorbeugend, sondern auch bei Patienten, die bereits medikamentös behandelt werden. Dabei spielt vor allem die Ernährung eine Rolle. Vielleicht denken Sie jetzt: „Nicht schon wieder Ernährung." Dazu kann ich nur sagen: Doch unbedingt, denn das, was wir essen, hat einen großen Einfluss auf den Zustand unserer Gefäße.

Kräuter statt Kochsalz

Beginnen wir mit dem Salzen. Kochsalz ist lebensnotwendig für den Körper, aber ein Zuviel begünstigt Bluthochdruck. Deshalb sollten es nicht mehr als 5 Gramm Salz täglich sein. Diese Menge ist schnell erreicht, denn in den meisten Lebensmitteln und vor allem in vielen Fertigprodukten steckt schon reichlich Salz. Zum Beispiel enthalten 100 Gramm Brot bereits 1,3 Gramm Salz. Mein Tipp beim Kochen: Wann immer Sie sonst zum Salzstreuer gegriffen hätten, versuchen Sie, Salz durch frische Kräuter zu ersetzen.

Ungesättigte Fettsäuren schädigen die Blutgefäße

Gesättigte Fettsäuren gelten als schlechte Fettsäuren. Sie sind maßgeblich an der Erhöhung des LDL-Cholesterins beteiligt, das mitunter für Ablagerungen (Plaques) an den Gefäßwänden verantwortlich ist. Gesättigte Fettsäuren, die vor allem in Sahne, Butter, Fast Food, Fertiggerichten und einigen Fleischprodukten vorkommen, sollten Sie möglichst meiden und durch ungesättigte Fettsäuren ersetzen, die reich an Omega-3-Fettsäuren sind. Denn diese können den Blutdruck nachweislich senken und Gefäßwandschäden reduzieren. Omega-3-Fettsäuren sind in fetten Seefischen (Hering, Wildlachs, Makrele) enthalten, aber auch viele pflanzliche Öle wie Lein-, Walnuss- und Rapsöl sind gute Omega-3-Lieferanten.

DER GESUNDE DURCHSCHNITT

Der Blutdruck wird in Deutschland mit der Maßeinheit „mmHg" (= Millimeter Quecksilbersäule) dargestellt. Diese Maßeinheit ist historisch bedingt, weil der Druck in den Gefäßen in früheren Zeiten mithilfe einer Quecksilbersäule gemessen wurde. Nach weltweiter Meinung liegt ein gesunder Durchschnitt bei 120/80 mmHg. In Deutschland hat man sich auf eine Grenze von 140/90 mmHg geeinigt. Höhere Werte gelten als Hochdruck. Wer zu Hause selbst misst, sollte auf 135/85 mmHg und bei einer 24-Stunden-Blutdruckmessung auf einen Durchschnittswert von 125/80 mmHg kommen.

Gemüse statt Kohlenhydrate

Lebensmittel mit vielen Kohlenhydraten wie Nudeln, Brot und Süßigkeiten schmecken oft richtig lecker und vermitteln einem das Gefühl, dass sie dem Körper guttun. Leider ist das ein Trugschluss. Bekanntlich machen sie schnell dick – und das ist ein Risiko. Eine japanische Forschergruppe konte nachweisen, dass Kohlenhydrate bei übergewichtigen Menschen zu Bluthochdruck und zu mehr freien Radikalen im Körper führen. Mit jedem Kilo zu viel steigt das Hochdruckrisiko. Darüber hinaus begünstigen Kohlenhydrate Diabetes und Entzündungen im Körper. Ersetzen Sie die Kohlenhydrate deshalb möglichst oft durch Gemüse oder Obst. Haben Sie zum Beispiel schon mal Zucchini-Spaghetti probiert? Zumindest Ihr Blutdruck wird davon profitieren. Denn Antioxidantien aus Gemüse und Obst sorgen dafür, dass die Gefäße sich entspannen und der Blutdruck sinkt.

Kontinuierliche Bewegung in Maßen

Wer sich zu wenig bewegt, begünstigt auf verschiedenen Wegen die Entstehung eines Bluthochdrucks. Wer dagegen regelmäßig körperlich aktiv ist (selbst wenn es nicht viel ist), trägt dazu bei, den Druck zu senken, und regt nebenbei auch den Stoffwechsel, die Durchblutung, die Muskelkraft und das Wohlbefinden an. Vor allem am Anfang kann Sport den Bluthochdruck auf ein normales Niveau verringern und Medikamente überflüssig machen.

Stress treibt den Blutdruck hoch

Stress ohne ausgleichende Entspannung macht uns nicht nur mental zu schaffen, sondern treibt langfristig auch den Blutdruck nach oben. Planen Sie regelmäßige Ruhephasen in Ihren Tag ein. Lernen Sie Entspannungsmethoden wie zum Beispiel progressive Muskelentspannung nach Jacobson, autogenes Training oder Yoga. Innere Ruhe lässt den Blutdruck sinken.

Rauchen verengt die Gefäße

Unbestritten ist Rauchen Gift für den Körper. Auf den Bluthochdruck hat es gleich mehrere Effekte. Nikotin aktiviert in Sekundenschnelle den sogenannten Sympathikus. Das ist der Teil des vegetativen Nervensystems, der unter anderem die Atmung und den Blutdruck reguliert. Die Gefäße verengen sich und das Herz schlägt schneller. Dadurch kann das Blut nicht mehr in der üblichen Geschwindigkeit fließen. Das Herz muss stärker pumpen, der Druck steigt. Schadstoffe aus Zigaretten sorgen auch für eine Verdickung des Blutes, sodass es schwerer durch die Gefäße fließt, gerinnen, verklumpen und zu Gefäßverschlüssen führen kann. Die Innenwände der Gefäße erleiden winzige Verletzungen, die vernarben, wenn der Körper versucht zu regenerieren. Dadurch verlieren die Gefäßwände ihre Elastizität, die Gefäße werden starrer und der Blutdruck steigt. Tipps, wie Sie mit dem Rauchen aufhören können, gibt's auf Seite 172.

EIN PLÖTZLICHER ANSTIEG IST HÖCHST GEFÄHRLICH

Gefährlich kann es werden, wenn der Blutdruck plötzlich ansteigt und mit Beschwerden einhergeht. Kommt es zu Schmerzen, Druck, Engegefühl im Brustkorb, Atembeschwerden, Sprachstörungen, Missempfindungen, Lähmungen, verschwommenem Sehen („Flimmersehen"), Kopfschmerzen, Nasenbluten, Benommenheit oder Angstgefühlen, sollten Sie schnell den Notarzt rufen. Denn das können Hinweise auf eine Herz-Kreislauf-Störung (Herzinfarkt, Schlaganfall) sein.

BURN-OUT:
VERHINDERN SIE ÜBERFORDERUNG

Nicht nur junge Leute können „ausbrennen", wenn vielfältige Aufgaben sie überfordern. Oft trifft es auch Menschen über 40. Damit es nicht zu Depressionen kommt, sollten Sie typische Warnsignale kennen.

Es beginnt meist langsam. Dinge, die einem sonst Freude bereiten, machen plötzlich keinen Spaß mehr. Aufgaben, die man jahrelang erfolgreich bewältigt hat, erscheinen wie unüberwindbare Hürden. Selbstzweifel machen sich breit. Bin ich in meinem Alter noch gut genug? Schaffe ich es in der immer schneller werdenden Welt, überhaupt noch mitzuhalten? Die alltäglichen Überforderungen gehen häufig mit Schlafstörungen einher. Die Betroffenen fühlen sich müde und antriebslos, nehmen das aber lange Zeit nicht ernst – bis sie eines Tages alles abbrechen, sich krank melden müssen und im totalen Erschöpfungszustand verzweifelt zu Hause sitzen: „Ich kann nicht mehr."

Gefühle nicht ignorieren
Der Begriff „Burn-out" ist in den letzten Jahren populär geworden. Häufig wird das Phänomen als Modeerscheinung abgetan, doch das ändert nichts an den Empfindungen, die aus Überforderung entstehen. Die Tatsache, dass es einen erklärenden Begriff für Ängste, Traurigkeit und fehlendes Selbstbewusstsein gibt, hat dazu geführt, dass Patienten sich eher trauen, dieses Thema überhaupt anzusprechen. Das ist gut so, denn es kann der erste Schritt sein, um ein Burn-out-Syndrom zu verhindern. Wenn die bedrohlichen Gefühle ignoriert oder verdrängt werden, kann es zu Depressionen oder sogar zu Suizidgedanken kommen. In der zweiten Lebenshälfte trifft es häufig beruflich und privat sehr engagierte Menschen mit Hang zum Perfektionismus, die ihre Aufgaben zwar jahrzehntelang sehr gut bewältigt haben, aber nach privaten Krisen, Konflikten am Arbeitsplatz oder Krankheiten nicht mehr so weitermachen können wie bisher. Eine Burn-out-Standardtherapie gibt es nicht. Wer jedoch rechtzeitig erkennt, dass er gefährdet ist, kann gegensteuern. Präventiv bedarf es meist gar nicht so viel. Hier gelten die Regeln, die sich auch sonst für ein gesundes Älterwerden bewährt haben.

Stärkung für Körper und Seele
Am Anfang reicht es oft, die eigene Motivation zu überprüfen. Was erwarte ich selbst von mir? Sind meine Ansprüche überzogen? Wie reagiere ich in Stresssituationen? Kleine Veränderungen im Alltag können dann schnell Wirkung zeigen. Öfter Pausen machen, um Spannungen abzubauen, nicht immer erreichbar sein und auf einen guten Umgang mit sich selbst achten. In manchen Fällen reicht ein längerer Urlaub oder eine Reduktion der Arbeitszeit. Doch nicht jeder kann sich selbst helfen – je nachdem, wie tief man in negativen Mustern festhängt und wie lange die Überforderung schon anhält. In schweren Fällen geht es nicht ohne professionelle Behandlung. Ambulante oder stationäre Therapien oder Kuren mit Verhaltenstherapien sind dann hilfreich.

DEMENZ:
DAS GROSSE VERGESSEN

Je älter wir werden, desto mehr steigt das Demenzrisiko. Unter dem Verlust von Gehirnleistung und Erinnerung leiden 1,7 Millionen Deutsche – und es werden immer mehr. Noch gibt es keine Medikamente dagegen. Es lässt sich aber einiges tun, um die gefürchtete Erkrankung aufzuhalten.

Demenz zeigt sich in verschiedenen Formen, die eines gemeinsam haben: Das Denken, das Gedächtnis und die Leistungen des Gehirns lassen immer weiter nach, da immer mehr Nervenzellen absterben. Die häufigste Form der Demenz ist Alzheimer. Normalerweise macht ein komplexes Netzwerk aus Nervenzellen es möglich, dass wir lernen, denken, Probleme lösen und uns erinnern können. Die Zellen sind dabei über Synapsen miteinander verbunden. Bei Alzheimer-Patienten funktionieren zuerst die Synapsen nicht mehr. Die Kommunikation zwischen den Zellen wird gestört – mit der Folge, dass Nervenzellen absterben und sich keine neuen bilden.

Das Gedächtnis geht verloren

Nur ein kleiner Teil (etwa ein Prozent) ist genetisch bedingt. Das größte Risiko für Alzheimer ist das Alter. Kein Wunder also, dass sich die gefürchtete Krankheit mit steigender Lebenserwartung immer weiter ausbreitet. Während derzeit etwa 1,7 Millionen Deutsche unter Demenz leiden, werden es in den nächsten 30 Jahren bis zu drei Millionen sein. Die Zahl der Erkrankten könnte sich also fast verdoppeln. Die Alzheimerkrankheit ist nach dem Nervenarzt Alois Alzheimer benannt, der 1906 Veränderungen im Gehirn einer toten Patientin beschrieb. Etwa zwei Drittel aller Demenzkranken leiden an Alzheimer. Ein erstes Symptom ist Vergesslichkeit, die anfangs das Kurzzeit- und später auch das Langzeitgedächtnis betrifft. Dazu kommen Konzentrationsstörungen sowie Probleme bei der Orientierung in unbekannter Umgebung und bei gewohnten Abläufen. Schreitet die Alzheimererkrankung fort, können die Betroffenen Menschen nicht mehr erkennen, die ihnen eigentlich vertraut sind. Oftmals geht das Zeitgefühl verloren und auch die Freude am Leben. Es kommt zu Stimmungsschwankungen ohne erkennbaren Anlass. Am Ende brauchen Alzheimer-Patienten bei allen Alltagstätigkeiten Hilfe von anderen. Sie können keinen eigenen Haushalt mehr führen. Angehörige sind mit der Pflege häufig überfordert, sodass der Umzug in eine Pflegeeinrichtung nötig wird.

Medikamente lindern Symptome

Bis heute können Forscher nicht erklären, wie die Krankheit entsteht. Es gibt Eiweißablagerungen (Amyloid-Ablagerungen), die typisch für Alzheimer sind und die Kommunikation zwischen den Nervenzellen stören. Ärzte können das große Vergessen leider nicht behandeln, sondern bestenfalls dafür sorgen, dass sich der Verlauf verzögert. Dafür stehen Medikamente zur Verfügung, die Symptome und Begleiterscheinungen lindern. Ein gesunder Lebensstil gilt als beste Vorsorge (siehe Kasten rechts).

BEWEGEN UND NICHT RAUCHEN: DER BESTE SCHUTZ VOR DEMENZ

Die Weltgesundheitsorganisation (WHO) hat Leitlinien mit Empfehlungen zur Demenzprävention entwickelt. Demnach basiert die beste Vorsorge auf sechs Eckpunkten, die sich in zahlreichen langfristigen Studien herausgestellt haben.

1 Bewegung

Bei den Studienteilnehmern hatten diejenigen die niedrigste Demenzrate, die körperlich aktiv waren. Bewegung (am besten eine Kombination aus Kraft- und Ausdauertraining) hat offenbar einen positiven Einfluss auf die Gehirnstruktur.

2 Rauchen

Forscher vermuten, dass bestimmte Substanzen im Tabak das Gehirn schädigen. Wer mit über 50 mehr als vier Jahre lang raucht, muss damit rechnen, dass sich seine kognitive Leistungsfähigkeit verschlechtert. Rauchen ist somit das größte Demenzrisiko.

3 Blutdruck

Wer in mittleren Lebensjahren einen dauerhaft zu hohen Blutdruck (140/90 mmHg) hat, erhöht sein Risiko, dass das Gehirn vorzeitig abbaut. Vor allem bei einem systolischen Wert von mehr als 160 mmHg über acht Jahre hinweg zeigten sich eingeschränkte Hirnleistungen.

4 Ernährung

Die WHO rät zur mediterranen Ernährung, um das Demenzrisiko zu senken. Das heißt, viel Gemüse, Obst, Fisch (600 Gramm pro Woche), Meeresfrüchte, Hülsenfrüchte, frische Kräuter, Nüsse und Vollkornprodukte sowie Olivenöl als Hauptfettquelle. Dazu Milchprodukte in Maßen, selten Fleisch, Zucker, Salz und ungesättigte Fettsäuren.

5 Alkohol

Zu viel Alkohol oder Alkoholabhängigkeit ist nicht nur für die sonstige Gesundheit schädlich. Alkoholkonsum schädigt auch das Gehirn und erhöht das Demenzrisiko. Wer nicht darauf verzichten möchte, sollte den Konsum gering halten und nicht mehr als ein kleines Glas Bier oder Wein pro Tag trinken.

6 Gewicht und Gedächtnis

Zu viel Gewicht erhöht das Risiko, später an Demenz zu erkranken. Zur Orientierung gilt der Body-Mass-Index (BMI), der sich aus dem Körpergewicht in Kilogramm geteilt durch die Körpergröße zum Quadrat in Metern ergibt. Er sollte unter 25 liegen (siehe Seite 175). Und nicht vergessen: Auch das Gehirn lässt sich trainieren („Train your Brain"). Häufige Gespräche mit Bekannten und mit der Familie, Hobbys und herausfordernde Aufgaben (wie zum Beispiel eine neue Sprache lernen oder Musizieren) können die Erkrankung verzögern.

DIABETES:
DIE HEILBARE KRANKHEIT

Gegen Diabetes Typ 2 kann man nichts machen? Das gilt zum Glück heute nicht mehr. In den letzten Jahren hat sich gezeigt, dass die Zuckerkrankheit – vor allem im Anfangsstadium – sogar ganz ohne Medikamente geheilt werden kann. Eine Schlüsselrolle spielt die Ernährung.

Ein Leben mit Spritzen, Tabletten und dem vergeblichen Kampf gegen Übergewicht – das war jahrzehntelang das Schicksal der meisten Typ-2-Diabetiker. Erfreulicherweise sind diese Zeiten vorbei. Wer heute ärztlich gut beraten wird und bereit ist, auf eine weitgehend zuckerfreie, gesunde Ernährung umzusteigen, kann die Zuckerkrankheit selbst heilen beziehungsweise so verbessern, dass Medikamente reduziert werden können. Die Erkenntnisse sind relativ neu und bieten große Chancen. Denn auch wenn die Erkrankung keine Schmerzen und keine äußerlichen Beschwerden verursacht, sind die Folgen verheerend: Langfristig schädigen erhöhte Blutzuckerwerte die Blutgefäße. Das kann zu Herzinfarkt, Schlaganfall, Erblindung, Nierenversagen, Impotenz und Nervenerkrankungen führen; in manchen Fällen verlieren die Patienten Füße, Beine oder Zehen.

Folge schlechter Ernährung

Früher trat Diabetes Typ 2 meist erst im letzten Drittel des Lebens auf; heute trifft er sogar schon Kinder. Die Hauptursachen sind Übergewicht und eine Ernährung mit zu viel Zucker und leicht verdaulichen Kohlenhydraten. Die Volkskrankheit breitet sich aus wie eine Epidemie. Fast sieben Millionen Deutsche sind bereits Diabetiker. Dazu kommt eine Dunkelziffer von geschätzt zwei Millionen. Die Weltgesundheitsorganisation rechnet für das Jahr 2030 mit weltweit mehr als 550 Millionen Betroffenen. Schätzungen zufolge sind über 90 Prozent aufgrund ihres Lebensstils erkrankt. 80 Prozent der Patienten haben Übergewicht. Diabetes wird meistens mit Medikamenten behandelt; manchmal sind auch Insulinspritzen notwendig. Bevor es so weit kommt, kann eine Änderung des Lebensstils aber sehr viel bewirken.

Gestörte Zuckerverwertung

Die Erkrankung ist keineswegs neu. Schon in der Antike war Diabetes mellitus (der Name bedeutet „honigsüßer Durchfluss") bekannt. Damals wurde die Erkrankung per Geschmacksprobe diagnostiziert, denn die Patienten schieden süßlich schmeckenden Urin aus. Die Liebe zu Süßem ist auch heute noch die Hauptursache. Über den Stoffwechsel führen zuckerreiche Ernährung und zu wenig Bewegung auf verschiedenen Wegen zu Diabetes. Bei den Patienten ist die Zuckerverwertung in den Zellen gestört. Die Blutzuckerwerte sind dauerhaft erhöht. Zum Hintergrund: Die Bauchspeicheldrüse bildet nach dem Essen besonders viel Insulin und schüttet es in den Blutkreislauf aus. Die Zellen werden auf diesem Weg mit für den Körper wichtigem Traubenzucker (Glukose) versorgt. Kommt aber viel zu viel Zucker, reagieren die Zellen nicht mehr auf das Insulin und verschließen sich. Die Folge ist eine Insulinresistenz; der Zucker bleibt im Blut, verklebt die Blutkörperchen und -plättchen ebenso wie die Blutgefäße.

Fasten und besser essen

Vor allem im Anfangsstadium ist die beste Therapie eine Ernährungsumstellung und mehr Bewegung. Häufig kann dies die Erkrankung ganz ohne Medikamente rückgängig machen. Dabei haben sich folgende Regeln bewährt:

» Verzichten Sie auf schlechte Kohlenhydrate und zuckerhaltige Lebensmittel und setzen Sie stattdessen auf eine gesunde, kalorienarme Mischkost mit gesunden Fetten. Low Carb oder ketogene Ernährung sind hilfreich.

» Teilzeit- oder Intervallfasten (siehe Seite 39) hat sich als wirksame und natürliche Methode erwiesen, da es vielen Menschen leichter fällt, eine Zeit lang gar nicht zu essen, als strikt Diät zu halten. Lange Esspausen senken die Blutzuckerwerte und helfen, Übergewicht abzubauen.

» Mehr Bewegung: Durch körperliche Aktivitäten wird überschüssiger Zucker verbrannt. Nicht nur die Blutzuckerwerte verbessern sich, sondern auch der Blutdruck und die Cholesterinwerte.

Patientengeschichte

Neuer Speiseplan statt Spritzen

„Hätte ich das bloß zehn Jahre früher gewusst." Eine meiner Patientinnen litt schon lange an Diabetes und war stark übergewichtig. Die 62-Jährige setzte sich mehrmals täglich Spritzen und nahm zusätzlich Tabletten – mit mäßigem Erfolg. Sie war lange davon ausgegangen, dass „man gegen Zucker sowieso nichts machen kann". Ihr Arzt hatte diese Einstellung unterstützt. Jetzt hatte sie im Fernsehen einen Bericht über einen langjährigen Diabetes-Patienten gesehen, der durch Abnehmen und eine Ernährungsumstellung gesund geworden war. Das wollte sie auch. Ich riet ihr zu einer Kombination aus Intervallfasten und kohlenhydratreduzierter Ernährung mit viel Gemüse, Fisch, Eiern und Nüssen statt mit Brot, Süßem, Fertig- und Weißmehlprodukten. Zusätzlich begann sie zu walken. Schon nach drei Wochen konnte sie die Spritzen weglassen. Innerhalb eines halben Jahres verlor sie 30 Kilo an Gewicht und brauchte keine Medikamente mehr.

DIABETES TYP 1 UND TYP 2

Diabetes ist eine chronische Stoffwechselerkrankung. Mediziner unterscheiden dabei zwischen Diabetes Typ 1 und Typ 2. Typ 1 wurde früher auch jugendlicher Diabetes genannt und beginnt schon in der Kindheit oder Jugend. Dabei handelt es sich um eine Autoimmunerkrankung, bei der die Betroffenen unter massivem Insulinmangel leiden, weil die Insulin bildenden Zellen der Bauchspeicheldrüse zerstört sind. Die Patienten müssen Insulin spritzen, um den Blutzuckerspiegel zu senken. Typ 2 hingegen ist eine Zivilisationskrankheit, bei der der Insulinspiegel so erhöht ist, dass es zu einer Insulinresistenz kommt.

DIE HAUT:
DER SPIEGEL UNSERES LEBENS

Ausgerechnet im Gesicht verrät unser größtes Organ häufig das wahre Alter. Denn dort ist die Haut ständig Umwelteinflüssen ausgesetzt. Aber auch unser Verhalten hat einen großen Einfluss darauf, ob die Haut lange jung bleibt oder früh altert.

Kaum etwas steht so stark für jugendliche Ausstrahlung wie eine glatte, gesunde Haut. Doch leider geht sie uns mit den Jahren von ganz allein verloren. Ob wir lachen, die Stirn runzeln oder Grimassen ziehen, ob es draußen stürmt, regnet, schneit oder die Sonne scheint: Das Leben setzt unserer Haut zu und lässt sie dabei auf natürliche Weise altern. Sie wird im Laufe der Zeit trockener, weniger elastisch und bildet nicht mehr so viele und nicht mehr so schnell neue Zellen. Die Folge sind Falten – bei dem einen mehr, bei dem anderen weniger. Daran können wir leider erst einmal nichts ändern. Selbst angebliche Wundercremes verjüngen nicht über Nacht, wie es die Werbung verspricht.

Die Struktur wird unregelmäßig

Um zu verstehen, wie die Haut altert, muss man wissen, wie sie arbeitet. Die Epidermis, das ist die äußere Hautschicht, die sichtbar ist, schützt nicht nur vor ultravioletten Strahlen. In ihr entstehen auch ständig neue Hautzellen, die an die Oberfläche wandern und dort nach einiger Zeit wie Schuppen abgeworfen werden. Mit diesem Prozess erneuert sich die Haut immer wieder selbst. Das Tempo lässt allerdings nach, wenn wir älter werden. Neue Hautzellen bilden sich nicht mehr so schnell und ihre Lebenszeit verkürzt sich. Zum Vergleich: Bei einem Kind leben Zellen etwa 100 Tage, im höheren Alter

nur noch 50. Zusätzlich verändert sich die Form der Hautzellen, sodass die Hautstruktur unregelmäßiger wird. Die Haut besitzt einen eigenen Stoffwechsel, der in sich selbst, aber auch im Zusammenspiel mit dem Stoffwechsel anderer Organe möglichst gut funktionieren muss, damit unsere Schutzhülle lange schön bleibt. Über diese Stoffwechselprozesse können Sie den Zustand Ihrer Haut auf vielfältige Weise beeinflussen, ohne dass Sie es ahnen.

Zur Hälfte Gene, zur Hälfte Lebensstil

Wie die Haut altert, das bestimmen zur einen Hälfte die Gene, zur anderen unser Lebensstil. Darin liegt die Chance, die jeder hat, um seine eigene Haut lange jung zu halten. Zusätzlich bieten kosmetische Eingriffe immer bessere und sanftere Möglichkeiten, der Natur das eine oder andere Schnippchen zu schlagen (siehe ab Seite 162). Doch unabhängig davon ist vor allem die Lebensweise entscheidend für eine gesunde Haut. Dabei kann man sagen, dass der Haut fast alles guttut, was auch sonst das Leben gesünder macht. Die Eckpfeiler sind dabei größtenteils die, die auch zur Vermeidung zahlreicher typischer Alterserkrankungen und vorzeitiger Alterserscheinungen beitragen: der Verzicht auf Tabak und der richtige Umgang mit Sonne sowie Ernährung, Pflege, Entspannung, Schlaf und Bewegung.

Antientzündliche Ernährung

Es existiert zwar keine For-ever-young-Wunderdiät, doch es gibt Lebensmittel, die das Altern der Haut verzögern. Dazu gehört in erster Linie alles, was im Körper antientzündlich wirkt, also vor allem frisches Gemüse (am besten jeden Tag drei Hände voll, gerne in Form von grünem Blattgemüse), Obst (mit möglichst wenig Zucker), dunkle Beeren, Nüsse, Gewürze (Kurkuma, Ingwer, Chili) und hochwertiges Fett mit Omega-3-Fettsäuren aus Pflanzenölen oder fetten Fischsorten wie Wildlachs, Hering und Makrele. Meiden Sie Fleisch (insbesondere Schweinefleisch), Zuckerhaltiges, Weißmehlprodukte und Fast Food.

Schicken Sie Radikalfänger los

Oxidativer Stress lässt die Haut früher altern. Dieser Stress ist etwas anderes als der Stress, den wir aus dem Beruf kennen. Es handelt sich dabei um eine Stoffwechsellage, die die Zellen schädigt. Normalerweise besteht im Körper ein Gleichgewicht aus Oxidantien und Antioxidantien. Gerät das ins Wanken, entsteht eine Dysbalance zwischen beiden Prozessen, die als oxidativer Stress bezeichnet wird. Der schädigt die Haut und hat damit auch einen Einfluss auf den Alterungsprozess. Unser Körper kann sich davor schützen, indem er Radikalfänger losschickt, die zum Beispiel in frischem Gemüse und Obst und in hochwertigen Pflanzenölen stecken. Rotes Gemüse wie Tomaten und Möhren enthalten Stoffe, die die Haut vor Sonne schützen, allerdings so schwach, dass sie keineswegs die Sonnencreme ersetzen. Avocado wirkt mit guten Fetten wie Hautpflege von innen. Omega-3-Fettsäuren sind wichtige Bausteine für den Aufbau der Haut. Sie wirken entzündungshemmend, verbessern die Spannkraft und wirken gegen Falten. Fette Seefische sind ebenso wichtige Omega-3-Lieferanten wie Raps-, Lein- oder Sojaöl.

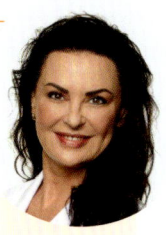

WER VIELE LEBERFLECKEN HAT, SIEHT JÜNGER AUS

Meist mögen wir sie nicht besonders. Braune Leberflecken sind häufig die Ursache für Hautkrebs und betonen nur in seltenen Fällen im positiven Sinne die Einzigartigkeit eines Gesichts. Die Flecken, von denen jeder etwa 30 bis 40 am ganzen Körper hat, gelten eher als störend. Wer besonders viele (also mehr als 100) hat, kennt das nur zu gut. Solange sie unauffällig bleiben, sind Leberflecken harmlos und eher ein kosmetisches Problem. Für alle, die ihre eigenen kleinen braunen Flecken nicht sonderlich mögen, gibt es Trost. Aus der Telomeren-Forschung ist bekannt: Wer viele Leberflecken hat, altert langsamer, bekommt später weniger Falten oder Altersflecken. Diese Beobachtung machte eine Hautärztin aus London bei ihren Patienten. Britische Wissenschaftler konnten einen Zusammenhang zwischen Telomeren und jungem Aussehen feststellen. Für ihre Forschungen teilten sie Zwillinge in zwei Gruppen ein – eine mit vielen, eine mit weniger Leberflecken – und verglichen die Telomere aller Probanden. Es stellte sich heraus, was erwartet worden war: Die Teilnehmer aus der Gruppe mit über 100 Leberflecken hatten längere Chromosomenenden – und sahen jünger aus. Die Erkenntnisse beruhen allerdings nur auf der Beobachtung von Zusammenhängen; entsprechende Beweise fehlen.

Heilsamer Tabakverzicht

Auch Rauchen fördert die Radikalbildung. Ein Arzt erkennt Raucher häufig an ihrer Haut, die grau wirkt, weil sie schlecht durchblutet wird. Die Haut reagiert nämlich sehr empfindlich auf Angriffe von außen in Form von Tabakrauch.

DREI WOHLTATEN FÜR DIE HAUT

» Guter Schlaf ist ein wichtiger Faktor für gesunde junge Haut. Über Nacht kann sich die Haut regenerieren. Achten Sie deshalb auf ausreichend Schlaf. Die Frage, wie viel man braucht, lässt sich nicht einheitlich beantworten, da jeder Mensch unterschiedliche Schlafbedürfnisse hat. Faustregel: Wenn Sie sich am nächsten Morgen erholt fühlen, haben Sie das richtige Maß gefunden.

» Entspannung ist ein Segen für die Haut. Denn unter Dauerstress wird das Immunsystem geschwächt und die Haut kann sich schlechter erholen. Zu den Folgen gehört nicht nur vorzeitige Alterung, auch Hautkrankheiten wie Neurodermitis oder Allergien können sich verstärken.

» Bewegung strafft nicht nur die Muskeln, sondern auch die Haut. Außerdem verbessern sich die Sauerstoffzufuhr und die Durchblutung. Das gilt vor allem, wenn Sie an der frischen Luft trainieren. Und nicht vergessen: Wer in Schwung kommt, wird mit Glückshormonen belohnt, die uns zum Strahlen bringen.

Der Griff zur Zigarette führt dazu, dass die Haut weniger Flüssigkeit bildet und schneller austrocknet. Nikotin verengt die Blutgefäße, sodass die Schutzhülle unseres Körpers schlechter versorgt und Kollagen abgebaut wird. Rauchen fördert die Faltenbildung, stört die Wundheilung und das Immunsystem. Die Folge: Es kommt leichter zu Entzündungen im Körper. Wenn Sie Raucher sind, sind dies ein paar gute Gründe mehr für Sie, damit aufzuhören (siehe Seite 172). Ihre Haut wird Sie auf Dauer reich belohnen, denn manche Tabakschäden lassen sich rückgängig machen, wenn man endgültig aufhört. Die Haut kann sich – je nach Alter – wieder glätten und Verfärbungen an den Fingern und Zähnen können verschwinden.

Haarpflege: Weniger ist mehr

Was haben unsere Haare mit der Haut zu tun? Sehr viel, denn sie gehören als sogenannte Hautanhangsgebilde zur Haut. An ihnen geht das Älterwerden ebenfalls nicht spurlos vorüber. Es ist völlig normal, dass die Haare mit der Zeit dünner und weniger formbar werden. Sie werden nicht mehr so gut mit Nährstoffen versorgt, verlieren ihre Spannkraft oder fallen ganz aus. Deshalb sollten sie geschont und nicht mit zu viel Pflege überstrapaziert werden. Wer sich nicht viel draußen aufhält, sollte die Haare nicht täglich waschen; alle zwei bis drei Tage reicht. In dieser Zeit bildet sich ein natürlicher Fettfilm, der die Haare schützt. Verwenden Sie ein haut- und haarschonendes Shampoo ohne Konservierungsstoffe. Das Wasser darf nicht zu heiß sein, mit Rücksicht auf die empfindliche Kopfhaut sollten Sie die Haare nicht föhnen. Nährstoffe aus Lebensmitteln können den Aufbau von innen fördern. Vitamin H fördert zum Beispiel den Aufbau von Keratin, einem Hauptbestandteil von Haaren und Nägeln. Nüsse, Pilze, Eigelb und Getreide liefern Vitamin H.

SONNE? JA, ABER BITTE NUR IN DER RICHTIGEN DOSIS

Wärme und Licht sind wunderbar für Körper und Seele, doch leider führen sie ins Dilemma: Einerseits brauchen wir die Sonne, um Vitamin D aufzunehmen. Andererseits lässt ihre Strahlung die Haut vorzeitig altern.

Ob in meiner Praxis, im Bekanntenkreis oder in der Familie – kaum lugt die Sonne aus den Wolken, geht die Diskussion los. Darf ich überhaupt raus? Ist die Sonne nicht viel zu gefährlich? Man denke an Hautkrebs, Sonnenbrand, Faltenbildung, Altersflecken. Wer gerne etwas Bräune im Gesicht hat und deshalb auf Sonnenschutz verzichtet, argumentiert dann häufig: Wir brauchen schließlich Vitamin D – für die Knochen, fürs Immunsystem, gegen Krankheiten und für die gute Laune. Also raus aus dem Haus.

Vitamin-D-Mangel ist weitverbreitet

Ohne Sonne geht es nicht, aber mit altert die Haut schneller und das Hautkrebsrisiko steigt. Um das richtige Maß zu finden, ist es gut, wenn man ein paar Fakten kennt: Ein Großteil der Menschen, die in nördlichen Breitengraden leben, hat einen Vitamin-D-Mangel. Für gesunde starke Knochen brauchen wir einen Vitamin-D-Spiegel von 1200 IE (das steht für Internationale Einheit). So viele Sonneneinheiten schafft kaum jemand – vor allem nicht im Winter.

Vitamin D über die Nahrung

Sicherlich: Wir können Vitamin D auch essen. Fetthaltige Fische (bis zu 1000 IE), Hühnereier (120 IE) oder Gouda-Käse (52 IE) gelten als gute Vitamin-D-Lieferanten. Sie sehen aber an den niedrigen Zahlen, dass es unmöglich ist, den Vitaminspiegel nur über das Essen auf das notwendige Maß zu heben, ohne zum Beispiel zehn Eier am Tag zu verspeisen. Nur zehn bis 20 Prozent des Bedarfs können wir über die Nahrung aufnehmen. Die Sonne ist da viel schneller und effektiver. Zum Vergleich: Bei einem Sonnenbad von 15 bis 30 Minuten nehmen wir 20 000 Einheiten über die Haut auf.

Nahrungsergänzungsmittel ratsam

Wer helle Haut hat und deshalb leicht einen Sonnenbrand bekommt, bildet schneller Vitamin D als Menschen mit dunkler Haut. In der zweiten Lebenshälfte lässt die Fähigkeit der Haut, Vitamin D zu bilden, nach. In vielen Fällen ist es deshalb ratsam, den Vitamin-D-Gehalt im Blut vom Arzt bestimmen zu lassen und eventuell entsprechende Nahrungsergänzungsmittel zu nehmen. Ansonsten gilt: Sie müssen keine Angst vor der Sonne haben, wenn Sie Ihre Haut dreimal in der Woche so kurz bescheinen lassen, dass es nicht zum Sonnenbrand kommt. Je mehr freie Fläche die Sonne dabei erreicht, desto besser. Wenn Sie länger draußen sein wollen, sollten Sie eine Ihrem Hauttyp entsprechende Sonnencreme benutzen und sich mit Kleidung und Sonnenbrille schützen. Da das Gesicht meist ohnehin viel Sonne abbekommt (und deshalb älter aussieht), sollten Sie bei Gelegenheit lieber mal den Bauch oder die Beine zum Vitamin-D-Tanken in die Sonne halten.

EINGRIFFE FÜR DIE SCHÖNHEIT: ZUM VERJÜNGEN ZUM ARZT

Straff ziehen, glätten, aufspritzen – wenn die Haut in die Jahre kommt, wünschen sich viele Menschen ästhetisch-medizinische Eingriffe. Die Behandlungsmöglichkeiten werden zwar immer besser, bleiben aber riskant. Deshalb rate ich zur Vorsicht.

Der deutsche Schriftsteller Theodor Fontane hat auf den Punkt gebracht, was viele Menschen in der zweiten Lebenshälfte dazu treibt, die Spuren des Lebens in Form von Falten, Flecken und anderen Alterserscheinungen vom Arzt beseitigen zu lassen: „Ästhetische Vorschriften existieren für mich nicht. Was auf mich wirkt, wirkt." In der Tat existieren keine Vorschriften für die ständig wachsende Beauty-Industrie. Jeder kann machen lassen, was ihm gefällt. Erfreulicherweise halten alle positiven Maßnahmen eines guten Lebensstils wie gesunde Ernährung, viel Bewegung und mentale Balance die Ausstrahlung jugendlich und frisch.

Mit dem Selbstbild übereinstimmen

Doch damit lässt sich nicht alles, was gutes Aussehen aus individueller Ansicht ausmacht, erhalten. Leider setzen die Zeichen der Hautalterung auch bei bester Pflege von innen und außen irgendwann ein. Vielfach stört es die Betreffenden nicht. Doch wenn das Gesicht im Spiegel nicht mit dem Selbstbild übereinstimmt, wird es problematisch. Das trifft zum Beispiel häufig bei der „Zornesfalte" (medizinisch: Glabella) zu. Sie tritt im Laufe der Jahre naturgemäß zwischen den Augenbrauen auf. Leider vermittelt sie einen strengen, grimmigen Gesichtsausdruck, auch wenn die Stimmung dem gar nicht entspricht.

Mundwinkel ziehen sich nach unten

Die sogenannten Marionettenfalten unter den Mundwinkeln entwickeln sich unter anderem durch Volumenverlust des Unterhautfettgewebes und durch allmählichen Rückgang des Gesichtsschädels. Dadurch ziehen sich die Mundwinkel immer weiter nach unten und vermitteln einen unfreundlichen Gesichtsausdruck. Kommen dann noch Rückmeldungen von Mitmenschen dazu („Warum guckst du mich so böse an?"), obwohl man gerade bester Laune ist, vermittelt das Äußere ein falsches Bild und die Betroffenen haben das Gefühl, dass ihr Gesicht nicht mehr richtig zu ihnen passt.

Selbstsicheres Auftreten macht zufrieden

Lange Zeit galt es als verpönt, zum Beauty-Arzt zu gehen und das Aussehen nach den eigenen Wünschen und Bedürfnissen verändern zu lassen. Auch heute noch bitten mich manche Patienten um heimliche Eingriffe, von denen weder der Partner noch die Familie etwas erfahren sollen. Mit einem „natural look", den ich ohnehin immer anstrebe, lässt sich das machen. Denn ich bin der Meinung, dass jeder, der sich selbst gefällt, im Privat- und Berufsleben zufriedener ist und selbstsicherer auftreten kann. Je nach Zielsetzung und Budget gibt es zahlreiche Eingriffsmöglichkeiten – das reicht von minimalinvasiven bis hin zu Operationen. Im Durchschnitt interessieren sich Frauen erstmalig mit Anfang 40 und Männer nur geringfügig später für medizinisch-ästhetische Behandlungen. Hier stelle ich Ihnen die sieben gängigsten Methoden vor:

1 Botox

Botulinumtoxin ist ein unter dem Sammelbegriff „Botox" bekanntes Nervengift, das die Erregungsübertragung von Nervenzellen hemmt. In der ästhetischen Medizin macht man sich diese Wirkung zunutze, indem die Muskeln damit blockiert werden und sich die Falten entspannen. Nach einer Statistik der Deutschen Gesellschaft für Ästhetisch-Plastische Chirurgie gehört diese Form der Faltenbehandlungen zu den häufigsten minimalinvasiven Eingriffen. Bei professioneller Behandlung hält die Wirkung drei bis zwölf Monate an. Irreversible

NUR MIT AUSBILDUNG

Wenn Sie sich für einen medizinisch-ästhetischen Eingriff entscheiden, sollten Sie unbedingt darauf achten, dass Sie sich von ausgebildeten, qualifizierten Ärzten behandeln lassen, die Sie vorher umfassend beraten und auf mögliche Komplikationen und Risiken hinweisen. Meiden Sie Anbieter ohne medizinischen Hintergrund oder Angebote wie „Botox to go" zu angeblichen Schnäppchenpreisen. Auch von sogenannten Botoxpartys ist abzuraten, da bei diesen Eingriffen eine individuelle Beratung nötig ist.

Komplikationen sind zwar unwahrscheinlich, jedoch nicht auszuschließen. Bei Überdosierung kann die gesamte Gesichtsmimik gestört werden, was die zwischenmenschliche Kommunikation sehr erschwert und unbedingt vermieden werden muss. An der Injektionsstelle kann es zu Schwellungen, Blutergüssen, Trockenheit oder Juckreiz kommen. Falsch dosiert oder unsachgemäß injiziert, sind Schäden durch Botox nicht ausgeschlossen. Ein Forscherteam der Universität Wisconsin stellte fest, dass es durch Botox zu „verzögertem Denken und Verstehen" kommen kann. Bei Nerven- oder Muskelerkrankungen sollte man ganz darauf verzichten. Eine Behandlung dauert 30 bis 60 Minuten. Die Kosten liegen zwischen 200 und 500 Euro.

2 Hyaluronsäure

Hyaluronsäure ist ein natürlicher Bestandteil im Körper. Sie ist am Aufbau der Haut beziehungsweise des Bindegewebes unter der Haut, an Knorpeln und an der Gelenkflüssigkeit beteiligt. Leider nimmt der natürliche Hyaluronsäuregehalt der Haut bereits mit Mitte 20 ab. Während Hyaluronsäure noch vor wenigen Jahren nur als Füllmaterial diente, macht man sich heute eine andere Fähigkeit zunutze: Die Säure stabilisiert die Kollagenfasern und speichert Wasser, um der Haut ihre Elastizität und Spannkraft zurückzugeben. Hyaluronsäure kommt unter anderem beim Auffüllen von Hautlinien, größeren Gewebsdefekten, zum Volumenaufbau der Wangen, zur Glättung der Nasolabialfalten und Tränenfurchen, zum Lippenaufbau, gegen „Raucherfältchen" um den Mund herum und gegen Mundwinkelfalten zum Einsatz. Sie kann aber auch genutzt werden, um die Nasenform, das Kinn oder die unteren Gesichtskonturen zu korrigieren. Während der Behandlung kann es zu kleinen Rötungen und Blutergüssen kommen. Sehr selten treten langfristige Komplikationen auf. Allerdings darf auch diese Behandlung nicht als harmlos eingestuft werden. Im schlimmsten Fall wird die Säure versehentlich in eine Arterie eingebracht, sodass Gewebe abstirbt. Auch Fälle von Erblindung bei der Behandlung um das Auge herum sind veröffentlicht worden. Eine Behandlung dauert zwischen 20 und 60 Minuten. Je nach Präparat liegt die Wirkungsdauer zwischen sechs und 18 Monaten. Entsprechend fallen auch die Kosten unterschiedlich hoch aus. Durchschnittlich liegen sie zwischen 100 und 800 Euro.

3 Eigenfett

Auch mit Fett lassen sich Falten, eingefallene Wangen oder Lippen behandeln und Volumen aufbauen. Dazu wird körpereigenes Fett – zum Beispiel aus dem Bauch, Gesäß oder Oberschenkel – entnommen, aufbereitet und wieder eingespritzt beziehungsweise bei größeren Mengen eingefroren. Denn manchmal muss die Behandlung nach vier Wochen wiederholt werden, um die Wirkung zu verbessern. Vorübergehende Schwellungen, Rötungen oder Blutergüsse gehören zu den Risiken. Selten kann es langfristig auch zu Gefühlsstörungen, Entzündungen, Hautknötchen oder Zystenbildungen kommen. Auch Wundinfektionen sind nicht ausgeschlossen. In der ersten Sitzung ist die Eigenfettbehandlung mit 1500 bis 4000 Euro recht teuer. Die folgenden Behandlungen liegen mit 100 bis 200 Euro deutlich darunter. Die Behandlung dauert ein bis zwei Stunden. Die Wirkung hält etwa zwei Jahre an.

4 Fadenlifting

Beim Fadenlifting werden speziell angefertigte Fäden über Führungsnadeln in die betäubte Haut eingesetzt, um abgesunkenes Gewebe wieder anzuheben. Gleichzeitig regt der Vorgang Kollagenfasern zum Wachstum an, was dazu führt, dass sich die Zellen regenerieren und die Hautstruktur verbessert. Hauptsächlich eignet sich das Fadenlifting zur Straffung von Falten und Knitterfältchen und zum Anheben hängender Mundwinkel und Augenbrauen. Je nach Fadenart ist die Wirkung der Behandlung sofort sichtbar; der gesamte Erfolg zeigt sich nach sechs bis acht Wochen. Die Fäden lösen sich etwa nach sechs Monaten auf. Der Effekt hält rund zwei Jahre an. Nebenwirkungen können vorübergehende Blutergüsse, Schwellungen, Infektionen oder Gefühlsstörungen sein. Vernarbungen sind seltene Langzeitkomplikationen. Die Dauer richtet sich nach dem Umfang der Behandlung und liegt zwischen 30 und 60 Minuten. Je nach Anzahl der verwendeten Fäden zahlen Sie zwischen 200 und 2000 Euro.

5 Vampirlifting

Vampirlifting klingt etwas gruselig, ist es aber nicht. Dabei handelt es sich um eine Eigenbluttherapie, bei der zunächst Blut entnommen, dann speziell aufbereitet und anschließend unter lokaler Betäubung in die gewünschten Stellen injiziert wird. Diese PRP-Therapie (PRP steht für Platelet Rich Plasma) sorgt dafür, dass sich Gewebe auf natürliche Weise regeneriert. Die Methode wird gerne zur Behandlung kleiner Gesichts- und Dekolletéfältchen, zum Glätten von Schwangerschaftsstreifen und Narben angewendet. Sie kommt aber auch zum Einsatz, um Haare zum Wachsen anzuregen oder Gelenkbeschwerden (zum Beispiel bei Arthrose) zu lindern. Eine einzelne Behandlung dauert etwa eine Stunde, führt aber selten zum Erfolg. Je nach Hautstruktur sind drei bis fünf Behandlungen im Abstand von vier Wochen empfehlenswert. Dabei und danach können vorübergehend Schwellungen, Rötungen und Blutergüsse auftreten. Infektionen sind sehr selten, allergische Reaktionen unwahrscheinlich, da mit körpereigenem Material gearbeitet wird. Je nach Alter ist das Ergebnis ein bis zwei Jahre lang sichtbar. Die Kosten liegen zwischen 400 und 800 Euro.

6 Medical Needling (Microneedling)

Diese Verjüngungsmethode hilft vor allem gegen Knitterfältchen, sonnengeschädigte Haut, (Akne-)Narben und Schwangerschaftsstreifen. Da sie schmerzhaft sein kann, wird mit lokaler Betäubung gearbeitet. Feine Nadeln, die mit einer kleinen Walze (Dermaroller) über die Haut gerollt werden, verursachen winzige Verletzungen, die den Organismus dazu anregen, sich zu erneuern, Wachstumshormone auszuschütten und Stammzellen zu aktivieren. Dabei werden Kollagen, Elastin und Hyaluronsäure produziert, was Falten reduziert und die Hautstruktur verbessert. Eine einzelne Behandlung (Dauer: etwa 30 bis 60 Minuten) reicht für einen sichtbaren Erfolg nicht aus; vier bis sechs im Abstand von zwei bis vier Wochen werden empfohlen. Die Verjüngung bleibt danach drei Monate sichtbar. Am Anfang kann es zu vorübergehenden Rötungen und Schwellungen kommen, die in der Regel spätestens am dritten Tag abklingen. Anschließend muss man mindestens vier Wochen die Sonne meiden oder sollte nur mit hohem Lichtschutzfaktor nach draußen gehen. Der Preis beträgt 100 bis 200 Euro pro Behandlung. Microneedling kann mit sogenanntem Plasma-Needling (PRP) erweitert werden.

7 Mesotherapie

Bei der Mesotherapie werden individuell zusammengestellte Wirkstoffe mit feinen kurzen Nadeln direkt in die mittlere Schicht der Haut (griechisch: meso) injiziert. Dabei handelt es sich um ein Nährstoffpotpourri aus homöopathischen Wirkstoffkombinationen, Mineralstoffen, Aminosäuren, Vitaminen, Hyaluronsäure und herkömmlichen Medikamenten. Darüber hinaus kombiniert diese Anti-Aging-Methode die Grundlagen der Akupunktur, der Neuraltherapie, der Arzneitherapie und der Reflexzonenbehandlung. Die Nadeln stimulieren das Gewebe und verbessern damit die Durchblutung und die Versorgung mit Nährstoffen. Der natürliche Regenerationsprozess wird angeregt, die Haut verjüngt sich. Besonders geeignet ist die Mesotherapie gegen Falten, sonnen- und altersbedingte Hautveränderungen, Pigmentflecken, Narben, Dehnungsstreifen und schlecht heilende Wunden. Eine Behandlung dauert 30 bis 90 Minuten; vier werden im Abstand von jeweils zwei Wochen empfohlen. Erfolge zeigen sich bereits nach wenigen Behandlungen, sie werden mit weiteren verstärkt. Wiederholt man die Therapie alle zwei bis drei Monate, bleibt die Haut feiner und straffer. Die Behandlung kostet um 150 Euro.

DAS SOLLTEN SIE WISSEN

Ob es um minimalinvasive Behandlungen oder Schönheitsoperationen geht: Befassen Sie sich gründlich mit diesem Thema, bevor Sie sich für einen Eingriff entscheiden. Auch wenn die meisten Maßnahmen, die von medizinisch fundiert ausgebildetem Personal vorgenommen werden, gut verlaufen, sind Operationen und Behandlungen ohne medizinische Notwendigkeit immer ein Risiko. Das reicht von der Narkose über Gefäßverletzungen bis zur Thrombosegefahr.

KREBS:
WENN ZELLEN BÖSARTIG WERDEN

Krebs ist eine Alterserkrankung, die mit dem demografischen Wandel weiter zunehmen wird. Auch wenn die tückische Krankheit nach wie vor unbesiegbar ist, hat sich einiges verändert. Dank verbesserter Vorsorge und moderner Therapien leben die Betroffenen länger.

Je älter wir werden, desto größer ist das Risiko, an Krebs zu erkranken. Bei den unter 65-Jährigen trifft die Diagnose nur 200 von 100 000 Menschen. Im höheren Alter verzehnfacht sich die Häufigkeit der Krebserkrankungen. Besonders oft kommt es zu Tumoren in Magen, Darm, Prostata, Brust, Lunge, Bauchspeicheldrüse und Blase. Im Durchschnitt trifft es Männer mit 66 und Frauen mit 67 Jahren. Beruhigend zu wissen: Wenn sie früh genug erkannt werden, haben viele Krebsarten heute gute Heilungschancen.

Das Risiko steigt mit dem Alter

Die tückische Krankheit entwickelt sich, wenn körpereigene Zellen bösartig werden und gesundes Gewebe zerstören. Das passiert, weil bestimmte Gene sich verändern und der Körper sie nicht mehr reparieren kann. Es bilden sich Krebszellen, die sich selbst teilen und dabei nicht aufzuhalten sind. Sie können in benachbartes Gewebe eindringen, sich ausbreiten und an anderen Stellen Tochtergeschwülste bilden. Diese sogenannten Metastasen machen einen bösartigen Tumor zur lebensbedrohlichen Gefahr. Neben Umwelteinflüssen, dem Lebensstil und krebsauslösenden Krankheitserregern spielt auch die Zeit bei diesem Prozess eine wichtige Rolle. Mit den Jahren sammeln sich auch in gesunden Körpern über den Zellstoffwechsel Stoffe an, die das Erbmaterial beschädigen. Je älter wir werden, desto mehr Faktoren kommen zusammen. Deshalb steigt das Krebsrisiko im Laufe des Lebens.

Erhöhte Lebenserwartung

Seit den Siebzigerjahren haben sich die Überlebensraten immer weiter verbessert. Obwohl die Anzahl der Krebserkrankungen steigt, weil wir immer älter werden, bleibt die Zahl der krebsbedingten Todesfälle seit 30 Jahren konstant. Das geht vor allem auf die Erfolge bei der Früherkennung und der Krebsbekämpfung mit innovativen Medikamenten zurück. Die Behandlung ist zudem schonender und besser verträglich geworden. In Krankenhäusern arbeiten die einzelnen Abteilungen heute interdisziplinär zusammen, was die Versorgung der Patienten ebenfalls verbessert. Immer mehr Betroffene leben mit Krebs wie mit einer chronischen Krankheit, die zwar immer wieder ausbrechen kann, aber auch mit langen beschwerdefreien Phasen einhergeht. Therapien werden heute zunehmend individualisiert. Die Wissenschaft rechnet damit, dass Genveränderungen in absehbarer Zeit erkennbar sind und die körpereigene Abwehr mobilisiert werden kann, indem Immunzellen entnommen, im Labor verändert und den Erkrankten zurückgegeben werden können.

Zufall und Vererbung

Auch wenn Krebs in vielen Fällen noch immer unheilbar ist, gehen die Bemühungen heute dahin, die Prävention zu verbessern, denn darin liegen große Chancen. Unbestritten ist, dass ein schlechter Lebensstil das Krebsrisiko erhöht. Dabei gehören ungesunde Ernährung, Übergewicht, Alkohol, Rauchen, Sonne, Stress und Umwelteinflüsse zu den größten Risikofaktoren. Die Statistik sagt jedoch nichts über jedes individuelle Risiko. Die Erkrankung kann auch einfach Zufall sein. Niemand ist davor sicher, auch wenn er noch so gesund lebt. Im Umkehrschluss gilt also auch nicht, dass schlechte Lebensgewohnheiten automatisch zu Krebs führen. Genetische Faktoren spielen ebenfalls eine Rolle. Die Erkrankung selbst ist zwar nicht vererbbar, doch das Risiko ist bei Menschen erhöht, deren Eltern Krebs haben oder hatten. Zellveränderungen können von Eltern auf Kinder übertragen werden. Bei etwa fünf bis zehn Prozent der Krebs-Patienten lassen sich Veränderungen in der Erbsubstanz nachweisen, die das Risiko erhöhen.

FRÜHERKENNUNG FÜR MÄNNER UND FRAUEN

Bei einigen Krebsarten spielt die Früherkennung eine entscheidende Rolle. Denn je eher die Krankheit erkannt wird, desto größer sind die Heilungschancen. Die wichtigsten Untersuchungen beim Arzt zahlen die Krankenkassen. Sie können aber auch selbst dazu beitragen, dass eine mögliche Krebserkrankung zeitig erkannt wird.

Für Frauen:

» Ab 20 Jahren: Einmal im Jahr einen Krebsabstrich zur Früherkennung von Gebärmutterhalskrebs und eine Tastuntersuchung der Brust durch den Arzt. Jede Frau sollte ihre Brust zusätzlich regelmäßig selbst abtasten.

» Zwischen 50 und 69 Jahren werden Frauen zusätzlich zu den bisher genannten Untersuchungen alle zwei Jahre zum Mammografie-Screening eingeladen.

Für Männer

» Ab 20 Jahren: Männer sollten ihre Hoden regelmäßig selbst abtasten, um Veränderungen zeitig zu erkennen.

» Ab 45 Jahren steht ihnen eine jährliche Untersuchung der Prostata und der äußeren Geschlechtsorgane zu. Dazu gehören die Anamnese, das Abtasten der Geschlechtsorgane und eine Tastuntersuchung der Prostata.

Für Männer und Frauen

» Ab 35 Jahren: Die Krankenkassen zahlen Männer und Frauen alle zwei Jahre ein Hautkrebsscreening, bei dem gezielt nach Hautveränderungen gesucht wird.

» Zwischen 50 und 54 Jahren: In diesem Alter sollten beide Geschlechter einen Test auf verborgenes Blut im Stuhl machen lassen. Ab 55 Jahren wird eine Darmspiegelung empfohlen, um einen möglichen Darmkrebs früh zu entdecken. Diese Untersuchung sollte nach zehn Jahren wiederholt werden.

OSTEOPOROSE:
WENN DIE KNOCHEN ABBAUEN

Mit dem Alter verlieren die Knochen ihre Festigkeit und brechen leichter. Das lässt sich auf verschiedenen Wegen aufhalten. Eine kalziumreiche Ernährung spielt ebenso eine Rolle wie angemessene Bewegung.

Im deutschen Sprachraum wird Osteoporose mit „Knochenschwund" übersetzt. Mir gefällt diese Übersetzung nicht, da das Wort „Knochenschwund" so klingt, als würden sich die Knochen einfach auflösen und niemand könnte etwas dagegen tun. Ganz so ist es zum Glück nicht. Gegen Osteoporose lässt sich durchaus vorbeugen und nachsorgen. Die Weltgesundheitsorganisation (WHO) hat Osteoporose in die Liste der zehn häufigsten Erkrankungen weltweit aufgenommen. Frauen sind deutlich früher davon betroffen als Männer, da die Knochen nicht mehr so dicht sind, wenn die Östrogenproduktion in den Wechseljahren nachlässt.

Gleichgewicht zwischen Auf- und Abbau

Die Knochen in unserem Körper bauen sich ständig um. Wir merken allerdings erst einmal nichts davon, da dies sehr langsam geschieht. Unter dem Einfluss von Hormonen (auch Vitamin D), körperlicher Aktivität und einigem mehr findet ein ständiger Auf- und Abbau der Knochensubstanz statt. Normalerweise produzieren die sogenannten Osteoblasten etwa gleich viel Knochensubstanz, wie die Osteoklasten Knochensubstanz wieder abbauen. So befindet sich der Knochenstoffwechsel weitgehend im Gleichgewicht. Das kann allerdings durch verschiedene Faktoren gestört werden. Ein Kriterium ist das Alter.

Diagnose mit bildgebenden Verfahren

Ungefähr ab dem 35. Lebensjahr wird mehr Knochensubstanz ab- als aufgebaut. Laut Robert-Koch-Institut haben mit 60 Jahren etwa 13 Prozent der Frauen und drei Prozent der Männer Osteoporose. Solange keine Knochenbrüche aufgetreten sind, ist die Osteoporose ein Risikofaktor dafür. Typisch sind zum Beispiel ein Wirbelkörpereinbruch oder Oberschenkelhals-, Handgelenks- und Oberarmkopfbrüche.

Krankheiten, Medikamente, Lebensstil

Wichtigster Faktor in der Diagnostik ist die Vorgeschichte (Anamnese) eines Patienten:

» Wie ernährt er sich? Treibt er Sport? Bewegt er sich im Alltag?
» Gibt es Vorerkrankungen, wie zum Beispiel Diabetes, Schilddrüsenerkrankungen, Hormonstörungen, Nieren- oder Lebererkrankungen?
» Welche Medikamente nimmt er? Hier spielen vor allem kortisonhaltige Medikamente und Vitamin-K-Antagonisten (zum Beispiel Phenprocoumon) eine Rolle.
» Wie ist der Lebensstil? Wie viel Koffein konsumiert der Patient? Raucht er? Wie viel Alkohol trinkt er?

Diese Fragen sind nicht nur für die Diagnose wichtig. Sie zeigen auch, wo wir Ärzte ansetzen können, um Osteoporose möglichst früh zu erkennen beziehungsweise zu verhindern. Natürlich spielt auch die genetische Disposition eine Rolle. Wenn bei den Eltern Osteoporose aufgetreten ist, sollten die Kinder früh vorbeugen.

Patientengeschichte

Wie Softdrinks schon in jungen Jahren zu Osteoporose führen

Eine Abiturientin stellte sich mit einem Unterarmbruch bei mir vor. Der Bruch sah schlimm aus. Er war nicht bei einem Sturz oder Unfall entstanden, sondern die 19-Jährige war nur mit dem Arm gegen eine Tischkante geprallt. Anfangs tat es kaum weh. Wie konnte so ein harmloser Vorfall zu so einer schweren Verletzung führen? Alle Beteiligten waren in großer Sorge. Steckte möglicherweise Krebs dahinter? Nachdem der Bruch versorgt war, untersuchte ich die junge Frau umfassend. Tatsächlich hatte sie Osteoporose. Die Knochendichte entsprach der einer 70-Jährigen. Die junge Frau war sportlich, ernährte sich ausgewogen, nahm keine Medikamente und hatte kein familiäres Risiko. Ich fragte weiter nach, bis schließlich herauskam, dass sie seit Beginn der Oberstufe jeden Tag 2 ½ Liter Cola trank. Dies hatte zur Folge, dass die Knochendichte in kurzer Zeit extrem abgenommen hatte.

Meine Erfahrung:
Zucker bindet die Kalziumaufnahme aus dem Darm, was langfristig der Knochenstruktur schadet. Koffein sorgt dafür, dass mehr Kalzium ausgeschieden wird. Kein Wunder, dass Colagetränke gleich doppelten Schaden anrichten. Dazu kommen noch weitere Gründe, auf Softdrinks zu verzichten. Sie enthalten – ebenso wie Fleisch- und Wurstwaren, Fast Food und Fertiggerichte – Phosphat. Das muss im Gleichgewicht mit Kalzium stehen. Wird der Phosphatanteil aber direkt oder indirekt erhöht (wie in diesem Fall durch die große Colamenge), wird das Kalzium aus dem Knochen gelöst und der Knochen schwindet. Auch Alkohol schadet auf mehreren Wegen der Knochenstruktur. Zum einen schädigt er die Knochenzellen direkt. Zum anderen verstärkt er die Kalziumausscheidung, da er das Hormon Adiuretin hemmt und die Vitamin-D-Synthese über die Leber blockiert, weshalb weniger Kalzium aus dem Darm resorbiert wird.

Grünes Blattgemüse und Milchprodukte
Vorbeugend gegen Osteoporose wirkt insbesondere eine ausgewogene Ernährung, die viele kalziumreiche Lebensmittel enthalten sollte. Dazu gehören grünes Gemüse wie Brokkoli, Grünkohl, Rosenkohl und Blattsalate sowie auch Milchprodukte und Nüsse. Ein Vitamin-D-Mangel wird oft mit einer kombinierten Vitamin-D-Kalzium-Supplementierung behandelt. Wer auf gesunde Weise genug Sonne tankt, kann das aber meist vermeiden (siehe Seite 161).

Bewegung soll Stürze verhindern
Welch positive Wirkungen Sport für das Herz-Kreislauf-System, die Muskulatur, den Stoffwechsel und die Psyche hat, ist unumstritten. Bei der Osteoporose kommen noch weitere Ziele dazu. Bewegung soll die Knochenstruktur und -festigkeit erhalten, den Gleichgewichtssinn verbessern und Stürze verhindern. Werden verschiedene Bewegungsabläufe kombiniert, kann die Knochenmasse tatsächlich durch Bewegung zunehmen. Als besonders wirksam hat sich dafür das sogenannte Impact Training erwiesen. Dabei handelt es sich um ein Krafttraining mit Stößen und Sprüngen, die einen solchen Reiz auf die Knochen ausüben, dass der Osteoporoseprozess blockiert wird. Auch Walken und Joggen sind wirksam.

VORSICHT, SUCHT:
GEFÄHRLICHE ALTMACHER

Ob Alkohol, Tabak oder Medikamente – moderne Suchtmittel kommen erst einmal harmlos daher, sind aber höchst gefährlich und beschleunigen den Alterungsprozess, wenn man nicht mehr davon loskommt.

Es beginnt meist harmlos: Ein Bier am Abend entspannt. Die Zigarette in der kurzen Pause hilft gegen Stress und regt nach dem Essen die Verdauung an. Wenn Kopfschmerzen am Computer nerven, hilft ein Medikament. Stellt sich der ersehnte Schlaf nicht von allein ein, kommt eine Tablette zum Einsatz. Schlägt uns Druck auf den Magen, hilft Medizin schneller, als erst einmal zur Ruhe zu kommen. So weit, so gut. Doch leider bleibt das viel zu oft nicht die Glück bringende Ausnahme, sondern es wird zur gefährlichen Routine, ohne dass wir es merken. Denn sobald sich ein System bewährt hat (was sich in Form von positiven Gefühlen bemerkbar macht), wiederholen wir es am nächsten, übernächsten und überübernächsten Tag. Bis es von der Ausnahme zur Regel geworden ist.

Vom Genuss zur Suchtkrankheit

Wir gewöhnen uns daran, dass man Probleme und Konflikte einfach mit Alkohol betäuben kann. Dass wir uns rundum wohler fühlen, wenn wir ein Schmerzmittel einnehmen, ist nicht zu leugnen. Also greifen wir zu. Die typischen Alltagsdrogen sind leicht zu bekommen. Wir können Zigaretten und Alkohol im Supermarkt kaufen; Medikamente gibt es rezeptfrei in der Apotheke. So entstehen Abhängigkeiten, die am Anfang noch relativ leicht zu bekämpfen sind, indem man sich das eigene Verhalten klarmacht und ihm Einhalt gebietet. Wenn das

Verlangen aber so stark ist, dass es unmöglich wird, ohne „Drogen" auszukommen, ist eine Suchtkrankheit entstanden, die nicht nur der Gesundheit schadet, sondern uns auch schneller altern lässt. Was bedeutet das für unseren Körper?

Warum Raucher früher sterben

Beginnen wir mit dem Zigarettenkonsum. Ob Pfeife, Zigarillo, Zigarre oder Zigarette – beim Rauchen ziehen wir Schadstoffe in die Lunge, die davon regelrecht vergiftet wird. Im gleichen Zug werden andere Organe nicht mehr ausreichend mit Sauerstoff versorgt. Vor allem das im Tabak enthaltene Nikotin macht abhängig. Es lässt den Blutdruck steigen, führt zur Ausschüttung von Adrenalin, Dopamin und Serotonin (deshalb macht es kurzfristig wach, fit und zufrieden) und verringert den Appetit (was der Grund dafür ist, dass viele sagen: „Wenn ich nicht rauche, werde ich dick."). Wer viel raucht, sieht in der Regel älter aus, als er ist. Denn die Haut wird dadurch schlechter durchblutet, bildet früher Falten und lässt das Gesicht blass und fahl aussehen. Weltweit stirbt etwa jeder Zehnte an den Folgen des Rauchens; von den Rauchern trifft es jeden Zweiten vorzeitig. Damit ist Tabak das größte vermeidbare Todesrisiko. In Deutschland ist die Raucherrate seit 1990 zwar zurückgegangen, doch etwa 20 Prozent der Frauen und 25 Prozent der Männer rauchen immer noch.

Gesellschaftsdroge Alkohol

Für viele Menschen gehört Alkohol zum Alltag. Kein Fest, keine Familienfeier und kein feierliches Essen ohne die „Gesellschaftsdroge". Unter dem Einfluss von Alkohol werden wir erst einmal entspannt. Wird weiter getrunken, lässt das Reaktionsvermögen nach; manche verlieren auch komplett die Kontrolle. Ein Alkoholrausch kann tödlich enden. Bei älteren Menschen fällt Alkoholmissbrauch seltener auf, weil sich die meisten mit ihren Problemen zurückziehen. Da die Verträglichkeit mit dem Alter abnimmt, kommt es aber schneller zu schlimmen Folgen. Der Wasseranteil im Körper sinkt. Deshalb verteilt sich die Alkoholmenge auf weniger Flüssigkeit und der Pegel steigt schneller als früher. Die Leber braucht länger für den Abbau, die Nerven werden eher geschädigt. Die Abbauprodukte von Alkohol sind Gift für die Zellen. Kommen Krankheiten und Medikamente dazu, wirkt Alkohol noch früher gesundheitsschädigend und ist ein echter Altersbeschleuniger. Die Lebenserwartung sinkt um mehr als 20 Jahre. Wichtig zu wissen: Alkoholsucht ist eine Erkrankung und keine Charakterschwäche. Gehen Sie damit zum Arzt oder zu einer Beratungsstelle.

Medikamente: die Sucht des Alters

Weniger bekannt ist die zerstörende Wirkung von Medikamenten. Der Missbrauch von Pillen und Co. ist als „diskrete Sucht des Alters" unter Senioren sehr viel verbreiteter als unter Jüngeren. Insbesondere wenn es um Schlaf- und Beruhigungsmittel geht, greifen vor allem Frauen (etwa 70 Prozent der Medikamentenabhängigen sind weiblich) in der zweiten Lebenshälfte so häufig zu, dass sie von den Arzneimitteln nicht mehr loskommen, ohne dass es ihnen bewusst ist. Denn so manche Medizin macht schon nach kurzer Anwendungszeit süchtig. Oft beginnt die „Sucht auf Rezept" mit einem harmlosen „Ich nehme das nur hin und wieder. Der Arzt hat es

mir ja verschrieben". Doch das Tückische bei Süchten ist, dass die Dosis gesteigert werden muss, damit das Suchtmittel über einen längeren Zeitraum wirkt. Das ist bei Schmerzmitteln nicht anders. Kurzfristig und richtig dosiert sind sie ein Segen, langfristig zerstören sie den Körper. Sie schädigen Organe, beeinträchtigen die Psyche und lassen uns schneller altern. Gegen Ängste, Stress und Schlaflosigkeit wirken Verhaltenstherapien oder Entspannungsübungen sehr viel besser – und ohne Nebenwirkungen. Verwenden Sie frei verkäufliche Schmerzmittel daher nicht länger als drei Tage und nicht mehr als zehnmal im Monat. Halten Beschwerden trotzdem an, fragen Sie Ihren Arzt um Rat. Eine Medikamentenabhängigkeit kann meist nur in Spezialkliniken geheilt werden.

WANN BEGINNT ALKOHOLABHÄNGIGKEIT?

Zwischen einem gelegentlichen Feierabendbier und Alkoholsucht besteht ein großer Unterschied. Diese Anzeichen sind typisch:

» Sie spüren ein zwanghaftes Verlangen nach Alkohol.
» Sie wissen nicht mehr, wie viel Sie wann getrunken haben.
» Ohne Alkohol im Körper kommt es zu Entzugserscheinungen.
» Um diese Symptome zu lindern, trinken Sie noch mehr.
» Trotz negativer psychischer und physischer Folgen trinken Sie weiter.
» Sie haben das Gefühl, abends ohne Alkohol nicht einschlafen zu können.

IN FÜNF SCHRITTEN MIT DEM RAUCHEN AUFHÖREN

Wer lange Raucher war, greift meist immer in den gleichen Situationen zur Zigarette. Aber so, wie es zur Gewohnheit geworden ist, kann man sich das Qualmen auch wieder abgewöhnen. Um den „Herbst des Lebens" als Nichtraucher zu genießen, gehen Sie am besten in fünf Schritten vor.

1 Machen Sie sich einen Plan

Die einen entscheiden sich hart, aber standhaft für die Lösung „Das war's" und fassen nach der definitiv letzten Zigarette keinen Glimmstängel mehr an. Sie werden nach der sogenannten Schlusspunkt-Methode zum Nichtraucher. Die anderen reduzieren die Zahl der Zigaretten in kleinen Schritten, um langsam mit dem Rauchen aufzuhören (Reduktions-Methode). Leider gibt es für keine der beiden Lösungen eine Erfolgsgarantie. Suchtexperten empfehlen meist den radikalen Weg, da man bei der kontrollierten Reduzierung länger abhängig bleibt. Das muss aber nicht unbedingt auch auf Sie zutreffen. Überlegen Sie, was besser zu Ihnen passt, und legen Sie einen Weg fest.

2 Motivieren Sie sich

Wenn der Entschluss gefasst ist, sollten Sie ihn innerhalb der nächsten sieben Tage umsetzen. Bereiten Sie sich mental auf Situationen vor, in denen Ihr Verlangen nach Tabak sehr stark sein wird. Was motiviert Sie, dann standhaft zu bleiben? Was spricht dafür, dass Sie es jetzt schaffen werden? Was ist heute anders als vielleicht bei früheren Versuchen? Welche Perspektiven beflügeln Sie? Nehmen Sie eventuell den Fragebogen auf Seite 96/97 zu Hilfe. Machen Sie sich

HILFREICHE UNTERSTÜTZUNG

Auch wenn der Wille noch so stark ist, klappt das Durchhalten auf dem Weg vom Raucher zum Nichtraucher manchmal einfach nicht. Wer trotz guter Vorsätze immer wieder scheitert, weil die Entzugserscheinungen zu stark sind, kann gegebenenfalls erst einmal auf Nikotinpräparate wie Kaugummi, Pflaster oder Lutschtabletten umsteigen. Was zu wem passt, hängt von der Art der Entzugserscheinungen ab. Lassen Sie sich dazu von Ihrem Arzt beraten. Auch Akupunktur, Hypnose oder eine Verhaltenstherapie gegen die Rückfallgefahr unterstützen das Abgewöhnen. Ebenfalls hilfreich, wenn Sie es nicht allein schaffen: Suchen Sie sich professionelle Beratung. Es gibt spezielle Raucherentwöhnungskurse, die fünf bis zehn Stunden dauern und von Krankenkassen bezuschusst werden. Fragen Sie bei Ihrer Kasse nach. Auch Ratgeberbücher, Foren oder Onlinekurse sind einen Versuch wert.

in schweren Momenten (wenn Sie zum Beispiel unter Entzugserscheinungen leiden) klar, warum Sie genau in dieser Phase nicht wieder rauchen wollen. Rufen Sie sich die Bilder der besten Zukunftsversion Ihrer selbst vor Augen.

③ Analysieren Sie Ihre Gewohnheiten

Wann greifen Sie zur Zigarette? Liegt es am Stress? Rauchen Sie gegen Langeweile? Belohnen Sie sich oft mit Tabak? Wenn Sie nicht ohne Weiteres darauf kommen, warum Sie rauchen, schreiben Sie einen Tag lang auf, wann Sie rauchen und welche anderen Gewohnheiten (zum Beispiel Kaffee trinken, nach draußen gehen oder das Smartphone checken) Sie mit dem Rauchen verbinden. Das zeigt, wie stark das Rauchen zur Gewohnheit geworden ist. Aber: Das Gute an Gewohnheiten ist, dass man sie sich genauso wieder abgewöhnen kann, wie man sie sich angewöhnt hat.

④ Suchen Sie Alternativen

Wenn Sie die Ursachen, die Motive und die Gewohnheiten erkannt haben, überlegen Sie, auf welchem Weg Sie das gewünschte Ziel anderweitig erreichen können. Was hilft Ihnen beim Stressabbau? Gewöhnen Sie sich zum Beispiel an, eine Runde nach draußen zu gehen, wenn die Emotionen hochkochen. Sie rauchen, wenn Sie müde werden? Dann verbringen Sie Ihre Pausen mit lesen, ohne zu rauchen. Sie greifen aus Gewohnheit zum Tabak? Beenden Sie das Mittagessen mit einem Espresso statt mit einer Zigarette. Lenken Sie sich ab, indem Sie sich zum Beispiel ein lustiges Videofilmchen ansehen, wenn Sie zum Glimmstängel greifen wollen, weil Ihr Job Sie gerade langweilt.

⑤ Belohnen Sie sich

Legen Sie eine Liste mit Dingen an, die Sie gerne tun (außer rauchen), sich aber nur selten gönnen. Ob ins Kino gehen, ein Essen beim Italiener, frische Blumen oder ein neues Parfum: Schreiben Sie auf, was Ihnen gefällt. Dann setzen Sie sich Etappenziele (zum Beispiel eine Woche lang nicht geraucht) und gönnen sich im Erfolgsfall etwas von dieser Liste. Legen Sie das Geld, das Sie sonst in Zigaretten investiert hätten, dafür zur Seite.

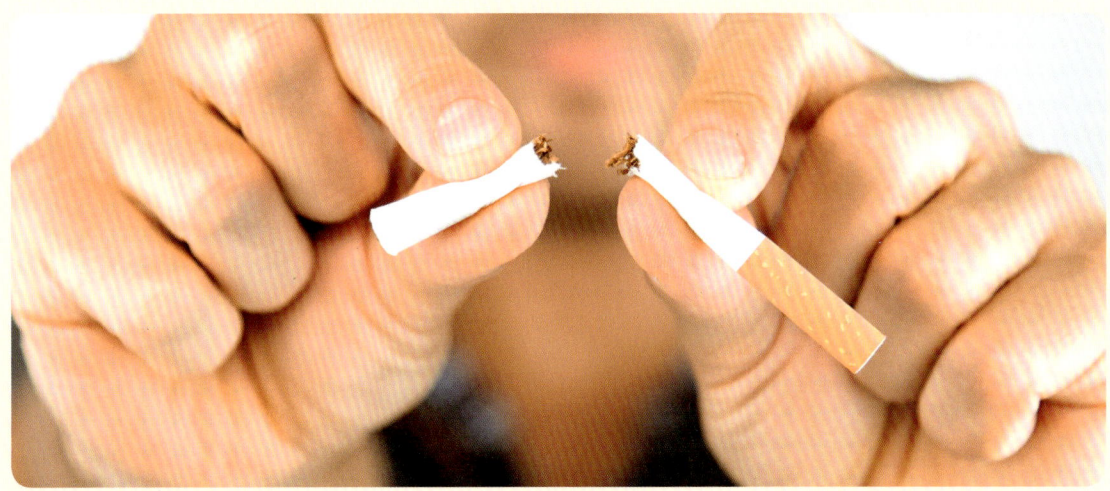

ÜBERGEWICHT:
DIE ZUNEHMENDE GEFAHR

Starkes Übergewicht ist ein gesundheitliches Risiko. Das gilt für alle Generationen. Menschen über 40 trifft es aber häufiger, weil es mit dem Alter immer schwieriger wird, das Gewicht zu halten oder abzunehmen.

Mehr als die Hälfte der Deutschen sind übergewichtig, wie das statistische Bundesamt ermittelte. Bei den Männern sind es 62 Prozent; bei den Frauen bringen 43 Prozent zu viel auf die Waage. Mit dem Alter wird es nicht besser. Im Gegenteil: Bei den Männern, die 55 oder älter sind, tragen mehr als 70 Prozent zu viele Pfunde mit sich herum. Bei den Frauen steigt der Anteil der Übergewichtigen in diesem Alter auf mehr als 50 Prozent. Es gab noch nie so viele dicke Menschen wie heute. Dazu kommt noch ein anderer Trend: Wer ohnehin schon übergewichtig ist, wird weiterhin dicker. Seit 1999 ist der Anteil der adipösen Männer um 40 Prozent gestiegen, der der Frauen um 24,2 Prozent.

Vielfältige Gründe und Folgen
Die Gründe dafür sind zwar vielfältig, aber doch einfach: Die meisten essen zu viel und bewegen sich dabei zu wenig. Wir leben in einer Überflussgesellschaft, in der billige, leckere und fetthaltige Lebensmittel überall verfügbar sind. Der Bedarf an schnellen Mahlzeiten in Form von Fast Food nimmt ständig zu. Geschmacksverstärker verführen zum Immer-mehr-Essen. Versteckter Zucker in Fertiggerichten und Softdrinks liefert unnötige Kalorien, während Vitamine und Spurenelemente fehlen. Wir verbringen unseren Alltag überwiegend im Sitzen und können uns nur schwer zum Sport aufraffen. Die Folgen sind verhängnisvoll. Denn Übergewicht kann zu

Diabetes Typ 2, Fettleber, Herz-Kreislauf-Erkrankungen (Bluthochdruck, Arteriosklerose, koronare Herzkrankheiten, Thrombosen), Gelenkerkrankungen (Bandscheibenschäden, Arthrose), Gicht, Krebs und Depressionen führen. Schwer adipöse Menschen sterben im Durchschnitt zehn Jahre früher als Normalgewichtige. Ab Mitte 40 wird es zunehmend schwieriger, das Gewicht zu halten oder überflüssige Pfunde abzubauen. Der Stoffwechsel verlangsamt sich mit den Jahren. Die Muskelmasse nimmt ab, während der Fettanteil steigt.

Abnehmen mit Expertenhilfe
Was hilft? Wie eine gesunde, schlank und fit machende Anti-Aging-Ernährung funktioniert, haben ich Ihnen im Ernährungskapitel ab Seite 36 bereits erklärt. Wenn Sie unter Übergewicht leiden, geht es nun um die Frage der Motivation. Dabei hat sich ein Ernährungstagebuch bewährt. Schreiben Sie ein paar Tage lang auf, was Sie wann essen. Überlegen Sie dann, worauf Sie verzichten könnten. Gehen Sie schrittweise vor – verlangen Sie nicht zu viel, aber auch nicht zu wenig von sich. Belohnen Sie sich, wenn es Ihnen gelingt, schlechte Gewohnheiten abzulegen. Wenn Sie allein nicht zurechtkommen, nehmen Sie die Hilfe eines Ernährungsexperten in Anspruch. Adressen gibt es zum Beispiel bei der Deutschen Gesellschaft für Ernährung (www.dge.de).

ZU DICK? BERECHNEN SIE MIT DEM BMI IHR GEWICHT

Liegt mein Gewicht noch im normalen Bereich oder habe ich schon Übergewicht? Der Body-Mass-Index (BMI) gibt Orientierung, ist aber nicht alles. Mit dem Älterwerden verschieben sich die Werte.

Die Weltgesundheitsorganisation (WHO) berechnet den BMI nach folgender Formel: Nehmen Sie Ihr Körpergewicht in Kilo und Ihre Körpergröße in Metern zum Quadrat. Nun teilen Sie die erste Zahl durch die zweite. Ein Beispiel: Ein Mann wiegt 80 Kilo bei einer Größe von 1,85 Meter. Er rechnet: BMI = 80 / (1,85 x 1,85) = 23,37. Anhand des Ergebnisses können Sie erkennen, wo Sie liegen:

> Von Untergewicht spricht man, wenn der BMI weniger als 18,5 beträgt.
> Das Normalgewicht liegt im Bereich von 18,5 bis 24,9.
> Zu Übergewicht kommt es bei einem BMI von 25 bis 29,9.
> Adipositas Grad 1 gilt als starkes Übergewicht, das im Bereich 30 bis 34,9 liegt.
> Adipositas Grad 2 besteht bei einem BMI zwischen 35 und 39,9.
> Steigt der Wert auf 40 oder darüber, ist die Kategorie Adipositas Grad 3 erreicht.

Den BMI mal eben im Kopf zu errechnen, ist nicht einfach. Im Internet finden Sie unter dem Stichwort „BMI-Rechner" viele Angebote, die das für Sie übernehmen, wenn Sie Ihre Größe und Ihr Gewicht eingeben. Doch diese Zahlen sind nicht alles. Die BMI-Werte können auch in die Irre führen, da einige Gesichtspunkte außen vor bleiben. Dazu gehören das Geschlecht, das

Alter, die Muskelmasse und die Verteilung des Körperfetts. Wer eine starke Muskulatur hat, rutscht leicht in den Bereich des Übergewichts, obwohl er gesund und sehr sportlich sein kann.

Ideal-BMI steigt mit dem Alter

Das amerikanische National Research Council (NRC) berücksichtigt in einer ähnlichen Einteilung bei der Beurteilung des BMI auch das Alter, nachdem Studien gezeigt hatten, dass Menschen, deren BMI mit dem Alter größer wurde, im Durchschnitt länger leben. Demnach darf ein gesunder BMI im Bereich des Normalgewichts im Laufe des Lebens steigen. Der ideale BMI liegt dann ...

... zwischen 45 und 54 Jahren bei 22 bis 27.
... zwischen 55 und 65 Jahren bei 23 bis 28.
... über 65 bei 24 bis 29.

Wer sich nicht auf den BMI verlassen möchte, kommt mit einem einfachen Maßband ebenfalls zu brauchbaren Aussagen, indem er den Taillenumfang ins Verhältnis zur Körpergröße setzt. Die Rechnung: Teilen Sie Ihren Taillenumfang durch Ihre Körpergröße (beides in Zentimetern). Das Ergebnis sollte bei Älteren über 0,6 liegen. Ganz ohne rechnen geht's, wenn Sie nur den Taillenumfang betrachten: Bei Männern sollte er nicht größer als 102 Zentimeter sein, bei Frauen nicht über 88 Zentimeter.

DAS BIOLOGISCHE ALTER: WIE ALT SIND SIE WIRKLICH?

Das Geburtsdatum bestimmt unser biografisches Alter. Das biologische Alter hingegen kann davon abweichen, denn es hängt vom Lebensstil und von der Gesundheit ab. Mit diesem Test können Sie ermitteln, wie alt Sie tatsächlich sind.

1. Wie oft essen Sie Obst und Gemüse?

Mindestens einmal täglich	-3
Etwa viermal pro Woche	1
Selten bis nie	7

2. Wie oft treiben Sie die Woche Sport?

Regelmäßig mindestens dreimal pro Woche	-1
Einmal in der Woche und eher unregelmäßig	2
Gar nicht	6

3. Wie hoch ist Ihr BMI? (siehe Seite 175)

Normal (18,5 – < 25)	-1
Untergewichtig (< 18,5)	3
Übergewichtig (25 – < 30)	4
Stark übergewichtig (≥ 30)	5

4. Fordern Sie Ihr Gehirn oft heraus?

Ich lese viel, löse Denkaufgaben und lerne gerne Neues	-1
Ich fordere mein Gehirn kaum	3
Ich vergesse öfter Dinge und trainiere mein Gehirn nicht	7

5. Wie geht es Ihnen psychisch?

Besser geht es nicht	-1
Es könnte manchmal besser sein	1
Ich bin nicht glücklich	5

6. Wie viele Stunden schlafen Sie nachts?

Sieben bis neun Stunden	-1
Weniger als sechs Stunden	7

7. Wie sind Ihre Blutdruckwerte?

Mein Blutdruck ist normal	-1
Mein Blutdruck ist zu niedrig	3
Ich habe Bluthochdruck	3

8. Wie oft und wie viel Alkohol trinken Sie?

Selten bis nie	-1
Ich trinke regelmäßig, aber höchstens ein Glas pro Tag	3
Ich trinke mehr als ein Glas pro Tag	6

9. Rauchen Sie?

Nein, habe ich auch nie	-1
Selten oder ich habe mal geraucht	3
Ja	5

10. Wie hoch ist Ihr genetisches Risiko für Herz-Kreislauf-Erkrankungen?

Beide Eltern sind kerngesund	-1
Herzprobleme traten erst mit über 70 auf	1
Mindestens einer hatte unter 55 Jahren einen Schlaganfall oder Herzinfarkt	3

AUSWERTUNG

Bitte rechnen Sie Ihre Punkte zusammen und setzen Sie die Gesamtpunktzahl in folgende Formel:

(Gesamtpunktzahl – 10) x Alter x 0,01 + Alter = biologisches Alter

Ein Beispiel: Ein 60-Jähriger oder eine 60-Jährige mit einem sehr gesunden Lebensstil kommt auf die beste Punktzahl von -12 Punkten. Er oder sie rechnet: -12 – 10 = -22. Das multipliziert man mit 60 (also - 22 x 60 = -1320) und das Er-gebnis mit 0,01 (also -1320 x 0,01 = -13,2). Dazu wird nun das Alter addiert (also -13,2 + 60 = 46,8). Das biologische Alter liegt in diesem Fall bei 46,8 Jahren.

Bitte beachten Sie, dass dieser Test nur Richtwerte ermittelt, die auf Wahrscheinlichkeiten basieren. Selbstverständlich ersetzt er keine ärztliche Untersuchung.

STICHWORTREGISTER

A

Abnehmen 174
Acht-Stunden-Diät 44
Alkohol 171
Altersarmut 94
Altersdepression 140 f.
Alterungsprozesse 14 ff.
Alzheimer 154
Animal Moves 63
Anti-Aging-Food 36–43
Antioxidantien 50 f.
Apfel 40
Arbeitsbedingungen 12
Arteriosklerose 142 f.
Arthrose 18, 144 f., 146 f.
Atemübung 82
Augen 19 f., 148
   - AMD (altersbedingte
      Makuladegeneration)
      149
   - grauer Star 20, 148
   - grüner Star 149
Ausdauertraining 58, 60
Autophagie 46
Avocado 40

B

Balance, innere 78 ff., 81
Bauchfett 38 f., 107
Beweglichkeit 61
Bewegung 21, 54 ff., 57 ff.
Bewegungsmangel 21, 56
Bildung 12
Blaubeeren 40
Bluthochdruck 150 ff.
Body-Mass-Index 155, 175
Botox 163
Brokkoli 41

Burn-out 153

C/D

Crash-Diäten 39
Dehnen 61
Demenz 154 f.
Diabetes 19, 156 f.
Dinner-Cancelling 45
Drüsen, endokrine 98

E

Eigenfettbehandlung 164
Eingriffe, medizinisch-ästhe-
   tische 160 ff.
Einstellung, innere 79 f.
Enkel 21
Epigenetik 8
Ernährung 26 f., 36 ff.

F

Fadenlifting 164
Fasten, alternierendes 44 f.
Fett, viszerales (siehe Bauch-
   fett)
Fisch 41
Fitness 62

G

Gehirn 15
Gender-Medizin 11
Gewicht 19, 155
Gewürze 51

H

Haferflocken 37, 43
Haltungsprobleme 61
Haut 19, 158 ff.
Herz 15

Herzinfarkt 25, 152
Hormone 11, 15, 38, 98 ff., 101 f.
   - Adrenalin 99
   - Androgene (Testosteron)
      14, 100 f., 106 f.
   - DHE 104 f.
   - Kortisol 99, 104 ff.
   - Melatonin 45, 101 f.
   - Östrogene 14, 38, 101 f.,
      106
   - Progesteron 107 ff.
   - Serotonin 108 f.
   - Somatropin 45, 103 f.
   - Wachstumshormon 103
Humor 24
Hundertjährige 26
Hyaluronsäure 163 f.
Hypertonie (siehe Bluthoch-
   druck)

I/J

Immunsystem 15
Index, glykämischer 51
Intelligenz, kristalline 25
Intervallfasten 27, 39, 44 ff.,
   51
Jamswurzel 111
Joghurt 42
Jo-Jo-Effekt 44

K

Kaffee 53
Kalorienreduktion 39
Koordination 61
Kräuter 51
Krebs 166 f.
Krebsbehandlung 33
Krebsvorsorge 167

L

Lebenserwartung 13
Lebensfreude 84 ff., 89 ff., 92
Lebensqualität 29
Lebensstandard 12
Leberflecken 159
Liebe 28
Lunge 18
Lycopin 37, 42

M

Medical Needling 165
Medikamente 171
Mesotherapie 165
Milchprodukte 48
Möhren 42
Muskelaufbau 60
Muskeln 18, 59
Myokine 59

N

Neuanfang 85
Niere 18
Nordic Walking 60
Nüsse 43

O

Ohren 20
Omega-3-Fettsäuren 38, 50, 159
Osteoporose 18, 168 f.

P

Partnerschaft 28, 94
Pflanzenstoffe, sekundäre 49, 51, 101, 110
Phytohormone 38, 51, 110 f.
Polyphenole 37

R

Rauchen 152, 155, 160, 170
  - Tipps zum Aufhören 172 f.
Rente 95
Resveratrol 49
Rezepte 113–137
Rotklee 111
Rotwein 53
Ruhestand 11

S

Salz 51, 151
Schlaf 103, 160
Schlaganfall 152
Schnarchen 21
Schokolade, dunkle 53
Schönheitsoperationen 162 ff.
Schrittzähler 66
Schwimmen 60
Selbsttest: Wie alt bin ich? 176 f.
Sexualleben 28 f.
Sirtfood 49
Softdrinks 51
Sonne 161
Spermidin 47
Spinat 43
Stammzellen 12, 29 ff.
Stereotyp-Verkörperung 10
Stress 27, 79 ff., 86 ff., 89
Sucht 170 f.

T

Taillenumfang 175
Tee, grüner 52
Telomerase 31 ff.
Telomere 30 ff., 33, 88 f., 159
Tomaten 42

Tragant, mongolischer 31
Trauben, blaue 40
Traubensilberkerze 111
Trinken 51
Tryptophan 122
TV-Konsum 22

U/V

Übergewicht 19, 174 f.
Überkompensation 57
Vampirlifting 164
Verhaltensänderungen 83 f., 87
Vitamin D 161
Vorbilder 95

W

Wechseljahre 98 f., 110
Women's Health Initiative 100
Work-out 68–72
  - Arm- und Beinheben im Vierfüßlerstand 71
  - Ausfallschritte 74
  - Beckenlift 72
  - Dips am Hocker 70
  - Kniebeugen 75
  - Push-Downs 76
  - Übung für den Bauch 73
  - Unterarmstütz (Plank) 77

X/Z

Xenohormesis 49
Zähne 20
Zimt 52
Zonen, blaue 36 f.
Zucker 50

REZEPTREGISTER

A/B

Avocado-Pasta mit Spinatpesto 128
Beeren:
   Dinkelmuffins mit Beeren 136
   Mandel-Oatmeal mit Cranberrys 114
   Traubendessert mit Granatapfel 135
Bulgursalat mit Brokkoli 121

C/D

Chiamüsli mit Ananas 115
Dinkelmuffins mit Beeren 136

E

Eier:
   Dinkelmuffins mit Beeren 136
   Küchlein mit Paprikagemüse 129
   Tiramisu Melone mit Seidentofu 137
   Tomaten-Rührei mit Zucchini 116
Entenpfanne mit Spitzkohl 133

G/H

Granatapfelessig 123
Geflügel:
   Entenpfanne mit Spitzkohl 133
   Hähnchen auf Süßkartoffeln 132
   Hühnersuppe mit rotem Reis 117
Grüner Quinoasalat 122
Haferflocken:
   Chiamüsli mit Ananas 115
   Dinkelmuffins mit Beeren 136
   Mandel-Oatmeal mit Cranberrys 114
Hähnchen auf Süßkartoffeln 132
Hühnersuppe mit rotem Reis 117

K

Kartoffeln:
   Hähnchen auf Süßkartoffeln 132
   Küchlein mit Paprikagemüse 129

Orientalische Linsensuppe 118
Küchlein mit Paprikagemüse 129
Kürbis:
   Rucolasalat mit Kürbis 125
   Tomaten-Rührei mit Zucchini 116
   Wildragout mit Ofengemüse 134

L/M

Lachs:
   Lauchsuppe mit Wildlachs 119
   Wildlachs mit Gemüsereis 130
Lauchsuppe mit Wildlachs 119
Linsensuppe, orientalische 118
Mandeln:
   Chiamüsli mit Ananas 115
   Dinkelmuffins mit Beeren 136
   Mandel-Oatmeal mit Cranberrys 114
   Tiramisu Melone mit Seidentofu 137
Mandel-Oatmeal mit Cranberrys 114
Melone:
   Tiramisu Melone mit Seidentofu 137
   Wassermelonen-Feta-Salat 123
Müsli: Chiamüsli mit Ananas 115

O/P/Q

Orientalische Linsensuppe 118
Paprika:
   Küchlein mit Paprikagemüse 129
   Orientalische Linsensuppe 118
   Rote-Bohnen-Orangen-Salat 124
   Wildlachs mit Gemüsereis 130
Pilzsalat mit Tofudressing 126
Quinoasalat, grüner 122

R/S

Rote-Bohnen-Orangen-Salat 124
Rucolasalat mit Kürbis 125
Scharfer Tofu-Spargel-Wok 127

Soja:

Chiamüsli mit Ananas 115

Entenpfanne mit Spitzkohl 133

Lauchsuppe mit Wildlachs 119

Mandel-Oatmeal mit Cranberrys 114

Scharfer Tofu-Spargel-Wok 127

Tiramisu Melone mit Seidentofu 137

T

Tintenfische mit Artischocken 131

Tiramisu Melone mit Seidentofu 137

Tofu:

Pilzsalat mit Tofudressing 126

Scharfer Tofu-Spargel-Wok 127

Tiramisu Melone mit Seidentofu 137

Tofu-Miso-Suppe mit Sobanudeln 120

Tofu-Spargel-Wok, scharfer 127

Tomaten:

Avocado-Pasta mit Spinatpesto 128

Tintenfische mit Artischocken 131

Tomaten-Rührei mit Zucchini 116

Tomaten-Rührei mit Zucchini 116

Traubendessert mit Granatapfel 135

V/W

Vegan:

Chiamüsli mit Ananas 115

Grüner Quinoasalat 122

Pilzsalat mit Tofudressing 126

Rote-Bohnen-Orangen-Salat 124

Rucolasalat mit Kürbis 125

Scharfer Tofu-Spargel-Wok 127

Tofu-Miso-Suppe mit Sobanudeln 120

Vegetarisch:

Avocado-Pasta mit Spinatpesto 128

Bulgursalat mit Brokkoli 121

Dinkelmuffins mit Beeren 136

Küchlein mit Paprikagemüse 129

Mandel-Oatmeal mit Cranberrys 114

Orientalische Linsensuppe 118

Tiramisu Melone mit Seidentofu 137

Tomaten-Rührei mit Zucchini 116

Traubendessert mit Granatapfel 135

Wassermelonen-Feta-Salat 123

Wassermelonen-Feta-Salat 123

Wildlachs mit Gemüsereis 130

Wildragout mit Ofengemüse 134

HINWEIS

Die Ratschläge in diesem Buch wurden mit größter Sorgfalt von Autor und Verlag erarbeitet und geprüft. Eine Garantie kann jedoch nicht übernommen werden. Ebenso ist eine Haftung des Autors bzw. des Verlags und seiner Beauftragten für Personen-, Sach- oder Vermögensschäden ausgeschlossen. Erkrankungen mit ernstem Hintergrund gehören in ärztliche Behandlung! Bei bereits bestehenden Beschwerden kann das Buch daher keinen fachärztlichen Rat ersetzen.

AYLIN URMERSBACH

Aylin Urmersbach, Jahrgang 1971, ist Fach-
ärztin für Allgemeinmedizin und Chirurgie mit
den Zusatzqualifikationen Ernährungsmedizin,
Sportmedizin, Chirotherapie und Notfallmedi-
zin und hat sich 2012 mit einer eigenen Praxis
in Wesseling zwischen Köln und Bonn nieder-
gelassen. Seit 2016 betreibt sie das „Institut
für Ästhetik und Life Coaching". Zusätzlich tritt
sie im WDR als Gesundheitsexpertin für die
TV-Sendung „Servicezeit" auf und im Hörfunk
auf WDR 4 mit einer Gesundheitskolumne in
loser Folge. Bei der Behandlung ihrer Patienten
steht für Aylin Urmersbach die Sicht auf den
ganzen Menschen im Vordergrund. Dabei geht
es ihr nicht nur darum, Krankheiten zu heilen
und Beschwerden zu lindern, sondern bei der
Wahl der richtigen Therapie auch das seelische
Wohlbefinden, den Lebensmut und die Ausstrahlung eines jeden Menschen passgenau zu
berücksichtigen.

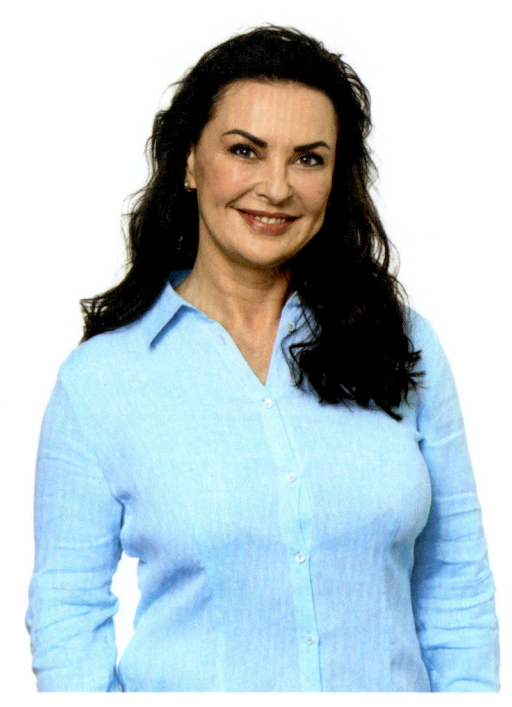

FRANZISKA PFEIFFER

arbeitet als freie Journalistin und Autorin für namhafte Verlage und Redaktio-
nen. Sie absolvierte nach dem Studium
die Henri-Nannen-Journalistenschule
in Hamburg und hat sich auf medizinische, ernährungswissenschaftliche und
psychologische Themen spezialisiert.

MARTINA KITTLER

ist Ökotrophologin und Sportwissenschaftlerin
und arbeitet seit vielen Jahren als freie Food-
und Kochbuchautorin. Die Themen Kochen,
Gesundheit und Ernährung liegen ihr besonders am Herzen und sie versteht es, diese
mit Genussfreude in raffinierte und zugleich
alltagstaugliche Rezepte umzusetzen.

*» Man ist jung,
solange man sich
für das Schöne
begeistern kann und
nicht zulässt, dass
es vom Nützlichen
erdrückt wird.* «

Jean Paul

IMPRESSUM

© 2019 ZS Verlag GmbH
Kaiserstraße 14 b
D-80801 München

ISBN 978-3-89883-970-9
1. Auflage 2019

Projektleitung: Kathrin Ullerich
Redaktion und Texte: Franziska Pfeiffer
Rezepte: Martina Kittler
Redaktion WDR: Margit Höh
Covergestaltung: ZERO Werbeagentur, München
Grafische Gestaltung und Satz: Karin Miller
Porträtfotos und Coverfoto: Michael Wilfling
Rezeptfotos: Claudia Timmann (S. 114, 116, 117, 118, 119, 120,
121, 122, 123, 124, 125, 127, 128, 129, 130, 131, 132, 133, 135, 136);
Mathias Neubauer (S. 115, 126, 134, 137)
Andere Fotos und Illustrationen: Shutterstock
Herstellung: Frank Jansen
Producing: Jan Russok
Druck und Bindung: optimal media GmbH, Röbel

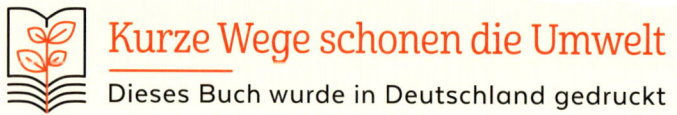

Kurze Wege schonen die Umwelt
Dieses Buch wurde in Deutschland gedruckt

Im Buch enthaltene Rezeptfotos können zur eigenen Nutzung erworben
werden unter www.stockfood.com

Die ZS Verlag GmbH ist ein Unternehmen der Edel SE & Co. KGaA, Hamburg.
www.zsverlag.de | www.facebook.com/zsverlag f

Auf den Geschmack gekommen?

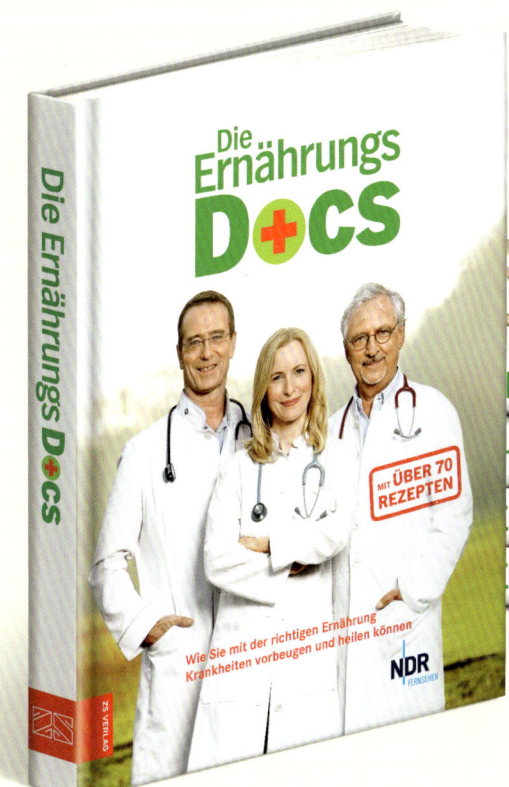

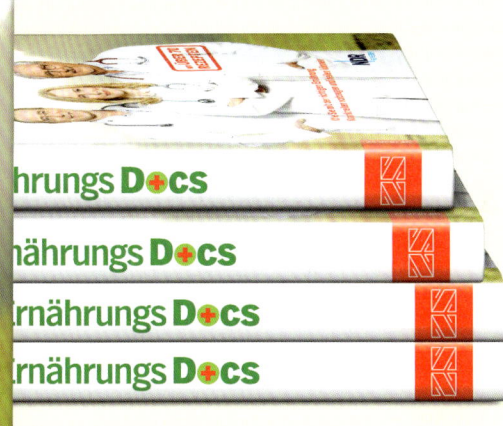

**Der Bestseller
der Ernährungs-Docs —
Gesundheit auf Rezept**

Dr. med. Matthias Riedl, Dr. med. Anne Fleck,
Dr. med. Jörn Klasen
Die Ernährungs-Docs
€ [D] 29,80
ISBN 978-3-89883-861-0

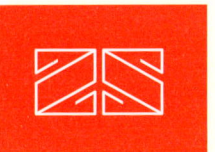

Gleich weiterlesen!

Jetzt überall,
wo es gute Bücher gibt.